R. Schepker | M. Toker

Transkulturelle Kinder- und Jugendpsychiatrie

D1729019

 Medizinisch Wissenschaftliche Verlagsgesellschaft

„Unsere Übertragungen, auch die besten, gehen von einem falschen Grundsatz aus. Sie wollen das indische, griechische, englische verdeutschen anstatt das deutsche zu verindischen, vergriechischen, verenglischen. Sie haben eine viel bedeutendere Ehrfurcht vor den eigenen Sprachgebräuchen als vor dem Geiste des fremden Werkes (...) der grundsätzliche Irrtum der Übertragenden ist, dass er den zufälligen Stand der eigenen Sprache festhält anstatt sie durch die fremde Sprache gewaltig bewegen zu lassen."

(Goethe, West-östlicher Diwan)

R. Schepker | M. Toker

Transkulturelle Kinder- und Jugendpsychiatrie

Grundlagen und Praxis

 Medizinisch Wissenschaftliche Verlagsgesellschaft

Prof. Dr. med. Renate Schepker
Abteilung Kinder- und Jugendpsychiatrie und
Psychotherapie
ZfP Weissenau
Weingartshofer Str. 2
D- 88214 Ravensburg

Dr. phil. Mehmet Toker
LWL-Klinik Hamm
Heithofer Allee 64
D- 59071 Hamm

MWV Medizinisch Wissenschaftliche Verlagsgesellschaft mbH & Co. KG
Zimmerstr. 11
D- 10969 Berlin
www.mwv-berlin.de

ISBN 978-3-939069-60-7

Bibliografische Information der Deutschen Nationalbibliothek
Die Deutsche Nationalbibliothek verzeichnet diese Publikation in der Deutschen Nationalbibliografie;
detaillierte bibliografische Informationen sind im Internet über http://dnb.d-nb.de abrufbar.

Lektorat, Produkt-/Projektmanagement: Nina Heinlein, Berlin
Layout & Satz: eScriptum GmbH & Co KG – Publishing Services, Berlin
Printed in Germany

Zuschriften und Kritik an:
MWV Medizinisch Wissenschaftliche Verlagsgesellschaft mbH & Co. KG, Zimmerstr. 11, D- 10969 Berlin, lektorat@mwv-berlin.de

Einleitung: Ausgangspunkt des Buches

Die Kinder- und Jugendpsychiatrie zählt die Soziologie, Entwicklungspsychologie und Pädagogik zu ihren Grundlagenwissenschaften und bezieht familiäre und Umfeldbedingungen in die diagnostische Einschätzung obligat ein (vgl. Remschmidt und Mattejat 2008). Da Deutschland sich als Einwanderungsland verstehen muss (s. Kap. I.2.1) und rund ein Drittel der Kinder und Jugendlichen in der Wohnbevölkerung einen Zuwanderungshintergrund haben, differiert ein bedeutsamer Teil der Patienten sowohl bezogen auf ihren kulturellen als auch ihren sozialen Hintergrund vom Verstehenshintergrund der Behandelnden. Nicht unerheblich ist daher, ob die Behandelnden zutreffende Bilder von den Lebenswelten ihrer Patienten entwickeln können und ob die intuitiv und selbst-verständlich als Therapieziele gesetzten Entwicklungsziele mit denen der Patienten und ihrer Familien in Übereinstimmung gebracht werden können – oder ob es zu komplizierten Aushandelungsprozessen darum mit vorprogrammierten Missverständnissen kommen muss (Gün 2007). All dies erfordert eine neue Sensibilität, einen Respekt vor der anzutreffenden Diversifizierung und erfordert im Einzelfall Modifikationen der diagnostischen und Behandlungsstrategien.

Das Etablieren einer fachlich adäquaten Behandlung für Patienten jeglichen Kulturhintergrundes kann als eine der großen Herausforderungen des 21. Jahrhunderts nicht nur für unser Fachgebiet bezeichnet werden. Dies wird auch von der Weltgesundheitsorganisation hervorgehoben (WHO 2003). Unter der Überschrift „Culturally sensitive and good quality health services" ist zu lesen:

> *„A crucial element of the right to health is that all health facilities, goods and services must be culturally appropriate. However, culturally appropriate health-care services are usually limited, and require resources and a mentality of support for, and cooperation with, migrants. In fact, few steps are taken to explicitly tailor services to the needs of migrants, (and in many situations this leads to wrong diagnoses, inappropriate treatment and poor compliance on the part of patients)." (WHO 2003, S.27)*

Die WHO schließt mit den Worten:

> *„We are far from the required paradigm shift towards treating migrants as „global citizens" and „rights-holders" regardless of where they are coming from and where they are going. Such a paradigm shift will take time, dialogue, accurate information, good will and, above all, political will." (WHO 2003, S. 29)*

Dieser Band gibt den Diskussionsstand zur transkulturellen Kinder- und Jugendpsychiatrie aus dem deutschsprachigen Raum thematisch gruppiert wieder. Er referiert dabei eingestreut und in einer für den Praktiker lesbaren Form die eigenen Forschungsergebnisse aus dem interdisziplinären DFG-Forschungsschwerpunkt „Folgen der Arbeitsmigration für Bildung und Erziehung (FABER)" in dem die „Essener Feldstudie" durchgeführt wurde. Für den wissenschaftlich Interessierten ist die komplette Studie, insbesondere die Methodik und der theoretische Referenzrahmen, auf dem Ulmer Volltextserver verfügbar. Ergebnisse der eigenen Untersuchungen sind drucktechnisch im Text hervorgehoben, so wie die nachfolgende Kurzvorstellung der Essener Feldstudie:

> Die „Essener Feldstudie" war Teil des Projekts „Familiäre Bewältigungsstrategien". Es handelt sich um ein von der DFG gefördertes Projekt im Schwerpunktprogramm FABER (Folgen der Arbeitsmigration für Bildung und Erziehung (sche 374/2-1,2-2,2-3) und hatte zum Ziel zu untersuchen, was Jugendliche türkischer Herkunft im Sinne primärer Prävention gesund hält und was Familien im Sinne der sekundären Prävention im Krankheitsfall unternehmen.

> Die vollständige Studie ist auf dem Ulmer Volltextserver bereitgestellt als: Schepker, R., Toker, M., Eberding, A (1998/2005): Familiäre Bewältigungsstrategien. Bewältigungsstrategien und Umgang mit Verhaltensauffälligkeiten Jugendlicher in Familien aus der Türkei unter besonderer Berücksichtigung jugendpsychiatrischer Versorgung. Abschlussbericht an die DFG, Projekt Sche 374/2-1, 2-2, 2-3. Ulmer Volltextserver, http://vts.uni-ulm.de/query/query.meta.asp

Da sich die Studie entsprechend der damals bereits ausgebildeten Netzwerke für die mitgliederstärkste Ethnie in Deutschland ausschließlich auf Zuwanderer aus der Türkei bezog, sind deren Inhalte stark durch deren Perspektive geprägt. Einige Aspekte sind verstreut bereits in Einzelpublikationen erwähnt worden. Der vorliegende Band integriert zusätzlich die gewachsenen Erkenntnisse der letzten Jahre und leistet den Transfer für das diagnostische und therapeutische Vorgehen. Die Komplexität der Darstellung entspricht dabei der Komplexität in der vorfindlichen Realität.

Zuletzt sind in diesem Band im Lichte der ausgearbeiteten Theorie und Praxis und mit Bezug auf diese einige „Lehrfälle" zur Reflexion aufgeführt.

Inhalt

Gebrauchsanweisung für dieses Buch

! Wichtige Aussagen, die Sie nicht überlesen
sollten, werden hervorgehoben.

Tipps für die Praxis

In dieser Box werden Forschungsergebnisse –
insbesondere der „Essener Feldstudie" –
dargelegt.

I

Grundlagen

1 Geschichte und Erkenntnisstand

1.1 Geschichte der theoretischen Annahmen zu Migration und psychischer Gesundheit

Auch wenn das Thema Migration durch Landflucht in der Zeit der Industrialisierung, durch Einwanderung aus dem osteuropäischen Raum, durch Flucht und Vertreibung nach dem 2. Weltkrieg und die Anwerbung von „Gastarbeitern" aus Südeuropa in der Wiederaufbauphase die neuere deutsche Geschichte durchzieht, findet es in den wissenschaftlichen Publikationen der klinischen Psychologie und der Medizin kaum Erwähnung. Zaghaft findet es erst Eingang in den neueren Lehrbüchern der Kinder- und Jugendpsychiatrie. Bei Eggers, Fegert und Resch (2003) wird es unter der Rubrik „Spezifische Entwicklungsbedingungen" behandelt, bei Remschmidt und Mattejat (2008) als eigenes Kapitel.

Steinhausen, der als einer der Pioniere der Forschung an Zuwanderern im Fach gelten kann, schrieb 1993:

> „(...) einiges spricht dafür, daß mit zunehmendem Ausmaß an kultureller Distanz und fehlender Integration das Risiko von Fehlentwicklungen zunimmt. Das Vermittlungsglied zur individuellen Störung des Kindes ist dabei (...) die Störung familiärer Funktionen, die bei ausgeprägten Kulturkonflikten ansteigt" (Steinhausen 1993, S. 31).

- Diese Aussage enthält Hinweise auf die im Folgenden zu behandelnden theoretischen Positionen: das „Migrations-Stress-Paradigma",
- das „Paradigma des innerfamiliären Kulturkonfliktes" und
- das „Kulturdifferenz-Paradigma".

1.1.1 Migrations-Stress-Paradigma

In den 8oer Jahren wurden in der Kinder- und Jugendpsychiatrie insbesondere die Risiken, die sich durch die Migration als solche ergaben, als Erklärung für die anwachsende Zahl an Zuwandererkindern („Gastarbeiterkindern") stark betont. Ausgehend von Beobachtungen im Rahmen des Familiennachzugs wurden Gefahren in einer „Pendelmigration" mit häufigen Wechseln des Aufenthaltslandes (gehäuft innerhalb der EU) gesehen, die auch dadurch zustande kamen, dass die Kinderbetreuung mittels der Herkunftsfamilien im Heimatland gesichert werden musste. Des Weiteren wurde angenommen, dass die Eltern aufgrund von ökonomischen Zwängen nicht die inneren Ressourcen besäßen, sich mit den Problemen der Kinder zu konfrontieren (Riedesser 1982, Von Klitzing 1983). Bilingualismus und bikulturelle Sozialisation wurden als nachteilig befunden und die Gefahr der „doppelten Halbsprachigkeit" ebenso wie die der „Identitätsdiffusion" (Kohte-Meyer 1993) beschrieben.

Diese Beschreibung von Kindern aus Migrantenfamilien ging von Inanspruchnahmepopulationen, d. h. stark selektierten Stichproben aus. Die daraus abgeleiteten Theorien wurden auch als „Deprivationstheorien" bezeichnet. Sie prognostizierten folglich eine drohende „Welle abweichenden Verhaltens" durch die Integrationsprobleme der Migrantenkinder der 2. und 3. Generation.

Neuere Untersuchungen, so auch die eigene, zeigen jedoch, dass spezifische Einflüsse der Migration auf die psychische Gesundheit im Sinne der Migrations-Stress-Theorie lediglich für das subjektive Beeinträchtigungserleben, z. B. durch Ausländerfeindlichkeit und für einen marginalisierten Status der Familie zu konstatieren sind, d. h. für Faktoren, die mit dem Faktum „Migration" mittelbar zusammenhängen. Haasen und Mitarbeiter (2008) konnten eine Korrelation zwischen subjektivem „Akkulturations-Stress" (dieser erhob Probleme mit Arbeit, Wohnen, Kontakten, Sprache, Behörden und Werten) und mentalem Stress bei erwachsenen russischen und iranischen Zuwanderern nachweisen, jedoch keinen Zusammenhang mit dem Depressionsscore (HAM-D) und keinen zu psychiatrischen Diagnosen. Sie widerlegten auch die Hypothese, dass subjektiver Akkulturations-Stress mit der Aufenthaltsdauer im Aufnahmeland abnehme. Aus vielerlei Aspekten heraus erscheint die Migrations-Stress-Theorie mit dem ihr innewohnenden Determinismus für Kinder und Jugendliche in Migrantenfamilien nicht haltbar – die psychiatrische Gefährdung ist generell nicht höher anzusetzen als bei einheimischen Kindern und Jugendlichen in gleicher sozialer Lage, wie in den folgenden Kapiteln auch dargelegt werden wird.

> *!* Alle Hypothesen der stärkeren Belastung durch Migration als solche haben sich empirisch nicht belegen lassen, sodass die als „Elendsdiskurs der 8oer Jahre" (Hamburger 1997) bezeichneten Argumentationen aufgegeben werden mussten. Diese sind rückblickend im Sinne einer deterministischen Risikoforschung und Pathologieorientierung als Dis-

kriminierung verstanden worden, hatten aber zum Zeitpunkt ihrer Entstehung die bedeutsame Funktion, auf die besonderen Bedürfnisse von Kindern und Jugendlichen mit Zuwanderungshintergrund aufmerksam zu machen und dafür zu sensibilisieren.

1.1.2 Kulturdifferenz-Paradigma: „innerfamiliärer Kulturkonflikt" und Diskriminierungserleben

Wenn Steinhausen (1993) im obigen Zitat die familiären Funktionen als „Vermittlungsglied" zur individuellen Störung eines Kindes anspricht, verweist er auf familienbasierte Resilienzfunktionen von Kindern. Deren zunehmende Bedeutung in der fachlichen Debatte entspringt nach Fonagy (1994) sowohl einem primärpräventiven, ökonomischem Interesse als auch einem Anliegen nach Chancengleichheit und sozialer Gerechtigkeit.

Belastungs-, beziehungsweise Risikofaktoren müssen demnach nicht unbedingt eine pathogene Wirkung entfalten, sondern dies wird von den individuellen Ressourcen des Kindes abhängen. Ein Ausgleich in diesem Sinne kann dann erfolgen:

- durch verstärkte elterliche Kontrolle, die den Kontakt mit schädlichen Umgebungsbedingungen minimiert;
- durch soziale Netzwerke;
- durch religiöse Eingebundenheit und Glauben;
- durch gute zwischenmenschliche Bewusstheit und Empathie und durch ein Gefühl für Humor;
- des Weiteren durch eine sichere Bindung an die verlässliche Mutter in den ersten 2 Lebensjahren;
- wobei die eigene Einstellung der Erwachsenen zur Familienbindung und eine Fähigkeit zur Selbstreflektion von Bedeutung sind.

Auch Höök und Mitarbeiter (1995) wiesen anhand eines „Lebensereignis-Inventars für Kinder" auf eine modulierende Wirkung der Familienfunktion auf die konsekutiven Verhaltensauffälligkeiten der Kinder hin. Aus diesem Blickwinkel käme den Familienfunktionen bei Zuwanderern eine besonders hohe Bedeutung zu, sofern von besonderen Risiken durch Migration ausgegangen wird. Ein Beispiel hierfür mag sein, dass selbst bei individuell erfolgreicher Adaptation des Kindes eine Destabilisierung der Familie erfolgen kann.

Geht man davon aus, dass sich Kinder einer Veränderung schneller anpassen und, etwa in Kindergarten und Schule, mehr „Kulturkontakt" mit der Aufnahmegesellschaft haben als ihre Eltern, eventuell schneller und besser die Sprache des Aufnahmelandes beherrschen lernen, wird im Sinne der Kulturkonflikt-Theorie der Migrationsstress im Sinne einer Bewältigungsanforderung von Kulturdifferenz gleichsam in die Familie hineinverlagert. Folglich würden innerfamiliäre Kulturkonflikte entstehen, die durch die „bessere Anpassung" der Kinder im Zeitverlauf eher verschärft würden (Zimmermann 1995).

Etwas inhaltlicher wird heute ein innerfamiliärer Kulturkonflikt als Wertedifferenz definiert. Der Konflikt resultiere daraus, „dass die sogenannte zweite Migrantengeneration in zwei Kulturen mit gemischten Wertestandards lebt, wodurch sich Kulturkonflikte zwischen der Heimatkultur (der Eltern) und der Kultur des Aufnahmelandes ergeben" (David 2006). Kulturkonflikt wird hier vor allem im Sinne der Hypothese von den Generationenkonflikt fördernden Kulturdifferenzen innerhalb der Familien zwischen Eltern und Kindern gebraucht.

Häufig werden bezüglich der Kulturdifferenz Geschlechtsrollentheorien bemüht: Speziell Mädchen des muslimischen Kulturkreises würden darunter leiden, dass für sie in der Bundesrepublik wenig Zukunftsperspektiven und kaum Möglichkeiten zur aktiven Lebensgestaltung bestünden, dass sie zu sehr eingeengt würden und die Scham-Ehre-Konflikte bis hin zu Ehrenmorden das Leben erschweren.

Silbereisen et al. (1993) erklären auf dem Boden empirischer Erkenntnisse zum Suchtmittelgebrauch, Generationenkonflikte in Migrationssituationen seien in ihren Auswirkungen bisher überschätzt worden, ein Risiko entstehe lediglich bei einer „Ablösung von der Heimatkultur" (S. 352) im Sinne einer Wurzel- oder Beziehungslosigkeit. In die gleiche Richtung zielt Auernheimer (1988) aus pädagogisch-soziologischer Sicht, wonach nicht der Kulturkonflikt problematisch sei, sondern eher das Problem der „kulturellen Enteignung" bzw. „Dekulturation". Explizit verweist er darauf, dass Entfremdungserfahrungen nur in Verbindung mit Diskriminierungserfahrungen seitens der Aufnahmegesellschaft und der dadurch bedingten Marginalität sowie in Verbindung mit struktureller Benachteiligung und kultureller Verarmung die Persönlichkeitsentwicklung beeinträchtigten.

Der Pathogenität von ethnischer Diskriminierung ist in der jugendpsychiatrischen Literatur nachgegangen worden. Diskriminierung trage zumindest in Form eines Cofaktors zur Manifestation psychischer Erkrankungen bei (Garmezy u. Masten 1994). Freitag (2000) wies in einer Studie an Berliner Gymnasiasten nach, dass erlebte Verfolgung und ethnische Diskriminierung ein deutliches statistisches Risiko hinsichtlich einer stärkeren Symptombelastung im YSR (Youth Self Report) jugendlicher Zuwanderer darstellte. Nauck (2004) konnte an 4 verschiedenen Zuwandererethnizitäten in Deutschland nachweisen, dass Diskriminierungserfahrungen den Erhalt der Herkunftssprache fördern und gleichzeitig einen negativen Effekt auf den Spracherwerb der Sprache des Aufnahmelandes für die Kinder haben. Mit den Eltern fühlen sich gleichermaßen die Kinder diskriminiert, insbesondere die gleichgeschlechtlichen.

> Wir werden später noch darauf zurückkommen, dass die Haltung, Jugendliche müssten sich „zwischen zwei Kulturen" entscheiden, westlich-dichotomer Denkweise entspricht. In funktionalen Familien ist es gut möglich, dass unterschiedliche Haltungen von Eltern und Kindern hinsichtlich kultureller Orientierungen koexistierten (s. Kap. VII.1). Das

Kulturkonflikt-Paradigma impliziert eine praxisferne Starre und Aus-
schließlichkeit verschiedener, als kulturtypisch ausgewiesener Sichtweisen oder Normsysteme.

1.1.3 Modernitäts-Paradigma

Eine etwas subtilere Definition von Kulturdifferenz in der Betrachtung von
Zuwandererfamilien verbirgt sich hinter dem „Modernitäts-Paradigma". Dieses unterstellt die Annahme einer unausweichlichen Konfliktspannung durch
ein innerfamiliäres Aufeinandertreffen von feudalen und urbanen Strukturen.
So lässt sich die kulturübergreifende Aufgabe der Adoleszenz als historisch
moderne Zwischenphase zwischen Kindheit und verantwortlichem, ökonomisch produktiven und familiär generativem Erwachsenenleben so formulieren, dass hier das selbstverantwortliche Handeln, die Fähigkeit zur Selbstbetrachtung und die Gewissheit der Eigenidentität im Sinne einer Selbstdefinition eingeübt und intrapsychisch ausgebildet werden. Unter dem Gesichtspunkt des Modernitätsparadigmas lässt sich feststellen, dass dörflich
sozialisierte Eltern aus Schwellenländern eine „Adoleszenz" im engeren Sinne
zumeist nicht selbst erlebt haben, sondern dass ein rascher Übergang vom
Kind zum Erwachsenen vollzogen wurde, eingebettet in die traditionellen Familienstrukturen, und daher eine „Modernitätsdifferenz" in Zuwandererfamilien zu konstatieren sei, die wiederum zu Konflikten führen muss. Kagitçibasi (1996) beschreibt mit der dörflichen Sozialisation zusammenhängende
Erziehungsstrategien, die den Anforderungen der Sozialisation in urbane
Strukturen nach Binnenmigration in der Türkei nicht mehr entsprechen. So
finden sich in den weiterhin traditionellen Erziehungsstilen binnenmigrier-
ter Familien in den Trabantenstädten türkischer Metropolen mehr körperliche
Strafen, wenig Konzepte von „Förderung" und „Erklären" und schon gar kein
„pädagogisch wertvolles" Spielzeug.
   Diese Erfahrungen mit zugewanderten Familien aus ländlichen Kontexten
finden sich breit in der Literatur zu Beratungskontexten (Eberding u. Schepker
1992) und ließen sich in unseren Untersuchungen bei einem Teil der befragten
autochthonen Therapeuten aus den Interviews und aus den Arztberichten gut
rekonstruieren (s. Kap. II.2.3). Die grundlegende Kritik, dass das Modernitäts-
Paradigma gekoppelt sei mit der Idee einer Konvergenz aller Entwicklung hin
zu einem typischen westlichen Muster, dass es mithin eine Rückständigkeit
anderer als westlicher Kulturen transportiere (vgl. Kagitçibasi 1996), trifft den
Kern dieser theoretischen Position. Rommelsbacher (1995) hat für diese Grundhaltung den Terminus der „Dominanzkultur" geprägt, die einerseits die hu-
manistisch wirkende Grundposition vertrete, dass alle Menschen und Kulturen die gleichen Rechte und Chancen haben, es aber andererseits als ihr ver-
brieftes Recht ansehe zu den Privilegierten und Reichen zu gehören. Demgegenüber belegen die im Rahmen unserer Studie erarbeitete Typologie
(s. Kap. VII.1) und die von anderen Untersuchern geschilderten nicht-west-

lichen Bewältigungsstrategien (Herwatz-Emden 1995), dass es ebenso funktionale Alternativen zu den typisch westlichen Formen und Strategien gibt. Somit verleugnet das Modernitätsparadigma die Existenz möglicher alternativer Strategien in der Migration und verharrt in stereotypen Vorannahmen der Dominanzkultur, die der Diversität von familiären Lebensformen und Entscheidungsprozessen nicht mehr gerecht werden können.

> **!** Eine kulturelle Pluralisierung in den Alltagsvollzügen autochthoner Therapeuten wäre über den Umgang mit zugewanderten Patienten hinaus geeignet, exemplarisch andere Dominanz-Themen in der Gesellschaft in Auswirkung auf die therapeutischen Beziehungen bewusst zu machen, etwa das Problem des Mittelschichtbias oder der Geschlechterdominanz.

So sind unsere grundlegenden Überlegungen zum Therapeuten-Bias gegenüber Patienten anderer Kulturzugehörigkeit in Anlehnung an die bereits präexistenten Argumentationen zum Geschlechter-Bias entstanden (Fişek 1982, 1993, Fişek u. Schepker 1997).

1.1.4 Unterschichtungs-Paradigma

Das Modernitäts-Paradigma im Erleben der Migranten, gepaart mit Diskriminierungserfahrungen, führt gemeinsam mit allen Erkenntnissen zur realen Benachteiligung von Zuwanderern innerhalb der Aufnahmegesellschaft (s. Kap. I.2.3) zum „Unterschichtungs-Paradigma". So finden sich beispielsweise zugewanderte Kinder überzufällig häufig in Sonderschulen – zumindest dann, wenn dieses nicht seitens der Eltern durch Widerspruch verhindert wird –, Eltern müssen akademische Berufe aufgeben, Zuwanderer konzentrieren sich in Problemstadtteilen mit schlechterer Infrastruktur und überteuerten Mieten. Das Unterschichtungs-Paradigma meint sowohl eine objektive Gegebenheit dahingehend, dass die Aufnahmegesellschaft durch die strukturelle Benachteiligung von Zuwanderern eine „neue Unterschicht" unter der bisherigen sozialen Stratifizierung herausbildet, als auch eine subjektive Seite dieses Phänomens.

James (1995) sah in seiner Metaanalyse unter Einbezug weltweiter Studien zur zwischenmenschlichen Gewalt die Anomietheorie und Subkulturtheorie der 5oer Jahre bestätigt – insbesondere für nicht integrierte Gruppen jugendlicher Zuwanderer. Diese Theorien wurden für die Gruppe der vom sozialen Aufstieg und sozialen Erfolg abgeschnittenen Unterschicht-Jugendlichen entwickelt, für welche dann die „Normalität" dissozialer Aktivitäten an die Stelle sozialer Integration tritt. Als wirksamer Entstehungsfaktor gelten Ungleichheits-Erfahrungen in erklärtermaßen egalitären Gesellschaftsformen, in denen Ungleichheit aufgrund ethnischer Zugehörigkeit konstruiert wird.

Nach empirischen Ergebnissen sei bei Jugendlichen „an attitude of alienation and hopelessness (…) the strongest predictor of violence". James betont darüber hinaus, dass die kulturellen Faktoren den strukturellen (niedriges Einkommen und geringes Bildungsniveau) deutlich nachgeordnet seien (S. 72).

In Deutschland wurde diese Schlussfolgerung durch die Ergebnisse von Pfeiffer und Wetzels unterstützt. Sie fanden eine deutlich stärkere Beteiligung an selbst eingeräumter Kriminalität bei denjenigen Jugendlichen mit Migrationshintergrund, die 5 Jahre und länger in Deutschland leben, und formulieren, dass zugewanderte Jugendliche offensichtlich eine Zeitlang bereit seien, Eingliederungsschwierigkeiten hinzunehmen – wenn aber mit zunehmender Aufenthaltsdauer „deutsche Ansprüche" entwickelt würden, „denen keine ‚deutschen Chancen' gegenüberstehen", entstehe aus der Situation der sozialen Ungleichheit heraus eine Gewaltbereitschaft (Pfeiffer u. Wetzels o. J., Pfeiffer u. Wetzels 1999).

Das Gutachten „Migration und Kriminalität" für den Migrationsrat der Bundesregierung (Pfeiffer et al. 2005) betont ebenfalls die Verbindung von Risikofaktoren mit sozialer Unterschichtung (innerfamiliäre Misshandlung in Verbindung mit Armut und schlechten Zukunftsoptionen). Eine Kumulation von solchen Risikofaktoren, die eng mit der sozialen Unterschichtung zusammen hängen, gereiche als Erklärung für die vorfindlichen Delinquenzraten bei zugewanderten Jugendlichen (s. hierzu auch Kap. III.2.3).

Der KIGGS-Survey des Robert Koch-Instituts zur Gesundheit von Kindern und Jugendlichen hat neuerlich belegt, dass Kinder in Zuwanderfamilien und Kinder in Unterschichtfamilien deutlich höheren Gefahren für eine gesunde Entwicklung ausgesetzt sind, wobei beides stark interdependent ist (Ravens-Sieberer et al. 2007) – (s. hierzu auch Kap. I.1.4).

> !Letztlich dürften sehr viele der wahrgenommenen, auch in Untersuchungen ohne Berücksichtigung der Schichtzugehörigkeit nachgewiesenen erhöhten psychosozialen Risiken von Kindern in Zuwanderern-milien auf deren Zugehörigkeit zur untersten Sozialschicht, das Leben in Problemstadtteilen und die damit verbundenen geringeren Chancen auf Partizipation am gesellschaftlichen Leben zurückzuführen sein. Bei einigen Jugendlichen finden sich entsprechende Argumentationsfiguren in ihrer subjektiven Haltung und Identitätsbildung. Dies kann sich sowohl in Akzeptanz der gesellschaftlichen Zuschreibungen ausdrücken als auch in Auflehnung dagegen. Objektiv resultiert aus der strukturellen Benachteiligung ein erhöhtes Risiko für eine psychopathologische Symptombildung.

1.2 Allgemeine kinder- und jugendpsychiatrische Risikotheorie und ihre Anwendung auf Zuwandererfamilien

Selbstverständlich ist das Entstehen von Verhaltensauffälligkeiten nicht allein auf eine soziale Benachteiligung zurückzuführen. Die Hypothese des notwendigen Einwirkens nicht nur von sozialer Differenz für die Auslösung psychiatrischer Symptombildungen lässt sich gut am bekanntesten der epidemiologischen „Risikoindices" verdeutlichen – dem von Rutter und Quinton (1977) entwickelten FAI (Family Adversity Index) für das Alter von 7–16 Jahren. Folgende Risikofaktoren werden additiv in einem Indexwert zusammengefasst (die Autoren gehen konservativ nicht von einer gegenseitigen Verstärkung der Faktoren aus, sondern nehmen mathematisch eine nur additive Wirkung an):

- Vater resp. Haushaltsvorstand ungelernter Arbeiter
- Depression (o. a. neurotische Störung) der Mutter
- Delinquenz des Vaters (resp. Haushaltsvorstandes)
- chronische Ehezwistigkeiten oder Einelternfamilie
- beengte Wohnverhältnisse
  (mehr als 4 Kinder oder mehr als 1 (1,5) Person/Raum)
- behördliche Fremdunterbringung des Kindes (länger als 1 Woche)

In der quantitativen Auswertung fanden Rutter und Quinton ab einem Index von 3 oder mehr kein psychisch gesundes bzw. im sozialen Verhalten unauffälliges Kind mehr. Die Mannheimer Längsschnittstudie (Blanz et al. 1991) befand den Family Adversity Index im Längsschnitt zwischen 8–13 Jahren als weitgehend stabil und bezifferte 17 % Risikokinder in der deutschen Normalpopulation.

Für Migrantenfamilien gilt, dass beengte Wohnverhältnisse noch deutlich häufiger anzutreffen sind als bei einheimischen, ebenso die ungelernte Tätigkeit des Familienvorstandes. Laut dem Bericht der Integrationsbeauftragten der Bundesregierung 2005 wohnt jede dritte ausländische und von Armut betroffene Person in beengten Wohnverhältnissen, im Durchschnitt aller Ausländer sind es – trotz Verbesserungstendenz – immer noch 24 %. Auch ist der Arbeiteranteil bei ausländischen Arbeitnehmern nach wie vor fast doppelt so hoch wie bei einheimischen (52.7 % gegenüber 28.9 %), eine deutlich höhere Arbeitslosenquote der Zuwanderer ist hinzuzuzählen.

Damit müsste für einen bedeutsamen Anteil der Zuwandererkinder nur ein weiteres Item hinzukommen, um die Gefahr einer psychischen Störung herbeizuführen, d. h. gefährdete Kinder in Migrantenfamilien müssten demnach entsprechend der bekannten soziodemographischen Daten etwa ein Drittel ihrer Ethnie betragen gegenüber 17 % der einheimischen.

In der eigenen Studie zu Kontrollüberzeugungen (Schepker 1995) wurde eine repräsentative Befragung von Essener Jugendlichen in Regelschulen durchgeführt und nachgewiesen, dass objektiv erhebbare Kriterien des FAI bei Jugendlichen türkischer Herkunft weder mit ihren Kontrollüberzeugungen noch mit Befindlichkeitsfragen hoch korrelierten. Daraus ergeben sich Hinweise auf die Bedeutung protektiver Faktoren. In Hinsicht auf protektive Faktoren richtungweisend ist die Arbeit von Moilanen und Myhrmann (1989) über finnische Kinder in Schweden, wo in den intrafamiliären Beziehungen, Peer-Beziehungen, in der Sprachadaptation und der Anwesenheit des Vaters protektive Faktoren identifiziert wurden. In der Arbeit von Schlüter-Müller (1992) findet sich ein Hinweis auf eine verstärkte Hinwendung zur Religiosität bei Jugendlichen aus türkischen Migrantenfamilien, die psychische Probleme angaben.

Eine Konkretisierung protektiver Faktoren auf Migrationsschicksale findet sich bei Walter (1994), der anhand von kasuistischen Erfahrungen mit Familien im Exil die Konstanz von Bezugspersonen, eine gute Einbindung in eine Subkultur, eine gute Vorbereitung der Migration und die Fähigkeit und Möglichkeit, neue Chancen in der Aufnahmegesellschaft zu nutzen (z. B. zur Weiterentwicklung einer beruflichen, politischen oder persönlichen Identität) herausarbeitet.

Der Erhellung des Verhältnisses von Risiko- und protektiven Faktoren war die Anlage der Essener Feldstudie gewidmet, deren Design nachfolgend wiedergegeben wird. Die Ergebnisse werden thematisch gruppiert jeweils in den einzelnen Kapiteln referiert.

> Ausgangspunkt der „Essener Feldstudie" war die Erfahrung, dass sich Kinder mit Migrationshintergrund weit seltener im psychosozialen Versorgungssystem einfanden als die Bevölkerungsstatistik (bei der Annahme einer gleich hohen Morbidität) erwarten ließ. Unser Projekt, im Rahmen eines interdisziplinären Schwerpunktprogramms angesiedelt, vereinigte im Team drei Fachdisziplinen: Pädagogik, Psychologie und Kinder- und Jugendpsychiatrie, so dass die Fragestellung über das rein klinische Interesse hinausging. Bedeutsam war vor allem die Perspektive der zugewanderten Familien, ihre Selbsteinschätzungen und Erklärungsstrategien neben familienstrukturellen Merkmalen.

> Es wurden 77 nicht-inanspruchnehmende Familien aus der Türkei mit 161 Kindern nach Vermittlung durch Mediatoren zuhause mittels eines ca. 3-stündigen Tonbandinterviews zur Migrationsgeschichte, zu ihren Problemlösestrategien und ihrem Inanspruchnahmeverhalten hinsichtlich psychiatrischer und psychotherapeutischer Hilfen befragt (Essener Feldstichprobe). Jeweils ein Projektmitarbeiter besuchte die Familie in Begleitung eines trainierten, der Familie bekannten Co-Interviewers. Die Interviewer waren bilingual (deutsch-türkisch), die Sprachwahl im Interview daher frei. Alle Familien hatten mindestens ein Kind im adoleszenten Alter; sie waren vorher umfassend über den Zweck der Studie informiert worden. Ihnen war die Zugehörigkeit der Projektmitarbeiter zur Klinik für Kinder- und Jugendpsychiatrie bekannt. Die Auswertung des transkribierten Materials und der dokumentierten szenischen Information erfolgte qualitativ-inhaltsanalytisch nach der inhaltsanalytischen strukturierenden Methode (Mayring 1988) im Team, das von einem türkeistämmigen Supervisor begleitet wurde. Die Symptombelastung der Kinder wurde quantitativ im El-

ternurteil mithilfe des weltweit verbreiteten Inventars der Child Behavior Checklist erhoben und mit dem qualitativ klinischen Material (Teamrating nach Einzelinterview) und der qualitativen Analyse (Rating der Risiken und Ressourcen) kumuliert zu einer klinischen Gesamteinschätzung. Die Jugendlichen wurden mit einem Instrument zu Kontrollüberzeugungen befragt und einem ergänzenden klinischen Einzelinverview unterzogen. Ebenso wurde die türkeistämmige ambulante Inanspruchnahmepopulation der Essener kinderpsychiatrischen Ambulanz befragt und dem Rating unterzogen. Es erfolgte eine telefonische Nachbefragung ein Jahr später.

Mit dem qualitativen Interviewmaterial wurden eine „Familientypologie" und eine „Typologie jugendlicher Identitätsformen" entwickelt, Letztere nach Abschluss des DFG-Projektes. Später wurden die Interviews zum Inanspruchnahmeverhalten an 100 Elternpaaren in Istanbuler Zuwanderungsbezirken (Gecekondus) dem gleichen Interview und Rating repliziert (Gruppe um Frau Prof. Fişek, Bogazici Universität, s. Schepker u. Fişek 2000).

Beim wissenschaftlichen Vorgehen waren die Kriterien von Bogdan und Biklen (1982 – zit. nach Schemel 1995, S. 11) maßgeblich:

1.) Über die Hausbesuche erhoben wir die Daten in einem natürlichen Setting, benutzten direkte Datenquellen mit dem Untersucher als zentralem Instrument.

2.) Zunächst wurde deskriptiv vorgegangen: Die szenische Information wurde verschriftlicht; eine quantifizierte Einschätzung der Interviewsituation und der Familieninteraktion erfolgte davon unabhängig.

3.) Es handelte sich um prozessorientierte, weniger ergebnisorientierte Forschung (d. h. was für Möglichkeiten haben die Familien zur Bewältigung von Verhaltensauffälligkeiten; welche innerfamiliären Prozesse stehen im Zusammenhang mit Verhaltensauffälligkeiten).

4.) Das Schwergewicht lag auf der induktiven Datenanalyse (Interview-Auswertung im Team mit Entwicklung zusätzlicher Fragestellung und Typologie.

5.) Als essenziell galt die Bedeutung, die die Betroffenen selbst den Ereignissen des täglichen Lebens (hier bezogen auf Erziehung) beimaßen.

Ergänzend zur Feldstudie wurde innerinstitutionell eine semistrukturierte Expertenbefragung zu zwei Messzeitpunkten durchgeführt, es wurde eine qualitative Analyse der in der Institution verfassten Arztbriefe vorgenommen, und es wurden die ambulanten Inanspruchnahmedaten erhoben.

Zum Verhältnis von Risiken und Ressourcen in Zuwandererfamilien ist wenig bekannt. Einheimische Diagnostiker laufen Gefahr, Ressourcen in Zuwandererfamilien zu unterschätzen und Risiken zu überschätzen. Deren Einfluss anhand von empirischen Ergebnissen wird in den nächsten Kapiteln weiter nachgegangen.

> Anhand von bekannten Risikoindices wie dem FAI ist eine erhöhte Risikobelastung von Zuwandererkindern evident. Diese setzt sich nicht direkt in eine erhöhte allgemeine Symptombelastung um, sodass protektiven Faktoren und der Qualität der jeweiligen Belastung eine besondere Aufmerksamkeit zu widmen ist.

1.3 Ein- und Ausgrenzungsprozesse in der Migration

Eingliederungsprozesse und Mechanismen der Ein- und Ausgrenzung (einschließlich der Selbstausgrenzung) der Zuwanderer bestimmen die Lebensrealität der Kinder in zugewanderten Familien.

Klassischerweise wird eine Einteilung in ein 4-Felder-Schema vorgenommen, je nach Selbstverortung der Familien und der Partizipation im Alltag bezogen auf die Identifikation mit bzw. der Teilhabe an der Aufnahme- und der Herkunftskultur. Das Berry-Schema (Berry et al. 1992, s. Abb. 1) hat sich in der Migrationsforschung breit etabliert.

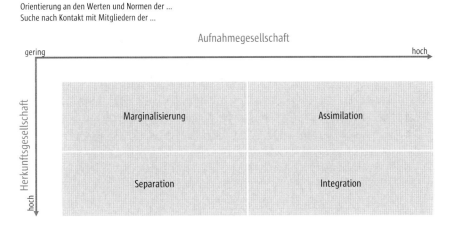

Abb. 1 Berry-Schema der kulturellen Adaptation (n. Berry et al. 1992).

Bedeutsam ist für das Treffen einer Zuordnung, will man ein Individuum oder eine Familie hier zuordnen, dass die Teilhabe an der Aufnahmegesellschaft und ebenso die Teilnahme an Gebräuchen der Herkunftsgesellschaft und somit die Identifikation mit den jeweiligen Werten und Normen das Resultat eines interaktionellen Prozesses mit Ein- und Ausgrenzung ist. Nach dieser Unterteilung wird hier unterschieden zwischen: Separation/Marginalisierung durch Ausgegrenztheit von der Aufnahmegesellschaft (z. B. keine Schulpflicht für Asylbewerber, Asylbewerberheime ohne viel Kontakt zur deutschen Gesellschaft, Lebensmittelmarken). Hierbei spielt als weiterer Cofaktor die **Segregation** eine Rolle, wie in monokulturellen Wohnvierteln in den Großstädten (z. B. Muttersprache als Verkehrssprache im Kleingewerbe, Kulturveranstaltungen etc. innerhalb der Aufnahmegesellschaft, Minoritäten-Peergruppen im Sinne einer Subkultur, eigene Schulklassen, Zugang zu Lehrstellen nur in der eigenen Ethnizität). Während **Marginalisierung** eine „Wurzellosigkeit" beschreibt, meint **Separation** am ehesten das, was mit „Parallelgesellschaft" beschrieben wird. **Integration** bedeutet eine Teilhabe an Institutionen der Aufnahmegesellschaft unter Beibehaltung bestimmter Eigenheiten (z. B. erfolgreicher Besuch der Regelschule, Aufenthalt in gemischten Peergruppen abwechselnd mit monokulturell ausgerichteten Freizeitinteressen; gemischtethnische Sportvereine bei bikultureller Identifizierung). **Assimilation** beschreibt eine völlige subjektive Angleichung an die Aufnahmegesellschaft.

Die so genannte „multikulturelle Gesellschaft" basiert auf den Merkmalen von kultureller Segregation und struktureller Separation, d. h. eine wirkliche Integration (im Alltagshandeln und intrapsychisch) muss diese nicht zwangsläufig darstellen. Während strukturelle Segregation/Separation zur Bildung einer neuen fremdethnischen Unterschicht führt, führt kulturelle Segregation zur Ausprägung einer ethnischen Minderheit (Hoffmann-Nowotny in Gogolin u. Nauck 2000). Das Leben im ethnischen Minoritätenstatus trifft somit gegebenenfalls auch auf sozial gut gestellte, gebildete und beruflich integrierte Zuwandererfamilien zu, wie z. B. japanische, französische oder US-amerikanische Einwanderer.

> Als ein Ergebnis der „Essener Feldstudie" wurden die subjektive Identifikation der Familien mit den Werten und Normen der Herkunfts- und der Aufnahmegesellschaft nach dem Akkulturationsmodell von Berry (1992) (unabhängig von der ausgeführten Partizipation) bestimmt: Eine geringe Orientierung an den kulturellen Vorgaben beider Gesellschaften wird mit Marginalisierung gleichgesetzt. Eine starke Orientierung an Normen und Werten der Herkunftskultur und gleichzeitig geringe Auseinandersetzung mit der Aufnahmekultur ist für Migranten typisch, die sich in einer segregierten Position befinden. Integration bedeutet eine gleichzeitig starke Orientierung an Normen und Werten beider Gesellschaften, bei der Assimilation besteht diese nur für die Aufnahmekultur. Danach wurde (Operationalisierung und Ankerbeispiele bei Schepker et al. 1998/2005) eine Zuordnung in ein Vierfelderschema vorgenommen.
>
> Während die Elterngeneration in ihrer Gesamtheit eher zur Segregation neigte, waren die Kinder unserer Feldfamilien überwiegend als integriert oder assimiliert zu bezeichnen, d. h. den meisten Kindern wurde eine eigene Orientierung bzw. ein Pendeln zwischen verschiedenen Orientierungen offen oder verdeckt zugestanden.

Nauck (2004) stellt dar, dass in der zweiten Zuwanderergeneration der Migrationsstatus für die Kinder an Bedeutung verliere, sofern die Aufnahmegesellschaft nicht „durch starke ethnische Schließung gekennzeichnet" sei, und dass die „Doppel-Option der bikulturellen Integration (...) aufgrund ihrer Ressourcenabhängigkeit" als „ein eher unwahrscheinliches Ergebnis des Kulturkontaktes für wenige „Cosmopolitans" anzusehen sei. Wahrscheinlicher sei Assimilation oder Segregation. Bei dem Begriff „Ressourcenabhängigkeit" verweist Nauck auf die Notwendigkeit „Sozialen Kapitels" (dieses werde „durch den Eintritt in soziale Beziehungen erzeugt und bringe gegenseitige soziale Verpflichtungen, Erwartungen und Vertrauen hervor, wodurch soziale Güter kollektiv ausgetauscht und kontrolliert werden"). Dieses müsse stets, und zwar durch kontinuierliche soziale Interaktionen, erneuert und bestätigt werden. Kulturelles Kapital demgegenüber sei ein Maß des generalisierten Wissens und Könnens und abhängig vom Bildungsniveau, sichere somit auch den Zugang zum Arbeitsmarkt. Assimilation könne dann ein „Resultat rationaler Wahl" darstellen, das bei geringem „sozialen Kapital" wahrscheinlicher werde, wenn durch die Pflege des „sozialen Kapitals" eine größere kulturelle Distanz zur Herkunftsgesellschaft und damit eine wettbewerbsschädliche Situation für die Kinder entstehe. Naucks Untersuchung an 4 Zuwanderergruppen (Italiener, Griechen, Türken und Aussiedler sowie Russische Immigranten in Israel) untersuchte im Interview anhand der Variablen Bildung, Familiensprache, Schulkarriere und Spracherwerb der Kinder sowie Diskriminierungserfahrungen den Akkulturationsprozess und ergab, dass (mit Variationen zwischen den Ethnizitäten) das wünschenswerte Ergebnis des Erhalts der Herkunftssprache in der Familie mit dem Bildungsgrad der Eltern stieg, d. h. bei besseren Ressourcen eher gelang, während wiederum der Bildungsgrad der Eltern wie in anderen Studien keinen Einfluss auf den Schulerfolg der Kinder hatte. Die Familien mit den besten Ressourcen hatten ihm zufolge eine segregierte oder bikulturell integrierte Strategie gewählt, wobei vorhandene intraethnische Netzwerke hierzu stark beitrugen.

Boos-Nünning und Karakaşoğlu (2005) fanden hinsichtlich der ethnischen Selbstverortung der von ihnen befragten 950 Mädchen und jungen Frauen unterschiedlicher Herkunft und mit repräsentativem Bildungshintergrund, dass die meisten sich zu 71% stark oder sehr stark als Angehörige ihrer Herkunftsgruppe fühlten, danach in der Häufigkeit als „Europäerin" (47% stark und sehr stark), und deutlich seltener auch als Deutsche (18% stark und sehr stark). Deutlich war der Lokalbezug: 42% fühlten sich stark oder sehr stark als Angehörige der Stadt, in der sie lebten. Eine Identifikation mit der „Aufnahmegesellschaft" in ihrer nationalen oder ethnischen Definition war damit nicht häufig ausgeprägt.

> Nach den Ergebnissen von Nauck (2004) ist Assimilation an die Aufnahmegesellschaft als Ergebnis der Migration ein häufiger Ausgang für Jugendliche dann, wenn der Bildungsgrad der Familie eher gering ist und wenn wenig Diskriminierung erlebt wird. Separation als häufige Grundlage einer „multikulturellen Gesellschaft" ist nach Boos-Nünning und Karakaşoğlu (2005) die häufigere Wahl und nicht zu verwechseln

mit bikultureller Identifizierung und Integration der verschiedenen Alltagsbereiche. Eine „echte" Integration scheint weniger häufig zu gelingen als bisher erwartet wurde. In der Identifikation als Europäer/in oder als Angehörige der Stadt, in der man lebt, scheinen Zugewanderte sich von der „deutschen Integrationsdebatte" subjektiv eher zu entfernen und einer „deutschen Leitkultur" nicht zu folgen.

1.4 Datenlage zur Epidemiologie

Im Rahmen deutscher kinder- und jugendpsychiatrischer epidemiologischer Studien wurden nur selten Zuwandererkinder gesondert erfasst: Poustka (1984) sowie Steinhausen und Mitarbeiter (1989, 1990) oder Remschmidt und Walter (1990) lieferten widersprüchliche Ergebnisse zur Symptombelastung nichtdeutscher Stichproben.

Nach den per Interview erhobenen Ergebnissen von Poustka (1984) fanden sich in Familieninterviews keine signifikanten Unterschiede in den Raten psychischer Störungen zwischen italienischen (22 % gestört), türkeistämmigen (18 %) und deutschen (26 %) Kindern eines Stadtteils. Während die familiäre Situation einen Einfluss auf das Vorhandensein einer Störung zeigte, galt dies für sozioökonomische Bedingungen, individuelle Merkmale (z. B. schwierige schulische Situation der Kinder) sowie migrationsspezifische Merkmale nicht. Steinhausen und Mitarbeiter (1989, 1990) parallelisierten türkeistämmige, griechische und französische Schüler einer Grundschule und fanden im Elterninterview seltener psychiatrische Auffälligkeiten bei griechischen als bei türkeistämmigen Kindern (34 % – am häufigsten Enuresis und emotionale Störungen). Signifikante Zusammenhänge bestanden zwischen der Schwere der psychiatrischen Störung und gestörtem Verhalten der Eltern, Familienfaktoren hatten einen deutlich stärkeren Einfluss auf die Störungen der Kinder als Migrationsdaten oder sozioökonomische Faktoren. Die repräsentative Marburger Feldstudie (Remschmidt u. Walter 1990) wies im Ausländerstatus einen Risikofaktor für häufigere Störungen auf – anhand der Child Behavior Checklist (mit einer eigenen Übersetzung) wurde in der schriftlichen Elternbefragung eine Symptomprävalenz von 27.3 % gegenüber 12.2 % bei einheimischen Kindern gemessen.

In einer vergleichbaren großen, neuen epidemiologischen Untersuchung mit dem Instrument der CBCL, ergänzt durch die Lehrerversion, an einer Migranten- und Einheimischenpopulation in Holland (Vollebergh et al. 2005) war im Gegensatz dazu keine erhöhte Prävalenzrate an Störungen bei zugewanderten Kindern und Jugendlichen nachweisbar. Das Eltern- und Lehrerurteil stimmte jedoch kaum überein: Während die Eltern mehr internalisierende Probleme bei ihren Töchtern sahen, fanden die Lehrer mehr externalisierende Probleme bei Söhnen und bei Töchtern.

Die unterschiedlichen Studienergebnisse weisen darauf hin, dass Untersuchungen mit der CBCL nur mit einer Objektivierung durch ein Untersucherurteil auf „objektive Symptombelastungen" schließen lassen. Alle Untersuchungen – wie zu zeigen sein wird, auch die eigene – sind tendenziell sowohl durch falsch positive (Dramatisierungstendenzen) als auch falsch negative (bagatellisierende) Antworten der Eltern verzerrt. Hierzu kann die Einführung des Bogens, die Erklärung des Ziels der Studie, Wesentliches beitragen.

> In der Essener Felduntersuchung war die Rate an Verhaltensauffälligkeiten bei den untersuchten, nicht psychiatrisch vorgestellten türkeistämmigen Kindern insgesamt nicht erhöht. Von 161 Kindern wurden 40 = 24.8 % im Expertenteam nach Zusammensicht aller Informationen aus den Interviews als auffällig eingestuft.
>
> Die Übereinstimmung des klinischen Urteils mit den von den Eltern angegebenen ungewichteten CBCL-Werten war mäßig – trotz sorgfältigsten Ausschaltens möglicher Fehlerquellen, d. h. Bilingualität, Verlesen, Erläuterungen. Bei einem Cutoff-Wert von 36 = 1 Standardabweichung innerhalb unseres Kollektivs waren knapp die Hälfte (48 %) der aus Sicht des Teams auffälligen Kinder laut Angaben ihrer Eltern unauffällig; relativ auf die Gesamtgruppe fanden sich 12.5 % „falsch negativer" Elternangaben verglichen mit dem Untersucherurteil. Entweder wurden Auffälligkeiten wissentlich nicht berichtet oder aber ein Teil der Migrantenfamilien kommt deswegen nicht in Beratung, da die Problematik der Kinder nicht wahrgenommen wird. Es gab demgegenüber auch falsch positive hohe CBCL-Angaben von den Eltern für Kinder, die als nicht auffällig eingeschätzt wurden, eine bekannte Tendenz von Unterschichtfamilien in der Türkei.
>
> Verglichen mit der deutschen Standardisierungs-Stichprobe ergaben sich auf keiner der Skalen bedeutsame Unterschiede bei den Mädchen, und nur bei körperlichen Beschwerden und der Skala „schizoid/zwanghaft" bei den Jungen. Für körperliche Beschwerden zeigte sich in der CBCL im Vergleich mit den Normwerten der Türkei sogar eine geringere Prävalenz, signifikant war dies jedoch nur für Jungen (z-transformiert, t-test für unabhängige Stichproben: t = 2,16; p < .05).

Die gefundene Rate in der eigenen Untersuchung entspricht epidemiologischen Erwartungswerten, d. h. auch denen für einheimische Kinder in einer vergleichbaren sozioökonomischen Situation, und scheint seit Poustkas epidemiologischer Untersuchung 12 Jahre zuvor annähernd gleich geblieben zu sein.

Eine regionale epidemiologische Studie im Rhein-Neckar-Kreis (Haffner et al. 2006) fand anhand der CBCL und des YSR sowie weiterer Befindlichkeitsskalen keine zuwanderungsspezifischen Unterschiede mit der nachvollziehbaren Ausnahme, dass türkeistämmige Schüler sowohl weniger Untergewicht als auch weniger Alkoholkonsum aufwiesen.

Die BELLA-Studie zur psychischen Gesundheit im Rahmen des Jugendgesundheitssurveys des Robert-Koch-Instituts hat 9 % Zuwandererkinder eingeschlossen (Schenk 2002), deren Ergebnisse aufgrund der rein deutschsprachigen Telefonerhebung allerdings nicht als repräsentativ angesehen und nicht ausgewertet wurden (Ravens-Sieberer et al. 2007a). Die Ergebnisse des großen KIGGS-Surveys insgesamt, erhoben mit dem Screening-Instrument SQL zeigen, dass sowohl Kinder mit Migrationshintergrund als auch Unterschichtkinder **insgesamt höhere Symptombelastungen** aufweisen (Hölling et al. 2007).

Ravens-Sieberer et al (2007b) zeigten anhand des KINDL-Fragebogens, dass dieses aber nicht für die gesundheitsbezogene Lebensqualität zutrifft. In dieser Untersuchung wiesen nur 6–10-jährige Migrantenkinder – trotz des schlechteren sozioökonomischen Status verglichen mit einheimischen –schlechtere Werte auf, ältere Kinder und Jugendliche unterschieden sich von den einheimischen nicht.

Verglichen mit Ergebnissen in den Herkunftsländern werden von Zuwandererkindern weniger oder gleich viele **Gesundheitsbeschwerden** beklagt (Fichter et al. 1988). Als eine Ausnahme fand Siefen (2002) im Vergleich zu einheimischen und zu anderen Aussiedlern höhere Quoten an Gesundheitsbeschwerden (gemessen mit dem Giessener Beschwerdebogen) bei zuwanderten Mädchen aus Polen, was möglicherweise auf die besondere Migrationsbelastung dieser Gruppe zurückgehe, wenngleich ein Vergleich mit einer Kontrollgruppe im Herkunftsland erforderlich sei. Bei den meisten bevölkerungsbezogenen Untersuchungen mit diesem Instrument (Giessener Beschwerdebogen für Kinder und Jugendliche) geben Mädchen mehr Körperbeschwerden an als Jungen. Das zeigte sich auch an Migrantenstichproben griechischer, polnischer und türkischer sowie polnischer und aussiedlerdeutscher Jugendlicher in Deutschland (Siefen u. Brähler 1996, Siefen, Peponis u. Loof 1998, Siefen 2002). Dabei ist sowohl von kulturabhängigen wie von gesellschaftsbedingten Einflüssen auf die Wahrnehmung von Körperbeschwerden und deren Mitteilung auszugehen. Die Interpretation geschlechts- und ethnieabhängig unterschiedlicher Beschwerdemuster ist jedoch methodisch nur mit – aktuell nicht publizierten – sehr großen Stichproben möglich.

Sofern in der Bundesrepublik auch häufigere gesundheitliche Beschwerden angegeben wurden, ist dies möglicherweise als Angleichung an einheimische Jugendliche im Sinne einer umgekehrten Akkulturation zu verstehen (Angleichung an höhere Prävalenzraten). Dies ist für die in Deutschland häufigeren depressiven Störungen bei türkeistämmigen Jugendlichen belegt worden (Siefen u. Brähler 1996) und des weiteren für Angstsymptomatik und Depressivität bei Aussiedlerjugendlichen und polnischen jugendlichen Migranten (Siefen 2002). Nach dem KIGGS-Survey sind diese relativ höheren Raten an Beschwerden stark abhängig vom Sozialstatus der Kinder, der bei Zuwanderern in dieser repräsentativen Stichprobe sehr unterschichtlastig war (Ravens-Sieberer et al. 2007b).

In den wenigen methodisch soliden Untersuchungen zu einzelnen Störungsbildern wurde **Enuresis** als funktionelle Störung bei türkeistämmigen Zuwandererkindern gehäuft vermerkt (Poustka 1984, Steinhausen et al. 1982, 1989, 1990) und fand sich auch in Inanspruchnahmepopulationen häufiger (Holstein 1984). Für die häufige Enuresissymptomatik bei türkeistämmigen

Jungen werden sowohl genetische als auch kulturelle Ursachen erwogen. Hier wird eine wenig systematische Sauberkeitserziehung mit späterer Sauberkeitserwartung bei längerer Stillphase benannt, die Kopplung des Ziels der Kontinenz an die Beschneidung mit 5–6 Jahren, auch sollen Erziehungspraktiken mit weniger Gewicht auf Selbstkontrolle vorherrschen (Petersen 2000).

Es wird eine höhere Rate an **Konversionssymptomatik** berichtet (Riedesser 1982, Steinhausen et al. 1989). Steinhausen und Mitarbeiter (1989) fanden in einer sehr kleinen Population sogar weniger familiäre Risikofaktoren (beeinträchtigte elterliche Gesundheit, psychiatrische Störungen) bei konversionsneurotischen Migrantenkindern (n = 8) als in der deutschen Vergleichsgruppe (n = 18), Letztere unterschied sich signifikant von anderen Neurosegruppen durch den niedrigeren Sozialstatus. Diese Ergebnisse bestätigen die bekannte Verbindung von psychosomatischer bzw. konversionsneurotischer Symptombildung mit kulturellen Faktoren im allgemeinen Sinne, d. h. auch für deutsche Patienten, ohne epidemiologisch häufigere Somatisierungs- oder Konversionsstörungen belegen zu können. Manche „Somatisierungsstörung" ist eher als „kulturtypische Chiffre" für eine psychische Störung interpretierbar (Gün 2007), (s. hierzu Kap. II.2.6).

Die bei einheimischen Jugendlichen mit 5.1 % recht häufige **Aufmerksamkeitsdefizit-Hyperaktivitätsstörung** fand sich im KIGGS-Survey (Schlack et al. 2007) bei Migranten nur zu 3.1 %, dafür bestanden bei diesen mehr Verdachtsfälle. Als Ursache der gefundenen Unterschiede wird u. a. eine auch international diskutierte, kulturell unterschiedliche Symptomtoleranz diskutiert (Biederman u. Faraone 2005).

Die **Anorexia nervos** findet sich in ländlichen Herkunftsgebieten und in Kulturkreisen mit einem nicht-westlichen Weiblichkeitsideal deutlich seltener; die weitaus niedrigere Prävalenz bei Mädchen der christlich-orthodoxen und der arabischen Religionsgemeinschaften verglichen mit jüdischen Mädchen wird mit dem jeweiligen Schönheitsideal erklärt (Chardoff et al. 1988). Für Essstörungen spielt die Verfügbarkeit von Nahrungsmitteln eine Rolle, sodass sie in Entwicklungs- und Schwellenländern seltener auftreten und auch in Europa zu Kriegszeiten praktisch inexistent waren. Daher schlagen Wohlfart et al. (2006) vor, dieses Störungsbild den „kulturgebundenen Syndromen" zuzuordnen, hier mit Bezug auf den euro-nordamerikanischen Kulturraum. In einer Befragung von Penka (2003) wurden Essstörungen von türkeistämmigen Jugendlichen wenig ernst genommen und weniger als von einheimischen mit Peinlichkeit und Scham belegt.

Elektiver Mutismus tritt bei zugewanderten Kindern weltweit und kulturunabhängig häufiger auf (Toppelberg 2005). Bindet sich eine Symptomatik an die Sprache des Aufnahmelandes, wie ein Mutismus im deutschen Sprachkontext, aber nicht im muttersprachlichen, kann das auf eine Störung in der Familie hinsichtlich des Migrationsstatus hinweisen, etwa auf mögliche Integrationsschwierigkeiten der Mutter oder eine depressive Störung derselben, die für die Symptombeseitigung ebenfalls angesprochen werden sollte (Koray 1991, 1995).

Eine weitere Ausnahme hinsichtlich eines belegbar höheren Risikos für psychische Störungen in Form **posttraumatischer Belastungsstörungen** stellt die Gruppe der Flüchtlingskinder dar. So beschreibt Adam (1994) bei den Kindern und Familien, deren Migrationsgrund die Flucht vor Kriegsereignissen oder Verfolgung war, psychische Traumatisierungen als primären Risikofaktor neben sekundärer Überforderung durch Parentifizierung wegen der Übernahme elterlicher Schutz- und Vermittlungsfunktionen seitens der Kinder. Mit der Begründung des erhöhten Anteils an kriegstraumatisierten Kindern erklären Essau und Mitarbeiter (1999) die gegenüber Vergleichsstudien erhöhte Prävalenz traumatischer Lebensereignisse und posttraumatischer Belastungsstörungen in der Bremer Jugendstudie. Bekanntlich ist es sehr viel wahrscheinlicher, als Minderjähriger in einem der Herkunftsländer psychischer Traumatisierung ausgesetzt zu sein als in der Bundesrepublik Deutschland, die sich auch gegenüber den USA durch ein mindestens halbiertes, wenn nicht sogar niedriges Risiko auszeichnet (vgl. Giaconia 1995). Das Leben mit Eltern, die an Folgezuständen von Folter und anderen Traumatisierungen nach Verfolgung leiden ist ein starker Risikofaktor der als „**transgenerationale Traumatisierung**" beschrieben worden ist (Von der Stein 2006, Volkan 2000). Diese für Kinder aus den Familien Vertriebener und anderer Flüchtlinge des 2. Weltkriegs in analytischen Behandlungen beschriebene Dynamik zeichnet sich aus durch unbewusst bleibende psychische Prozesse, die die dissoziierte Wahrnehmung und Erinnerung fördern. Für Flüchtlinge aus anderen Herkunftsländern in der derzeitigen Bundesrepublik sind des Weiteren Konfliktkonstellationen durch das Leben in Asylbewerberheimen, durch drohende Abschiebung und deren Auswirkungen auf die Familiendynamik kennzeichnend, sodass sich eine Verlängerung existenzieller Ängste in die aktuelle Lebenssituation hinein ergeben und jeglichen Behandlungsfortschritt unterminieren kann. All diese Faktoren mögen zusätzlich erhellen, dass Saraiva et al. (2005) unter den eine psychiatrische Behandlung in Anspruch nehmenden Erwachsenen, die Zweitgenerations-Immigranten waren, bei Kindern von als Gastarbeitern Zugewanderten Prävalenzraten fanden, die den Einheimischen vergleichbar waren, bei ehemaligen Flüchtlingskindern jedoch erhöhte Raten an psychotischen Erkrankungen beschreiben. Für die Begutachtung betroffener Kinder im Auftrag von Ausländerbehörden ist es bedeutsam, sehr genau die jeweils individuelle Situation und Dynamik zu schildern.

Psychische Folgeschäden durch rituelle Beschneidung, korrekter als **Genitalverstümmelung** bezeichnet, von Mädchen sind anhand von veröffentlichten Einzelschicksalen in der Presse viel diskutiert worden. Laut Terre des Femmes (2006) sollen allein in Deutschland 4300 betroffene und gefährdete Mädchen unter 15 leben. Für die Haltung gegenüber Patientinnen und Familien mag die Kenntnis hilfreich sein, dass eine Gruppe bekannter Imame sich vor der UNO öffentlich gegen diese Praxis ausgesprochen hat (Ertürk 2007).

Bei den relativ häufigeren Vorstellungen zugewanderter Jugendlicher ausschließlich in Krisen als Auswirkung einer Vermeidung von regulärer Inanspruchnahme sind Kenntnisse über den Umgang mit **Suizidalität** in der jeweiligen Herkunftskultur bedeutsam, die epidemiologisch weltweit stark schwankt. So hat Deutschland traditionell eine eher niedrige Suizidrate bezogen auf die Bevölkerung, die russische Föderation eine mehr als doppelt so hohe Rate vollendeter Suizide auf dem Land und eine ca. 8-mal höhere in Ballungsgebieten (Novikov 2002). Raten vollendeter Suizide sind abhängig von verfügbarer medizinischer Hilfe, verfügbaren Mitteln für Suizide (z. B. toxischen Pflanzenschutzmitteln), aber auch vom jeweiligen gesellschaftlichen Verhältnis zum Tod und von der verfügbaren sozialen oder familiären Unterstützung. Eskin (1995) verglich Sekundarschüler in Stockholm und in Istanbul und fand eine vergleichbare Rate an Suizidversuchen unter Jugendlichen, jedoch unterschiedliche Entstehungs- und Begründungszusammenhänge. Die Bedeutung familiärer Unterstützung für die Verhinderung von Suizidalität war in der Türkei höher, wo auch ein negativer Einfluss einer elterlichen Scheidung – im Gegensatz zu Schweden – zu verzeichnen war. In der Türkei hatten der Einfluss und die Unterstützung von Freunden eine deutlich geringere protektive Wirkung als in Schweden.

Substanzbezogene Störungen sind in den Herkunftsländern unter Jugendlichen sehr unterschiedlich verbreitet. So beschreibt die EMCDDA in einer aktuellen Studie (2007), dass zwischen 5 und 36 % der 13-Jährigen in Europa angeben, bereits einmal betrunken gewesen zu sein, und dass zwischen 7 und 18 % täglich rauchen. Finnland und Estland sowie Polen stellen hier Spitzenreiter dar. Unter ethnischen Minderheiten in Europa sind laut der EMCDDA besonders mehrfachbelastete, delinquente und marginalisierte Jugendliche (z. B. aus der Ethnizität der Roma) gefährdet, früher häufiger zu konsumieren. Untersuchungen in England sähen jugendliche Zuwanderer asiatischer Herkunft am wenigsten gefährdet, jugendliche „gemischter Ethnizität" als am meisten suchtgefährdet an. Bezüglich der Asiaten ist bekannt, dass diese genetisch oft über eine geringere Fähigkeit der Verstoffwechselung von Alkohol über die Alkoholdehydrogenase verfügen, sodass eine kulturell tradierte größere Zurückhaltung wahrscheinlich ist.

Nach den verfügbaren epidemiologischen Daten aus Deutschland sind Zuwandererkinder nicht suchtgefährdeter als einheimische: So konsumieren einheimische Jugendliche mehr und öfter illegale Suchtmittel sowie zumindest gleich viel Alkohol wie zugewanderte. Strobl und Kühnel (2000) fanden bei Regelschülern in NRW mit einem hohen Aussiedleranteil ähnliche Konsummuster ohne signifikante Unterschiede. Die Marler Dunkelfeldstudie an 999 Schülern (Surall u. Siefen 2002) kam zu ähnlichen Ergebnissen, während Haffner et al. (2006) bei türkeistämmigen Schülern, die durch kulturelle Abstinenzgebote eher geschützt sind, geringere Alkoholkonsumquoten fanden. Allerdings erwähnen die NRW-Studien einen kleinen Zuwandereranteil mit besonders riskantem Konsum, etwa schnellerem i.v.-Konsum bei illegalen Drogen oder den Gebrauch von schlecht dosierbaren Schnüffelstoffen.

Alle schulbasierten epidemiologischen Studien haben allerdings den Nachteil, dass sie die Hochrisiko-Jugendlichen mit Schulabbruch, nach Inhaftierung und zumeist auch Sonderschüler nicht erfassen. Schmid et al. (2006) fanden in den Selbstschilderungen von Heimkindern bei 19 % der Jungen einen problematischen Konsum sowie bei 9.5 % der Mädchen. Meltzer et al. (2003) fanden in England deutlich erhöhte Alkoholkonsumraten bei Heimkindern, wobei eine psychiatrische Störung das Risiko weiter steigerte. Berücksichtigt man wiederum die erhöhte Sonderschulquote unter Migrantenkindern in Deutschland, könnte hier ein unerkanntes höheres Suchtrisiko bestehen. Eine deutlich abhängigkeitsgefährdete kleine Subgruppe stellen die Kinder mit posttraumatischen Belastungsstörungen aus Kriegsgebieten dar, bei denen Substanzen zur Selbsttherapie dienen. Ehemalige Kindersoldaten hatten oft bereits im Herkunftsland eine manifeste Abhängigkeit entwickelt.

Die Bundesregierung geht davon aus, dass auch bei Zuwanderern aus den GUS-Staaten und Polen verstärkte Präventionsbemühungen erforderlich sind (Drogenbeauftragte 2007). Auch sei von z. T. unterschiedlichen Verläufen der Suchterkrankungen von Menschen mit Migrationshintergrund auszugehen. Die Zeitspanne vom ersten Konsum bis zur Abhängigkeit scheine deutlich kürzer zu sein, darüber hinaus kämen spezifische Begleiterkrankungen, wie z. B. Hepatitis C bei Opiatabhängigen, häufiger vor. Im weiteren Verlauf würden Zuwanderer im Suchtbereich häufiger Therapieabbrüche aufweisen.

> *!* Erst epidemiologisch solide Studien, die klinische kinder- und jugendpsychiatrische Diagnosen anstelle von Screenings benutzen, werden darüber Aufschluss geben können, ob jenseits bekannter sozialer Risikofaktoren Zuwandererkinder – bis auf besondere Risikogruppen wie kriegstraumatisierte – psychiatrisch häufiger Hilfe benötigen als einheimische.

1.5 Chancen von Migration

Chancen von Migration für Jugendliche jenseits von Psychopathologie finden sich eher als in der psychiatrischen Literatur in den Nachbarwissenschaften beschrieben. So entwickelte der Psychologe Portera (1995) hinsichtlich seiner detaillierten biographischen Studien an jugendlichen Migranten aus Italien, dass auf dem Hintergrund von verlässlichen Elternbeziehungen, verständnisvollen Lehrern, Freunden mit Brückenfunktion und psychosozialer Unterstützung die „Migration zu einer positiven und bereichernden Erfahrung" werden könne.

Für die Migrationsgeschichte individueller Jugendlicher ist besonders hilfreich die Beschreibung des Migrationsprozesses nach Kürsat-Ahlers (1995). Am Ende ihres „Phasenmodells der Migration" entsteht – sozialer Erfolg und soziale Akzeptanz des Individuums vorausgesetzt – idealtypisch eine größere Synthese- und Kritikfähigkeit als bei Nicht-Migrierten.

Atabay (1995) expliziert anhand von qualitativen Interviews über den Begriff der „Patchworkidentität" einen „Zugewinn kreativer Lebensmöglichkeiten" Jugendlicher, die zu neuen kulturellen Mustern führe. Ebenso beschreibt der Pädagoge Auernheimer (1990) in seiner kritischen Auseinandersetzung mit dem Begriff der „kulturellen Identität", wie Jugendliche kulturelle Inhalte und Praxisformen zur symbolischen Selbstvergewisserung und Selbstdarstellung benutzen und transformieren können, sodass kulturelle Neubildungen in der Jugendsubkultur entstehen können, wie die Musik des „Saz-Rock" in Deutschland. Damit sei ein „realer historischer Individuationsprozeß" mit tatsächlichen ethnischen Spezifika möglich, wobei die „Ethnizität" dazu dienen könne, sich aus der Minderheiten-Benachteiligung zu emanzipieren. Einen möglichen Zuwachs an Kreativität unter Indienstnahme ethnischer Attribute bestätigt mit lebendigen Schilderungen die Pädagogin Karakaşoğlu-Aydin (1997) (vgl. hierzu auch Kap. III.2.2).

Allgemein lassen sich Chancen der Migration auch darin erkennen dass das Entwicklungstempo Jugendlicher etwa beim Spracherwerb diese in eine besondere Position gegenüber ihren Eltern bringen kann: Dolmetschertätigkeiten bei Behörden, Ärzten etc. eröffnen diesen Jugendlichen Lebensräume und Erfahrungen, die ihnen sonst in ihrer Altersstufe nicht zugänglich werden, und führen zu einer Auseinandersetzung mit der Aufnahmekultur, die gegenüber Einheimischen einen Entwicklungsvorteil darstellen kann.

So kann auf dem Hintergrund von verlässlichen Elternbeziehungen, verständnisvollen Lehrern, Freunden mit Brückenfunktion und psychosozialer Unterstützung die Migration zu einer positiven und bereichernden Erfahrung werden. Ein Zugewinn kreativer Lebensmöglichkeiten Jugendlicher kann zu neuen kulturellen Mustern führen. Letztlich sind dieses die Eigenschaften, die einheimische Mittelschichtseltern dazu motivieren, adoleszenten Kinder während Schule oder Ausbildung ein „Auslandsjahr" zu ermöglichen – der Zugewinn an Erfahrung wird im späteren Leben mit zunehmenden Globalisierungsanforderungen als Wettbewerbsvorteil gesehen.

2 Soziodemographischer Wandel und Herausforderungen an die psychosoziale Versorgung

2.1 Einwanderungsgesellschaft

Die historisch erste politisch akzeptierte Definition eines Zuwanderers in Deutschland findet sich im „Kinderbericht der Expertenkommission an die Bundesregierung" 1998. Für einen psychotherapeutisch Tätigen ist es bedeutsam diese zu kennen und mit den Selbstdefinitionen der jeweiligen Patienten vergleichen zu können.

> *Ein zugewandertes Kind ist ein Kind, bei dem mindestens ein Elternteil im Ausland geboren (oder als Kind in einer ausländischen Familie in Deutschland geboren) worden ist, unabhängig von Nationalität, Ethnizität, Mutter-/Vatersprache und Geburtsort.*

Nach dieser Definition zählen selbstverständlich auch Spätaussiedler zu Migranten, die „zwar juristisch deutsche Staatsbürger, aber sozial und psychisch Migranten" sind (Nieke 2004).

Als aktuelle Verteilung lässt sich annehmen, dass die Mehrzahl der jetzt schulpflichtigen Kinder hier in Deutschland geboren und aufgewachsen ist – zumindest traf das auf 75 % der 2001 in der IGLU-Studie untersuchten Viertklässler mit Migrationshintergrund zu (vgl. Reich 2004).

Die EU-Erweiterung 2004 und das Inkrafttreten des Zuwanderungsgesetzes am 1.1.2005 haben die Zusammensetzung der Zuwanderer im Verhältnis zur einheimischen Bevölkerung nochmals verändert.

Laut dem „Migrationsbericht 2005" des Bundesamtes für Migration und Flüchtlinge (2006) ist belegbar, dass „der seit einigen Jahren zu beobachtende Rückgang der Zuwanderungszahlen weiter anhält". Insbesondere seien 2005 der Familiennachzug, die Zuwanderung von Asylbewerbern sowie der Zuzug von Spätaussiedlern und jüdischen Zuwanderern stark rückläufig" (Vorwort zum Migrationsbericht).

In Zahlen seien „zwischen 1997 und 2002 jährlich insgesamt rund 850.000 Zuwanderungen nach Deutschland registriert worden. Im Jahr 2003 sank die Zahl der Zuzüge erstmals seit 1991 auf unter 800.000 und lag bei rund 769.000. Im Jahr 2004 wurden etwa 780.000 Zuzüge registriert. Die Zahl der Fortzüge blieb in etwa konstant – sie schwankte zwischen 1997 und 2003 zwischen 600.000 und 750.000. Im Jahr 2004 waren es circa 698.000." (Migrationsbericht 2005, S. 10). Dabei gibt es derzeit bereits Regionen mit einem negativen Wanderungssaldo (Hamburg und Saarland), wobei NRW und Berlin weiterhin sehr starke Zuzüge verzeichnen. Die neuen Bundesländer fallen demgegenüber in der Zuzugsbilanz deutlich ab, sodass die innerdeutsche Ungleichverteilung eher zu- als abnimmt und kinderpsychiatrisch Tätige je nach Einzugsregion der Tätigkeit sowohl mit einer unterschiedlichen Zusammensetzung der Migranten als auch mit unterschiedlichen Bevölkerungsanteilen rechnen müssen.

Der Fakt, dass aus Deutschland ebenso Ab- und Rückwanderungen wie Zuwanderungen stattfinden hat sich damit stabilisiert: Seit nunmehr 30 Jahren ist hier das Verhältnis von Einwanderern zu Einheimischen höher als in den „klassischen Einwanderungsländern" USA, Kanada und Australien. Das bedeutet für die betroffenen Familien auch eine durch die Umgebung sich aufdrängende, stetige Auseinandersetzung mit Rückwanderungsphantasien und -plänen (s. hierzu auch Kap. I.2.5).

Dabei handele es sich bei den Zugezogenen seit 1991 um 20 % Zurückkehrende deutscher Staatsangehörigkeit, mehrheitlich Spätaussiedler, und mehr als 2/3 stammen aus Europa (Europäische Union und europäische Drittstaaten inklusive der Türkei und der Russischen Föderation). Dabei ist die Zahl der Spätaussiedler stark im Sinken begriffen. Polen war 2004 das häufigste Herkunftsland mit 18 % der Zuwanderer, gefolgt von der Russischen Föderation mit 8 %, gefolgt von der Türkei mit 5 % (Migrationsbericht 2005).

Laut Mikrozensus 2005, der erstmals den Zuwanderungsstatus und nicht lediglich die Nationalität erhob, leben in unserer Wohnbevölkerung 20 % Migranten, d. h. 15.3 Millionen Menschen. Dabei leben deutlich über 10 Millionen zweisprachige Einwohner in Deutschland. Auch zukünftig sei durch nachströmende Heiratsmigranten und nicht zuletzt durch die Globalisierung nicht damit zu rechnen, dass sich dieser Anteil wesentlich verringern werde (Reich u. Roth 2002).

Der Anteil an Kindern und Jugendlichen mit Migrationshintergrund in der Gesamtbevölkerung beträgt laut der Integrationsbeauftragten der Bundesregierung (2005) derzeit ein Drittel, dabei findet eine Konzentration auf westdeutsche Großstädte statt, die unter ihrer jungen Bevölkerung bereits 40 % und mehr Kinder und Jugendliche mit Zuwanderungshintergrund verzeichnen. Insgesamt ist die Verteilung auf die einzelnen Bundesländer sehr unterschiedlich.

Hilfsweise kann die Schülerstatistik herangezogen werden, die aber aus 3 Gründen nicht repräsentativ ist:

1. das Merkmal „ausländisch" berücksichtigt die eingebürgerten Jugendlichen mit Migrationshintergrund nicht,
2. für Kinder von Asylbewerbern gilt keine Schulpflicht,
3. die erhöhte Zahl an Schulabbrechern unter zugewanderten Kindern verzerrt den Anteil an der Altersgruppe der älteren Schüler.

Nach der Schülerstatistik gingen 2/3 aller ausländischen Schüler 2002–2003 in NRW zur Schule. Gemeinsam mit den Ländern Hessen, Baden-Württemberg und Bayern befanden sich 70 % der Schüler mit Migrationshintergrund in diesen 4 Bundesländern platziert (Bericht der Beauftragten der Bundesregierung 2005).

2.2 Politische Rahmenbedingungen

Politiker beabsichtigen offensichtlich einen „sanften Übergang vom Rotations- zum Einwanderungsland" (Süssmuth 2006). Immerhin erkenne die Politik „nach Jahrzehnten der Abwehr und Selbsttäuschung" an, dass ein hoher Teil der 50er- und 60er-Jahre-Gastarbeiter und der Flüchtlinge bleibe und deren Kinder hier geboren und aufgewachsen seien. Der Wandel der Begrifflichkeiten spricht für sich: Die „Ausländerbeauftragte" der Bundesregierung wurde zur „Integrationsbeauftragten".

Rita Süssmuth beschreibt in ihrem Buch „Migration und Integration: Testfall für unsere Gesellschaft" einen „eingeleiteten und abgebrochenen Paradigmenwechsel" (Süssmuth 2006, S. 104). Aus der „grundlegenden und zugleich umfassenden Richtungsänderung" der Koalitionsvereinbarung von 1998 sei nach fast 4-jährigem parlamentarischem Streit Mitte 2004 ein Gesetz geworden, das sich explizit "Gesetz zur Steuerung und Begrenzung der Zuwanderung und zur Regelung des Aufenthalts und der Integration von Unionsbürgern und Ausländern" nennt.

Süssmuth nennt drei „grundlegende Neuausrichtungen":

- „*Deutschland ist ein Einwanderungsland.*
- *Wer Zuwanderung zulässt, muss sie auch gestalten, muss Integration als Aufgabe einbeziehen, denn beide Prozesse sind untrennbar miteinander verbunden.*
- *Deutschland steuert um, weg von den Ungelernten hin zu den Hochqualifizierten und Selbständigen." (Süssmuth 2006, S. 104).*

Allein die Zahl der Zuwanderer erfordere, das „Einwanderungsland" zu konstatieren. Dabei wurde erst in sehr junger Vergangenheit, nämlich im Mikrozensus 2005, erstmalig der Anteil an Zuwanderern nicht über die Nationalität, sondern über den Migrationsstatus erfasst. Das bedeutet aufgrund der Bevölkerungspyramide, dass im Jahr 2010 deutlich mehr als 40 % der Kinder und Jugendlichen einen Migrationshintergrund haben werden, denn Zuwandererfamilien haben derzeit weiterhin höhere Geburtenraten als einheimische Familien, und deren hier geborene Kinder gelten als „Kinder mit Migrationshintergrund" bis in die 3. Generation.

Politisch spricht objektiv gegen die Selbstwahrnehmung als Einwanderungsland das Weiterführen des Anwerbestopps und der Beschränkungen für Zuwanderer. Dies sei erforderlich so lange die Arbeitslosigkeit nicht beseitigt sei. Süssmuth (2006) bemerkt dazu kritisch, dass in keinem anderen Land die Kriterien für eine Niederlassungserlaubnis ausländischer Selbständiger so ablehnend festgelegt seien wie in Deutschland, dass andererseits aber trotz Anwerbestopps in Deutschland jährlich mehr als 300.000 zeitlich befristete Arbeitskräfte mit Sonderregelungen in verschiedenen Berufsgruppen arbeiten. Das hat nicht verhindert, dass der Anteil der selbstständigen Gewerbetreibenden an allen Zuwanderern nicht weit vom Anteil bei einheimischen entfernt ist (Bericht der Beauftragten der Bundesregierung 2005) und stärker steigt als der Anteil einheimischer Selbständiger. Schwerpunkte liegen bei Gastronomie und Handel, gefolgt vom Dienstleistungsgewerbe, mit unterschiedlichen Schwerpunkten je nach Ethnizität (Ex-Jugoslawische Firmen sind z. B. stärker im Baugewerbe engagiert, Italiener und Griechen stärker im Gaststättengewerbe als andere). Auszubildende werden zu 50 % aus der eigenen Ethnizität generiert, und diverse Bemühungen der Arbeitsverwaltung mit Sonderberatern habe zu einer ansteigenden Integrationskraft dieser Betriebe geführt (Fehl u. Kanschat 2004), wenngleich die Beteiligung zugewanderter Jugendlicher an der Berufsbildung nach wie vor stark zurückliegt.

2.3 Strukturelle Benachteiligungen

Bei aller Diversifizierung innerhalb der Zuwanderer lässt sich durchgängig eine strukturelle Schlechterstellung von Zuwandererfamilien verzeichnen. Dabei tragen viele kulturunspezifische Faktoren zur sozialen Benachteiligung bei, die als „Unterschichtungsphänomen" durch Zuwanderung beschrieben worden sind:

- Die Armutshäufigkeit der 2. Generation der Zuwanderer unter 35 Jahren beträgt 33 % und ist deutlich angestiegen zwischen 1998 und 2003, während die Armutshäufigkeit Einheimischer bis zu 35-Jähriger nur 16 % ausmacht.
- Als Sozialhilfeempfänger 2003 präsentierten sich 8 % der Ausländer (nicht identisch mit Zuwanderung, aber Zahlen über Zugewanderte nicht verfügbar) gegenüber 2.9 % der einheimischen Deutschen.
- Bei der Hilfe in besonderen Lebenslagen betrug der Ausländeranteil 34.4 %.
- Die Arbeitslosigkeit ausländischer Wohnbevölkerung wurde mit 20.4 % beziffert und liegt damit fast doppelt so hoch wie die einheimischer mit 11.7 %.

(Bericht der Beauftragten der Bundesregierung 2005)

Dass sich daraus mittelbar ein kinder- und jugendpsychiatrisches Risiko ergibt, belegten u. a. Pfeiffer und Wetzels (1999): Arbeitslose und Sozialhilfe empfangende Eltern misshandeln nach deren Ergebnissen ihre Kinder mehr als doppelt so häufig wie privilegiertere, unabhängig vom Migrationsstatus. Das Betroffensein allerdings verteilte sich in der niedersächsischen Studie eindeutig zu Lasten von Zuwanderern: So waren von den befragten türkeistämmigen Jugendlichen 19 % Opfer elterlicher Misshandlung in Verbindung mit Arbeitslosigkeit und Sozialhilfe gegenüber 5.8 % der einheimischen.

Der Wohnraum ausländischer Familien wird von der Beauftragten der Bundesregierung (2005) mit 27 qm/Person angegeben, bei Deutschen sind es 43 qm/Person. Darüber hinaus greifen Mechanismen des Immobilienmarktes dahin gehend, dass Ausländer bei schlechterer Ausstattung der Wohnungen relativ höhere Mieten zahlen. Dazu gehört auch eine durchschnittlich schlechtere Ausstattung des Wohnumfeldes mit hohen Zuwandereranteilen in den so genannten „Stadtteilen mit besonderem Erneuerungsbedarf" – einem kommunalpolitischen Euphemismus für Problemstadtteile mit schlechter Infrastruktur, geringen Freizeitangeboten, hoher Kriminalitätsbelastung, mäßiger Anbindung an den öffentlichen Nahverkehr und wenig gepflegten kommunalen Einrichtungen. Zwar konnte Dewran noch 1989 zur Befindlichkeit in beengten oder qualitativ ärmlichen Wohnverhältnissen eruieren, dass diese von den bewohnenden Familien aus der (ländlichen) Türkei kaum als subjektiv belastend erlebt wurden, u. a. da die Wohnqualität im Vergleich zum Herkunftsland nicht schlechter erschien – ob bei proklamierter Chancengleichheit jedoch Jugendlichen der Vergleich mit einheimischen heute immer noch weniger nahe liegt als der Vergleich mit dem Herkunftsland, ist zu bezweifeln.

2.4 Schulische Situation und Partizipation

Vom obligaten Kindergartenplatz vor der Einschulung scheinen derzeit Zuwandererkinder anteilmäßig am stärksten zu profitieren. Konzepte der Förderung bei noch unterentwickeltem Sprachgebrauch im Deutschen sind vereinzelt entstanden und werden derzeit evaluiert. Für eine flächendeckende Einführung wäre der obligate Kindergartenbesuch und ein verbindliches Programm Voraussetzung. Daher fordert die Integrationsbeauftragte der Bundesregierung die Anerkennung der Elementarbildung als öffentliche Pflichtaufgabe, integriert in das Bildungssystem. Hierbei wird darauf hingewiesen, dass der Finanzierungsanteil an der vorschulischen Bildung durch die Elternhäuser in Deutschland bei 37 % liege, d. h. 20 % über dem OECD-Durchschnitt. Dadurch werde die „soziale Ungleichheit" bereits früh grundgelegt (Bericht der Beauftragten der Bundesregierung 2005, S. 39). Erforderlich seien des Weiteren Fachkräfte mit Migrationshintergrund und die Vermittlung von interkulturellen Kenntnissen an Erzieherinnen und Erzieher (Bericht der Beauftragten der Bundesregierung 2005, S. 44).

Eine früh grundgelegte Ungleichheit bei vielen Kindern aus Zuwanderer-familien die bis dato wenig Kontakt zur Aufnahmekultur hatten, setzt sich in der Grundschule weiter fort. Durch die Ergebnisse der PISA- und der IGLU-Studien ist dies belegt und in den letzten Jahren scharf debattiert worden. So schneiden hier geborene Kinder mit mindestens einem in Deutschland geborenen Elternteil im Leseverständnis signifikant besser ab als Kinder die hier geboren wurden, aber deren Eltern selbst migrierten, und diese signifikant besser als Kinder aus gänzlich migrierten Familien. Nahe liegend ist folgende Schlussfolgerung: Die PISA – Studie hat soziale, regionale und migrationsbe-dingte Disparitäten für Deutschland gegenüber anderen Ländern aufgezeigt (OECD 2001).

> *„Für Benachteiligung in der Bildungsbeteiligung von Jugendlichen aus Zuwanderer-familien sind primär weder die soziale Lage noch die kulturelle Distanz der Familie als solche verantwortlich; von entscheidender Bedeutung ist vielmehr die Beherrschung der deutschen Sprache auf einem dem jeweiligen Bildungsgang angemessenen Niveau. Für Kinder aus Zuwandererfamilien ist die Sprachkompetenz die entscheidende Hürde in ihrer Bildungskarriere"* (OECD 2001, S. 379).

Weitere Detailergebnisse zeigten, dass nur 2 % der Jugendlichen, deren beide Eltern nach Deutschland zugewandert sind, zu den „exzellenten Lesern", aber 20 % von ihnen zu den „extrem schwachen Lesern" gehören (IGLU-Studie). Diese wiederum sind sehr gefährdet, keine Berufsausbildung erwerben zu können. Fast die Hälfte der Kinder aus Migrantenfamilien bleiben in der ele-mentaren Lese-Kompetenzstufe, die sich auch auf die mathematische und naturwissenschaftliche Leistungsfähigkeit auswirkt. Dies beeinflusst die wei-tere Bildungskarriere: Ein Kind deutscher Eltern hat im Vergleich zu seiner/m Mitschüler/-in mit Migrationshintergrund eine 2,63-mal höhere Chance, von den Lehrer/-innen für das Gymnasium empfohlen zu werden. Auf der anderen Seite schließen mehr als 40 % der Jugendlichen mit Migrationshintergrund ihre schulische Laufbahn höchstens mit einem Hauptschulabschluss ab, und 23 % der männlichen Ausländer verlassen die Schule ohne Abschluss (Schuljahr 2001/2, Bericht der Beauftragten der Bundesregierung 2005) Nur 6.6 % aller Ausländer im Gegensatz zu 20.8 % aller Deutschen erlangen das Abitur, und die Sonderschulbesuchsquoten von Kindern mit Migrationshintergrund sind weiterhin überproportional hoch.

Wissenschaftliche Ergebnisse zum Schulerfolg in den USA gehen davon aus, dass diejenigen Schulen, an denen ein „two-way-immersion model" ge-fahren wird (d.h. Unterricht in 2 Sprachen in allen Fächern ab Elementar-schule) langfristig in nationalen Tests am besten abschnitten, nämlich über-durchschnittlich. Bloße Sprachkurse zeigten sich hingegen als langfristig nicht effektiv.

Folgerichtig in Hinsicht auf die Bedeutung der Sprachkompetenzen – und auch hinsichtlich einer Neubewertung des Migrationsstatus als Wettbewerbs-vorteil – erscheint die Entschließung des Europäischen Parlaments zu einer neuen Rahmenstrategie zur Mehrsprachigkeit vom November 2006 (2006/2083 [INI]), die das Ziel bestimmte, jeder Bürger der EU solle neben seiner Muttersprache mindestens 2 weitere Sprachen beherrschen, und Migranten solle die Pflege der Muttersprache und der Sprache des Aufnahmelandes mit adäquat wissenschaftlich fundierten Methoden ermöglicht werden. Mehrsprachigkeit, so die EU, sei eines der „Fundamente europäischer Kultur" und fördere Toleranz, Integration und Verständigung mit der ganzen Welt.

Diese Forderung wird in der deutschen Schulwirklichkeit derzeit nicht eingelöst. Baur et al. (2004) unterzogen die Vorgaben der EU zur schulischen Förderung von Migrantenkindern einer kritischen Sichtung hinsichtlich des „muttersprachlichen Ergänzungsunterrichtes" bzw. „muttersprachlichen Unterrichts" in NRW (Stadt Essen). NRW habe als erstes Bundesland den muttersprachlichen Unterricht curricular ausgearbeitet und laut Richtlinien wird dort explizit das Ziel der Mehrsprachigkeit genannt, des Weiteren das Ziel der „interkulturellen Handlungsfähigkeit" und die „Förderung (...) individueller Lernvoraussetzungen". Infolge von Mängel in der Lehrerausbildung und Stellenkürzungen zeigte sich nach Baur (Baur et al. 2004) bereits 2002 eine sehr unbefriedigende Situation: Bei befragten 21.677 Grundschülern aus 130 verschiedenen Herkunftsländern mit 122 verschiedenen Sprachnennungen fanden sich für 13 Sprachen jeweils mehr als 100 Grundschüler (in der Reihenfolge der Häufigkeit: Türkisch, Arabisch, Polnisch, Russisch, Englisch, Kurdisch, Italienisch, Griechisch, Spanisch, „Jugoslawisch", Tamil, Albanisch, Französisch). Nur 27.8 % besuchten muttersprachlichen Unterricht, und davon 62 % türkischen, 17 % arabischen (entsprechend 31 % der möglichen Schüler). Von den polnischsprachigen Kindern besuchten gar nur noch 17 polnischsprachige Unterrichtseinheiten. Damit profitierte die Mehrzahl der zugewanderten Kinder nicht vom Potenzial der Mehrsprachigkeit – zumal 75 % der Befragten angaben, in ihren Familien nur Deutsch zu sprechen. Letzteres ist eine aus entwicklungspsychologischer Sicht wenig geeignete Strategie von Eltern (s. Kap. III.1.5), aber als Assimilationsleistung bei dem unbestrittenen „monokulturellen Habitus" der deutschen Schulen verständlich. Die Verteilung der Sprachenvielfalt scheint in anderen Bundesländern ähnlich gelagert zu sein. Reich (2004) berichtet, dass ¾ der zugewanderten Schüler in Rheinland-Pfalz und Hamburg mit 6 bzw. 8 Erstsprachen erfasst würden, 9/10 mit 15 bzw. 16 Sprachen. Solle die Zweisprachigkeit gefördert werden, müsse in allen Feldern des Sprachgebrauches eine positive Akzeptanz der Zweisprachigkeit im Sinne eines „additiven Bilingualismus" hergestellt werden. Die vergleichende OECD-Studie zu PISA (2006) kommt zum Schluss, dass Länder mit fest etablierten Sprachförderungsprogrammen bei den Schulleistungen der zugewanderten Jugendlichen die durchschnittlich besten Ergebnisse erzielen.

Zur mindestens gleich bleibend hohen, wenn nicht steigenden Jugendarbeitslosigkeit unter Zuwandererkindern trägt die schulische Situation selbstverständlich bei, es wird des Weiteren ein Bevorzugungseffekt von einheimischen Bewerbern konstatiert. Besorgnis wird aktuell hinsichtlich der beruflichen Chancengleichheit von Kindern mit Migrationshintergrund seitens der Bundesbeauftragten für Migration, Flüchtlinge und Integration geäußert:

> *„Dem Berufsbildungsbericht zufolge betrug der Anteil ausländischer Jugendlicher unter allen Auszubildenden im Jahr 2005 rund 4,4 Prozent. Damit hält der Trend zum Rückgang des Ausländeranteils unter den Auszubildenden unvermindert an. Die Zahl ausländischer Auszubildender nahm 2005 gegenüber dem Vorjahr um 4449 auf 67.602 ab (minus 6,2 Prozent). Nur 23,7 Prozent aller ausländischen Jugendlichen befanden sich 2005 in Ausbildung, bei den gleichaltrigen Deutschen war die Quote mit 57,5 Prozent mehr als doppelt so hoch"* (Pressemitteilung der Beauftragten für Migration, Flüchtlinge und Integration vom 18.4.2007).

Die häusliche Förderung stimmt bei vielen Zuwandererkindern nicht mit den Erwartungen der Lehrer überein, jedoch erfreuen sich Elternkurse großer Beliebtheit, und in vergleichenden Untersuchungen zum Mediengebrauch zeigt sich, dass Zuwandererkinder über eine überdurchschnittliche Ausstattung mit elektronischen Medien und PCs verfügen können.

2.5 Rückkehr- und Bleibeoptionen und die so genannte „Parallelgesellschaft"

Trotz dieser Unterschichtungsphänomene hat die überwiegende Anzahl an Zuwandererfamilien keine Rückkehrabsicht, mit abnehmender Tendenz auch in der der Gruppe der ehemaligen Arbeitsmigranten. 1980 wollten noch 40 % der türkeistämmigen Einwohner in Deutschland in die Türkei remigrieren, 1993 trugen nur noch 17 % Rückkehrabsichten (Sen 1993). Unter den Angehörigen der 2. Generation fanden sich weniger Rückkehrwillige als unter denen der 1. Generation (Sen 1993). Nach den Ergebnissen von Boos-Nünning und Karakaşoğlu (2005) möchte die überwiegende Zahl von Mädchen und jungen Frauen ihr Leben in Deutschland verbringen, mit allerdings starken Unterschieden nach Herkunftsland. Wer aus traditionellen EU-Herkunftsländern kommt, äußerte am ehesten Rückkehrwünsche, die mit 41 % bei den Griechinnen am ausgeprägtesten waren, mit 1 % bei Aussiedlerinnen am geringsten. Groß ist in allen Studien an Jugendlichen auch der Anteil unentschlossener – hier spiegelt sich das Bewusstsein wieder, im Gegensatz zu den Einheimischen über eine weitere „Option" zu verfügen und eine offenere Lebensplanung verfolgen zu können. Eine Realisierung hängt wiederum stark von beruflichen Möglichkeiten ab, wobei eine gute, etwa handwerkliche Ausbildung diese Möglichkeiten deutlich verbessert.

Die temporäre Remigration als Bewältigungsform bei psychischen und Verhaltensproblemen Jugendlicher wiederum wird bei manchen Herkunftsländern häufig eingesetzt und erfährt regelmäßig in den Debatten um die Abschiebung delinquenter Jugendlicher auch Aufmerksamkeit der deutschen Öffentlichkeit. Sie scheint nach den eigenen Ergebnissen stark rückläufig als Problemlösungsstrategie zu sein.

Aus der ethnischen oder religiösen Identität der Zuwanderergruppierungen heraus haben sich multiple eigene Strukturen gebildet, die auf unterschiedliche Weise der Unterstützung des Zugehörigkeitsgefühls, dem Werteerhalt, der Pflege von Sprache und Kultur dienen. Hierzu gehören beispielsweise Kulturvereine, landsmannschaftliche Vereine, Vereine in Anlehnung an politische Parteien des Heimatlandes, internationale Vereine, Vereine mit inhaltlicher/Selbsthilfe-Orientierung (z. B. Anti-Rassismus-Telefon), heimatorientierte Vereine, religiöse und interreligiöse Vereine, Sportvereine.

Laut dem Bericht der Beauftragten der Bundesregierung ist der Begriff der „Parallelgesellschaft" problematisch, da mangelnder Kontakt mit politischen und gesellschaftlichen Institutionen des Aufnahmelandes weder Ziel dieser diversen Gruppierungen sei noch automatisch dadurch entstehe. So haben ¾ der 2004 durch das Zentrum für Türkeistudien (2004) repräsentativ befragten türkeistämmigen Migranten Kontakt zu einheimischen Deutschen im Wohnumfeld, was eine „Parallelgesellschaft" herbeizureden nicht rechtfertigt. Der Existenz und Struktur „ethnischer Kolonien" ist für Selbsthilfepotenziale, Netzwerkbildung, Unterstützung von Neuzuwanderern auch eine positive Funktion zuzuschreiben. Diese positiven Funktionen sollen in den diversen lokalen Initiativen im „Programm Soziale Stadt" in Richtung auf Integrationsförderung unterstützt werden. Andererseits ist wie in allen Problemstadtteilen zu beklagen, dass erfolgreiche und finanzkräftige Zuwanderer ebenso wie Einheimische ihren Wohnort gerne in andere Stadtteile verlagern.

Die Einbindung Jugendlicher in Jugendvereine oder -verbände (hier allgemein zugängliche Vereine) lässt zu wünschen übrig; die Beauftragte der Bundesregierung (2005) gibt hier den Organisationsgrad zugewanderter Jugendlicher mit 16 % gegenüber einem Grad von 38 % bei einheimischen deutschen Jugendlichen an. Dabei werden, v. a. von Jungen, Sportvereine stark bevorzugt. Aufgrund stärkerer familiärer Einbindung, evtl. auch stärkeren häuslichen Pflichten und weniger Freizeit würden von Zugewanderten Angebote der offenen Jugendarbeit gegenüber organisierten bevorzugt.

Der kinder- und jugendpsychiatrisch Tätige sollte bei Zuwanderern ganz besonders auf eine genaue Erfassung der Lebens- und Wohnverhältnisse, das soziale Umfeld und den Kontakt zur Aufnahmegesellschaft achten. Die ausführliche Darstellung der Lebensverhältnisse zugewanderter Familien in diesem Einleitungskapitel soll nicht dazu dienen, einen neuen „Elendsdiskurs" einzuleiten, sondern soll dafür sensibilisieren, dass ebenso wie bei einheimischen Patienten auf Risikofaktoren im Lebensalltag und eventuell erforderliche zusätzliche Hilfen für die Gesamttherapieplanung Wert zu legen ist.

II

Hilfesysteme und Therapeuten

1 Kulturbezogene Psychiatrie zwischen vergleichender Psychiatrie und transkultureller Begegnung

Die transkulturelle Psychiatrie im Rahmen der Allgemeinen Psychiatrie unseres Landes war lange geprägt von Berichten über Kontakte mit Patienten in deren Heimat und hatte zunächst zum Ziel zu erforschen, inwieweit psychiatrische Erkrankungen eine universelle Erscheinung seien („Vergleichende Psychiatrie") – so die um die Jahrhundertwende entstandenen Berichte von Kraepelin aus Java (zit. bei Pfeiffer 1994), Boss (1987) aus Indien, von Pfeiffer (1994) aus Indonesien oder von Wulff (1967) aus Vietnam sowie von Boroffka (1963) aus Afrika.

Ähnlich wie in der Kinder- und Jugendpsychiatrie eine systemisch-ganzheitliche Sichtweise sich durch die Familiengebundenheit der Patienten aufdrängte, wurde in der Allgemeinen Psychiatrie die Kulturbezogenheit mancher Störungen (z. B. „Amok") durch deren kontextabhängiges Auftreten sichtbar, und auch manche in anderen Kulturen beobachteten Behandlungsformen, wie die von Wulff beschriebene Regression zulassende Wickeltherapie bei Schizophrenen in Vietnam (1967), hatten innovativen Einfluss auf die sozialpsychiatrische Praxis und beflügelten ein Krankheitsverständnis, das sich weniger an somatischen Verursachungen als an psychodynamischen Theorien und am Hintergrund der sozialen Lebensbezüge der Patienten orientierte.

Wenngleich die genannten Autoren durch den erfahrenen Kulturkontakt selbst ein klares Bewusstsein für den hiesigen Ethnozentrismus entwickelten (z. B. Medard Boss: „Die Möglichkeit ist damit eröffnet, dass die altindische und die neueste westliche (philosophische) Denkweise gemeinsam den heute planetarisch herrschenden Subjektivismus des modernen Maschinen- und Atomzeitalters ein gutes Stück weiter überwinden können." [S. 9, aus dem

Vorwort „Nach 30 Jahren"]), ging die Chance zu einer neuen Theoriebildung doch in den gleichzeitigen pharmakopsychiatrischen Fortschritten, der damit verbundenen Festigung der biologischen Psychiatrie und neueren Entwicklungen der Psychogenetik wieder unter. In einer Übersicht stellte Pfeiffer (1994) noch fest, dass sich „die Mehrzahl der Publikationen auch weiterhin mit der Beschreibung persönlicher Erfahrungen" befasse (S. 15). Erst in jüngerer Zeit und mit zunehmender Diskussion um Globalisierung setzt sich parallel zu Entwicklungen in den Sozialwissenschaften zunehmend in der Psychiatrie eine modernere, interaktive Definition von „transkultureller Psychiatrie" durch:

> *„Vermehrt wird jedoch heute der Begriff der transkulturellen Begegnung benutzt, der impliziert, dass sich beide Seiten, der Fremde und der Ansässige, aufeinander einlassen, voneinander lernen und sich verändern. Der Begriff der Kultur in seiner statischen und zuschreibenden Anwendung auf einen fremden und unverständlich reagierenden Migranten ist von einem konstruktivistischen Kulturbegriff abgelöst worden" (Nadig 2006).*

Eine Notwendigkeit, die Praxis der hiesigen psychiatrischen Institutionen hinsichtlich kultureller Merkmale und der Eignung für Menschen aus anderen Kulturkreisen zu reflektieren, hat sich für die Psychiatrie als Fachgebiet und ebenso für die Kinder- und Jugendpsychiatrie und Psychotherapie erst in den 90er Jahren entwickelt. Hierzu existieren im Bereich der Erwachsenenpsychiatrie diverse Publikationen bzw. Publikationsserien (Wohlfahrt u. Zaumseil 2006, Heise 2000, Machleidt et al. 2006, Koch et al. 1995, 2000), und Zeitschriften (z. B. Curare) in denen Arbeiten aus der Kinder- und Jugendpsychiatrie eingestreut zu finden sind.

Eine transkulturelle Kinder- und Jugendpsychiatrie führte nach den ersten Fallbeschreibungen (z. B. Frießem 1975) eine nebengeordnete Existenz und ging ebenfalls zunächst von Inanspruchnahmepopulationen und Einzelfallberichten aus, bis die ersten deutschsprachigen Arbeiten in den 80er Jahren erschienen und später die ersten grundlegenden Publikationen in den USA (Canino u. Spurlock 1994, Mezzich 1996).

1.1 Standardvorgaben: Sonnenberger Leitlinien und DSM-IV-TR

Über die Fachgesellschaften ist eine zunehmende Aufmerksamkeit für die Systemanforderungen durch Zuwanderung entstanden, die sich zuletzt in den „*Sonnenberger Thesen*" verdichtete (Machleidt 2002), einem Konsenspapier vieler Experten aus diversen psychiatrischen Arbeitsfeldern, der Forschung und Nichtregierungsorganisationen aus dem Jahr 2002. Deutlich wurde hier die Überzeugung, dass es nicht um eine einseitige Anpassung der Migrantenpopulation an das Gesundheitssystem gehe, sondern um die Qualifizierung des Systems Psychiatrie für die Beratung und Behandlung von Migranten, um

dem Anspruch gerecht zu werden, Migranten mit denselben hohen Qualitätsstandards und Heilerfolgen zu behandeln wie Einheimische. Vor allem die
Fachgesellschaften seien aufgefordert, sich diese Leitlinien zur Verbesserung
der psychiatrisch-psychotherapeutischen Versorgung zu eigen zu machen.

Langfassung in der ursprünglichen Form

1. Erleichterung des Zugangs zur psychiatrisch-psychotherapeutischen
   und allgemeinmedizinischen Regelversorgung durch Niederschwellig-
   keit, Kultursensitivität und Kulturkompetenz. Hierzu gehört die Erfassung der Inanspruchnahme und Bedarfslagen psychiatrisch-psychothe-
   rapeutischer Einrichtungen durch Migrantinnen und Migranten und
   eine entsprechende Gesundheitsberichterstattung.
2. Bildung multikultureller Behandlerteams aus allen in der Psychiatrie
   und Psychotherapie tätigen Berufsgruppen unter bevorzugter Einstellung von Mitarbeiterinnen und Mitarbeitern mit Migrationshintergrund
   und zusätzlicher Sprachkompetenz.
3. Organisation und Einsatz psychologisch geschulter Fachdolmetscherin-
   nen und Fachdolmetscher als zertifizierte Übersetzer und Kulturmedia-
   toren als Vorort- oder als Telefondolmetschangebot.
4. Kooperation und Vernetzung der Dienste der Regelversorgung im ge-
   meindepsychiatrischen Verbund und der Allgemeinmediziner mit den
   Migrations-, Sozial- und sonstigen Fachdiensten sowie mit Schlüssel-
   personen der unterschiedlichen Migrantengruppen, -organisationen
   und -verbände. Spezielle Behandlungserfordernisse können Spezialein-
   richtungen (Kompetenzzentren) notwendig machen. Die Regionalen
   Psychosozialen Arbeitsgemeinschaften (PSAG), die Psychiatriekoordina-
   toren, die Sozialpsychiatrischen Verbünde (SPV) berücksichtigen Bedarfslagen für die Versorgung von Migrantinnen und Migranten in Praxis, Berichterstattung und Evaluation.
5. Beteiligung der Betroffenen, ihrer Angehörigen und von Selbsthilfegruppen an der Planung und Ausgestaltung der versorgenden Institutionen.
   Angehörigen-, Betroffenen- und Migrantenverbände kooperieren.
6. Verbesserung der Informationen über das regionale gemeindepsychiat-
   rische klinische und ambulante Versorgungsangebot durch Allgemein-
   ärztinnen/Allgemeinärzte, mehrsprachige Medien und durch mehrsprachige Mediatorinnen und Mediatoren.
7. Transkulturelle Aus-, Fort- und Weiterbildung für in der Psychiatrie,
   Psychotherapie und in der Allgemeinmedizin tätige Mitarbeiterinnen
   und Mitarbeiter unterschiedlicher Berufsgruppen, einschließlich
   Sprachfortbildungen, Diagnostikschulungen und Fortbildungen zum
   Erwerb kultureller Kompetenzen. Wichtig sind diesbezüglich auch die
   Entwicklung von curricularen Grundlagen zur Facharztausbildung und
   die Gründung von Fachreferaten für Transkulturelle Psychiatrie in den
   nationalen und internationalen Fachgesellschaften.

8. Entwicklung und Umsetzung familienbasierter primär und sekundär präventiver Strategien für die seelische Gesundheit von Kindern und Jugendlichen aus Migrantenfamilien.

9. Unterstützung der Bildung von Selbsthilfegruppen mit oder ohne professionelle Begleitung.

10. Sicherung der Qualitätsstandards für die Begutachtung von Migranten im Straf-, Zivil- (Asyl-) und Sozialrecht.

11. Aufnahme der transkulturellen Psychiatrie und Psychotherapie in die Curricula des Unterrichts für Studierende an Hochschulen. Dies betrifft die Ausbildung der Mediziner, Psychologen, Sozialpädagogen und die Sozialpsychiatrischen Zusatzausbildungen (SPZA).

12. Initiierung von Forschungsprojekten zur seelischen Gesundheit von Migrantinnen und Migranten und deren Behandlung. Wichtige Fragestellungen betreffen hierbei die Epidemiologie, Psychopathologie, Ursachen und Behandlungsmethoden psychischer Störungen bei Migrantinnen und Migranten.

Machleidt (2006) kommentiert, dass das Bemühen um gleiche Qualität in der psychiatrischen Arbeit mit Zuwanderern durchschnittlich zu einem doppelten Zeitaufwand für die Behandlung führen und manchmal in ein „Zuviel umschlagen" könne. Er erwähnt, dass gelegentlich die Therapeut-Patient-Beziehung „zum Testfall gelingender oder scheiternder Integrationsarbeit" werde und wie wichtig „die Kultivierung von Einstellungen zu stabilen positiven Haltungen gegenüber Migranten für die therapeutische Arbeit" sei. Ähnliches gelte für allfällige Verwerfungen in multikulturellen Behandlerteams, die sich jedoch „meist als reflexionszugänglich und damit überwindbar" darstellen.

Im Geleitwort zur entsprechenden Buchveröffentlichung weist Süssmuth darauf hin, dass hier „erstmals verbindliche fachliche und methodische Handlungsperspektiven und Standards für die Verankerung einer kultursensiblen und integrativen Gesundheitssicherung für Migranten im Bereich der Psychiatrie und Psychotherapie" festgelegt worden seien.

Hegemann (2006) stellt kritische Fragen zu Umsetzbarkeit dieser fachlichen Vorgaben in die Praxis und weist auf nötige strukturelle Veränderungen zur Umsetzung hin, die im Konflikt mit der aktuellen Ressourcen- und Personalverknappung in der Psychiatrie stehen. Aus diesem Grunde findet sich eine „Checkliste" für Institutionen mit konkreten Fragen zur Stellung der Aufwendungen für Zuwanderer in der Ökonomie der jeweiligen Institution am Ende dieses Bandes (s. Kap. VI.1). Vorrangig sei derzeit nach Hegemann (2006) das Einbringen der multikulturellen Perspektive in die Weiterbildungsinhalte dergestalt, dass zunächst zu erheben sei, was vermittelt werde, wie viel Zeit dafür zur Verfügung stehe, auf welche Methoden und Literatur Bezug genommen werde und was für die Zukunft zu verbessern sei. Im nächsten Schritt seien die interkulturellen Weiterbildungsinhalte anschließend einem regelmäßigen Review zu unterziehen. Dabei sei der Austausch auf internationaler Ebene zu suchen.

Die Niederlande, wo bereits mehr als 50 % der Jugendlichen aus Migrantenfamilien stammen, arbeiten seit 2000 mit einem „Manifest zur Transkulturellen Psychiatrie im 21. Jahrhundert", das u. a. ein „interkulturelles Gütesie-
gel" für Ausbildungen und Einrichtungen fordert (Van Bekkum 2006).

Das bekannteste internationale Beispiel für eine versuchte Umsetzung von
konkreten, diagnosebezogenen Standards sind die allgemeinen Leitlinien des
DSM-IV-TR.

Das DSM-IV-TR („Diagnostisches und statistisches Manual psychiatrischer
Störungen", wissenschaftliches Klassifikationsschema der Amerikanischen
Psychiatrischen Gesellschaft APA, Washington 1994; 1995 auf deutsch erschienen; Text-Revision in deutscher Übersetzung 2003 erschienen; s. Saß et al.
1993) nahm den Umgang mit Kulturdifferenzen in die diagnostischen Stan-
dardvorgaben auf. Dort wird im Vorwort ausdrücklich darauf hingewiesen (ins
deutsche Vorwort nicht übernommen!)

> *„A clinician who is unfamiliar with the nuances of an individual's cultural frame of
> reference may incorrectly judge as psychopathology those normal variations in behav-
> ior, belief, or experience that are particular to the individual's culture. (...)*
>
> *The provision of a culture-specific section in the DSM-IV text, the inclusion of a glos-
> sary of culture-bound syndromes, and the provision of an outline for cultural formula-
> tion are designed to enhance the cross-cultural applicability of DSM-IV. It is hoped
> that these new features will increase the sensitivity to variations in how mental dis-
> orders may be expressed in different cultures and will reduce the possible effect of un-
> intended bias stemming from the clinician's own cultural background."*

Die im Anhang F der US-Ausgabe formulierten Richtlinien zeigen die übliche
Orientierung auf eine Querschnittsdiagnose, die den Klassifikationsschema-
ta insgesamt inhärent ist und die durch den Anspruch schulenübergreifender
Gültigkeit zustande kommt.

**Richtlinien zur Formulierung einer kulturbezogenen Diagnose des DSM-IV-TR
(Adaptiert durch die Autoren)**

1. Kulturelle Identität: d. h. Kontakt und Kenntnis der Herkunfts- und
   Aufnahmekultur, Traditionen, Bräuche, Sprachkompetenz.
2. Kulturelle Erklärungen für die Probleme des Individuums: d. h. kulturtypische Erklärungen für psychiatrische Krankheiten im engeren Sinne,
   und der Krankheitsbewältigung, kulturtypische Formung von Wahn-
   inhalten; Erfahrungen mit volksmedizinischen Heilmethoden.
3. Psychosoziale Umgebung und Funktionsbereiche: kulturell relevante
   Interpretationen sozialer Belastungsfaktoren, verfügbare soziale Unterstützung, Funktionsniveau, Behinderung. Einbettung in subkulturelle
   Netzwerke und Grad der Verschränkung monokultureller Netzwerke der
   Herkunftskultur und der Aufnahmekultur.
4. Kulturelle Elemente in der Beziehung zwischen Untersucher und Individuum: Unterschiede in Kultur und sozialem Status sowie die Schwie-

rigkeiten, die diese Unterschiede bei Diagnose und Behandlung verursachen können (z. B. Schwierigkeiten bei der Kommunikation in der Muttersprache der Person, bei der Erfragung von Symptomen oder im Verständnis ihrer kulturellen Bedeutung, beim Aufbau einer angemessenen Beziehung oder einer Vertrauensbasis, bei der Entscheidung, ob ein Verhalten der Norm entspricht oder eher krankhaft ist.

5. Gesamte kulturelle Einschätzung für Diagnose und Versorgung (Stellungnahme dazu, in welcher Weise kulturelle Aspekte die umfassende Diagnose und Behandlung im Einzelnen beeinflussen).

So kritikwürdig ist, dass diese Aufforderungen zu kultursensitiver Diagnostik in den Anhang des DSM-IV verbannt und nicht bei jeder Einzeldiagnose diskutiert wurden, belegt dies nur den gegenwärtigen Stand der universalistisch aufgestellten US-Psychiatrie.

Die Diskussion um die Normengeleitetheit von Diagnosen hat in der Kinder- und Jugendpsychiatrie zwar wegen der Nähe zur Pädagogik und der notwendigen Relativierung durch das jeweilige Entwicklungsalter eine längere Tradition als in der Erwachsenenpsychiatrie. Jedoch wird auch im – auf die „Störungen mit Beginn in der Kindheit und Jugend" bezogenen – Teil der 1. Achse des DSM-IV-TR noch von als „universalistisch" aufgefassten entwicklungspsychologischen Prozessen wie dem Erwerb motorischer und sozialer Basisfertigkeiten ausgegangen, deren „Naturwüchsigkeit" in Frage gestellt gehört (Kiesel u. von Lüpke 1995). Timimi (2005) geht noch weiter, von einer „Pathologisierung der Kindheit" durch westliche Vorstellung von kindlicher Selbstkontrolle, emotionalem Ausdruck und Verhalten zu sprechen, da die westlichen Kulturen viel zu früh individualisieren, er sieht etwa ADHS in diesem Zusammenhang als eine von kulturellen Normalitäts-Überzeugungen getragene Diagnose.

Es liegen wenige kulturvergleichende Forschungen zu Entwicklungsparametern vor. Beispielhaft seien hier Untersuchungen zur Ausprägung moralischer Reife als verinnerlichte Regelsysteme genannt – eine in der jugendpsychiatrischen Diagnostik verhaltensauffälliger Jugendlicher häufig anzutreffende Fragestellung. Bei überaus unterschiedlichen Durchschnittswerten in verschiedenen Kulturen wiesen Probanden nach den gängigen Kohlberg-Kriterien in der ländlichen Türkei eine sehr niedrige durchschnittliche Stufe der Reifeentwicklung auf, Probanden in Israel wiederum eine höhere als in Deutschland (Eckensberger 1993).

Besondere Schwierigkeiten der Normgeleitetheit gelten für die Kulturabhängigkeit oder -unabhängigkeit von psychologischen Testverfahren (s. dazu Kap. II.2.5).

1.2 Inanspruchnahme

Die Integrationsbeauftragte der Bundesregierung fordert zielgruppenadäquate Information und Aufklärung, je nachdem, ob „die Fachöffentlichkeit oder Bürgerinnen und Bürger, Kinder und Jugendliche oder Erwachsene, Frauen oder Männer oder ob Migrantinnen und Migranten angesprochen" werden. Dabei sei der Aspekt der gesundheitlichen Chancengleichheit zu berücksichtigen. Denn die soziale Lage beeinflusse „die Fähigkeit des Einzelnen, Informationen zu beschaffen, zu verarbeiten und umzusetzen". Diese Grundhaltung der Regierung geht davon aus, dass das Prinzip der Eigenaktivität, der Aufgeklärtheit und der elterlichen Entscheidung über alle Belange der Gesundheit der Kinder erhalten bleiben und dass die Zuwanderer nur das Informationsniveau der Einheimischen erreichen müssten, um an allen Gesundheitsleistungen gleichermaßen partizipieren zu können. Diese Einschätzung greift zu kurz.

Dass es nicht allein sprachliche Verständigungsprobleme oder Informationsdefizite sind, lässt sich an der recht hohen Zurückhaltung von Aussiedlerfamilien ablesen, psychiatrische Hilfe in Anspruch zu nehmen. Im Kontakt mit Beratungs- und Behandlungsinstitutionen ist in Aussiedlerfamilien sehr oft eine eher überbehütende Haltung den Kindern gegenüber, auch eine hohe Skepsis gegenüber staatlichen Institutionen und eine kritische Haltung gegenüber der Rolle der Psychiatrie zu spüren. Boos-Nünning und Karakaşoğlu (2005) bestätigen bei den von ihnen untersuchten jungen Frauen mit Zuwanderungshintergrund starke Unterschiede je nach Herkunftsland. Die grundsätzliche Bereitschaft, professionelle Hilfe aufzusuchen, lag für etwas mehr als 1/3 der Befragten im hohen, jedoch für ebenso viele im niedrigen Bereich. Am häufigsten waren die Mädchen und jungen Frauen mit türkischem Hintergrund bereit, professionelle Hilfsangebote wahrzunehmen, am wenigsten häufig die aus Aussiedlerfamilien.

Inanspruchnahmebarrieren sind ein weltweites Problem in Zuwanderergruppen und ethnischen Minderheiten (Mc Miller 1996). Eine große US-Bevölkerungsstudie zum Gesundheitsstatus verschiedener Ethnizitäten fand bei farbigen Migranten der ersten und zweiten Generation, dass nur etwa ein Drittel der Studienteilnehmer mit psychiatrischen DSM-IV-Diagnosen sich in das „formelle" psychiatrische Hilfesystem begeben hatte, und zwar eher diejenigen die bereits in den USA geboren wurden (Jackson et al. 2007). Für die Latino-Bevölkerung ergab sich ein deutlich anderes Inanspruchnahmemuster, sodass der Zuwanderungsstatus nur die Inanspruchnahme bei denjenigen Teilnehmern erklärte, die kein psychiatrisches Diagnosekriterium erfüllten (Alegria et al. 2007).

> Die Essener Feldstudie untersuchte die möglichen Gründe der „Inanspruchnahmebarrieren", d. h. des unterschiedlichen Zugangs und der Erreichbarkeit kinder- und jugendpsychiatrischer Angebote für türkeistämmige Zuwandererfamilien. Der Versorgungsgrad mit Psychiatrie und Psychotherapie war zum

Zeitpunkt der Untersuchung (1993–1996) im Herkunftsland äußerst gering, kinder- und jugendpsychiatrische Kliniken waren entweder nur ambulant oder in sehr kleinen Einheiten in den Metropolen etabliert.

Informationsgrad: Nicht in Anspruch nehmende freiwillig teilnehmende Familien wurden zum Informationsgrad in Hinsicht auf Beratungsmöglichkeiten bei Verhaltensauffälligkeiten der Kinder befragt. Die Hälfte der befragten Familien zeigte sich gut bis mäßig informiert über sozialberaterische und psychosoziale Beratungsmöglichkeiten, jede dritte Familie hatte jedoch keinerlei Kenntnis über psychosoziale Institutionen, wie die Kinder- und Jugendpsychiatrie. Unter den Begriffen Psychiatrie und Psychotherapie konnte man sich in jeder fünften Familie (20 %) gar nichts vorstellen. Gute oder ausreichend klare Vorstellungen über Form und Inhalte von Psychotherapie konnten auf der anderen Seite auch in 20 % eruiert werden. Das muttersprachliche Angebot der Institutsambulanz war nur 8 von 77 Familien bekannt. Die Unkenntnis der Beratungsmöglichkeiten nahm linear mit ihrer Spezifität zu. Psychotherapie war im Vergleich zu Sozialberatung und psychosozialer Versorgung (z. B. Erziehungsberatung) das am wenigsten bekannte Angebot (MANOVA: F (2,152) = 44,24; p < .001).

Der Informationsgrad bezogen auf Psychotherapie hing positiv mit der subjektiven Problemlösekompetenz der Familien zusammen, mit der Stärke der Elternpersönlichkeiten, der Identifikation mit der Aufnahmegesellschaft, der Abwesenheit von Misstrauen gegenüber der Aufnahmegesellschaft; auch stieg das Wissen mit den Schulbesuchsjahren der Mutter in Deutschland. Kein Zusammenhang fand sich jedoch mit dem Bildungsgrad der Familien generell, der Aufenthaltsdauer oder dem Vorhandensein von Problemen der Kinder im Elternurteil – nicht etwa hatten sich Eltern mit problematischen Kindern eher informiert, sondern das Gegenteil war mit mäßigen Korrelationswerten der Fall. Daraus können wir schließen, dass das eher westliche Instrument der Psychotherapie – im Herkunftsland noch wenig entwickelt und wenig zugänglich – dann eher Eingang ins Bewusstsein der Familien findet, wenn die Auseinandersetzung mit der Aufnahmekultur positiv gelungen ist und die Grundhaltung einschließlich der Zukunftsorientierung positiv ist.

Subjektive Gründe, warum Landsleute so wenig in psychiatrischen Institutionen Beratung suchen: Mit dem Faktum konfrontiert, dass dieses deutlich weniger als dem Bevölkerungsanteil entsprechend ausmacht vermuteten 86 % der Familien Unkenntnis, es folgte die Angst vor Stigmatisierung und Scham. Erst dann wurden sprachliche Verständigungsprobleme angeführt und die Einschätzung, Landsleute würden eher zu Heilern gehen. Auch wurde die Sorge erwähnt, man müsse die kulturelle Identität aufgeben in einer deutschen Institution und die Grundhaltungen als Eltern. (Schepker et al. 1999)

Vergleich Inanspruchnahmeverhalten mit dem Herkunftsland: Wurden die 77 Essener Feldfamilien in ihrem Antwortverhalten mit den 100 Binnenmigranten in der Türkei verglichen (Schepker u. Fişek 2000), ergaben sich deutliche Unterschiede. Bei unerklärlichen körperlichen Beschwerden wollten nur 7 % der in Deutschland Lebenden weiterhin eine Krankheit ausschließen, was ein psychosomatisches Grundverständnis belegen mag, gegenüber 16 % in der Türkei, wo noch Fragen ausreichender und gesunder Ernährung ein großes Gewicht hatten (keine Familie in Deutschland gab Mangelernährung als mögliche Ursache für Probleme an). Verallgemeinert auf alle erfragten hypothetischen Problemlagen mit Kindern (genauer s. Kap. IV.2), erhielten in beiden Gruppen mangelnde Zuwendung in der Familie und Akzeptanz in der psychosozialen Umgebung die meiste Bedeutungszuschreibung in Hinsicht auf eine Symptomgenese (26 und 28 %). Angesichts der in der Außenmigration deutlich höheren Scheidungsrate (20 % der Stichprobe in Deutschland hatte alleinerziehende Elternteile gegenüber 0 % in der Türkei) verwundert nicht, dass dabei nur in Deutschland auch ein „Zerbrechen der Familie" als Grund angegeben wurde. Individuelle Gründe wurden, bezogen auf eine Lokalisierung charakterlicher Eigenschaften beim Kind, häufiger in Istanbul angegeben, wie mangelnde Willenskraft oder Faulheit (23 %) – individuelle Gründe in Deutschland reaktiv als „Ängste" oder als „Diskriminierungserleben" beschrieben, auch der Konsum von Horrorfilmen wurde erwähnt. Abergläubische und religiöse Gründe für kindliche Symptomatik wurden nur in Deutschland angegeben. Zum Umgang mit einer solchen Symptomatik zeigten die Antworten in Deutschland eine deutlich größere Tendenz zum Selbstmanagement verglichen mit der Türkei, einschließlich der Hausmittel (bei somatischen Beschwerden: 20.7 % D vs. 1.5 % TR). Während Familien in der Binnenmigration den Gang zum Psychologen oder zum Arzt zu zwei Dritteln als Lösung angaben, wurde dieser Weg in Essen nur halb so häufig genannt und lag damit Familien in der Außenmigration weitaus ferner. Diese Antworten zeigen keine Verbindung mit der Versorgungsdichte und der Zugänglichkeit von Ärzten und Psychologen, die in Essen weitaus ausgebauter ist. Die Tendenz, in Istanbul eher professionelle Hilfe aufzusuchen, mag nur begrenzt einen Untersuchereffekt abbilden, denn die Interviewerinnen hatten sich als künftige Psychologen vorgestellt – auch in der deutschen Stichprobe war bekannt, dass einer der Interviewer in der Kinderpsychiatrie tätig war. Die Angaben zum Aufsuchen Professioneller kontrastierten des Weiteren damit, dass in der Istanbuler Gruppe weniger Mütter berufstätig waren, also theoretisch mehr Zeit für häuslich-/innerfamiliäre Problemlösungen gehabt hätten. Das Verabreichen von „mehr Zuwendung" an die Kinder war in beiden Gruppen die häufigst benannte mögliche Bewältigungsstrategie, während Bestrafungen für Verhaltensauffälligkeiten nur in Deutschland (4 %, ohne Einbezug somatischer Beschwerden) erwähnt wurden. Deutlich häufiger im Sinne eines individualisierenderen Konzeptes wurde in Deutschland ein Gespräch bzw. eine Ermahnung des Kindes vorgeschlagen (16 % vs. 4 %, ohne Einbezug somatischer Beschwerden). Hocas (magische Heiler) wurden als Lösungsstrategie ausschließlich in Deutschland erwähnt (7.6 % bei somatischen und 9.4 % bei anderen Problemen). Ferien wurden nur in Deutschland als Heilmittel benannt.

Aus unseren Ergebnissen lässt sich eine deutlich größere Tendenz zum Rekurs auf eigene, innerfamiliäre Ressourcen belegen: 70 % der Familien in Deutschland bevorzugten innerfamiliäre Lösungen gegenüber 40 % der Familien in der Türkei. Gleichermaßen lässt sich eine Tendenz zum verstärkten Rekurs auf

„traditionelle Lösungen" in der Migration in einen anderen Kulturkreis belegen. Ein grauer „Markt" für naturheilkundliche oder schamanistische Heiler scheint sich in Deutschland besonders ausgebildet zu haben. Parallel zeigte sich darüber hinaus deutlich, dass die Inanspruchnahme professioneller Hilfe in der Außenmigration deutlich ferner liegt. Die Hypothese, dass die längere Aufenthaltsdauer der Istanbuler Binnenmigranten in urbanen Strukturen mehr Wissen und daher eine größere Aufgeschlossenheit gegenüber professioneller Hilfe erklären könnte, wurde widerlegt: 72 % der Istanbuler Familien, gegenüber 51 % der Familien in Essen, hatten keinerlei Vorstellungen über Psychotherapie. Auch in Hinsicht auf Drogenmissbrauch zeigten sich Familien in Deutschland weitaus besser informiert: 22 % waren über Entzugserscheinungen orientiert, und die Existenz spezieller Anlaufstellen war in Deutschland besser bekannt.

Einfluss der Anwesenheit muttersprachlicher Therapeuten auf das Inanspruchnahmeverhalten: Im Zeitraum 1979–1984 wurde nur mit zufällig anwesenden bilingualen Übersetzern zusammengearbeitet, und türkeistämmige Familien machten 1.1 % der Ambulanzklientel aus. 71 % der Beratungen endeten nach einem einzigen Kontakt. Mit extrafamiliären Dolmetschern (z. B. muttersprachlichen Medizinstudenten) verdoppelte, mit einer türkischsprachigen Ausländerpädagogin vervierfachte sich dieser Anteil in den folgenden Jahren. Mit Eintritt eines muttersprachlichen Psychotherapeuten in die Regelversorgung zu Projektbeginn stieg der türkeistämmige Patientenanteil auf 9.5 %. Weitaus mehr der nun aufsuchenden türkeistämmigen Familien (40 %) waren über die Möglichkeit freier Sprachwahl in der Jugendpsychiatrie informiert als Feldfamilien (13 % der symptombelasteten und 10 % aller Feldfamilien). Die Mehrheit der Aufsuchenden war damit über Hausärzte oder Mediatoren aus der allochthonen Gemeinde vermittelt worden. Der Anteil türkeistämmiger Familien sank nach Ausscheiden des Mitarbeiters auf 2 % ab und stieg mit Einstellung einer neuen muttersprachlichen Ärztin 2 Jahre später wieder auf das Niveau des Bevölkerungsanteils an (11.0 %). Gleiche Erfahrungen werden aus Erziehungsberatungsstellen berichtet, wo nach der Einstellung von muttersprachlichen Fachkräften die Inanspruchnahme dieser Patientengruppe zunächst steil ansteigt, mit Beendigung dieser „Modellprojekte" jedoch auch wieder rapid absinkt.

Gründe und Wege die Ambulanz aufzusuchen: Trotz dieser Ergebnisse fand eine nahezu repräsentative Auswahl an türkeistämmigen Familien den Weg in die kinderpsychiatrisch-psychotherapeutische Institutsambulanz, die ein muttersprachliches Beratungs- und Behandlungsangebot durch einen türkeistämmigen Psychologen installiert hatte. Dies führte durch informelle Kanäle und Mediatoren, ohne Werbemaßnahmen zu einer Erhöhung der Inanspruchnahme bis an den Bevölkerungsschnitt in der Region heran (11 % unter 18 Jahren). Die nun gestiegene Inanspruchnahmepopulation zeigte keinen Unterschied hinsichtlich der Sozialdaten verglichen mit der Feldstichprobe. Die Kinder zeigten einen Altersgipfel um 7–10 Jahre wie bei einheimischen Patienten, wonach die in der Literatur geäußerte Vermutung, Migrantenfamilien nähmen Versorgungsangebote später, d. h. eher chronifiziert wahr, nicht bestätigt werden konnte. Ambulanzeltern hatten stärker nach Informationen für (muttersprachliche) Behandlungsangebote gesucht und wussten zu 40 % über die Möglichkeit freier Sprachwahl Bescheid (i. G. zu 13 % d. symptombelasteten u. 10 % aller Feldfamilien). 70 % der Ambulanzfamilien hatten bei deutlicher bis hoher subjektiver Problembelastung ein geringes Zutrauen in eigene Problemlösefähigkeiten, suchten die Ambulanz also nach Erschöpfung der familiären Ressourcen auf. Ambulanzfamilien zeigten signifikant höhere Problembelastung (μ_{AFam} = 3,40) als Feldfamilien (μ_{FFam} = 2,44) (t = 5,96; df = 90,68; p < .001), bei geringerer subjektiver Problemlösekompetenz (μ_{AFam} = 1,83/ μ_{FFam} = 2,61) (t = 4,91; df = 88,75; p < .001).

Die adäquate Inanspruchnahmequote berechtigte zum Diagnosenvergleich mit den einheimischen Patienten. Trotz des selteneren Vorkommens im Elternurteil der Feldstudie waren funktionelle Störungen unter den Kindern aus der Türkei häufiger (35.9 vs. 22.6 %; Chi^2 = 9,076; df = 1; p < .01), hyperkinetische seltener (8.5 vs. 23.6 %; Chi^2 = 4,542; df = 1; p < .05). Es fand sich kein Unterschied bei emotionalen Störungen, Störungen des Sozialverhaltens oder psychosomatischen Erkrankungen.

Beratungs- und Behandlungsverlauf: Hatten 1986 noch 71 % der Familien aus der Türkei den Kontakt zur Klinik nach dem Erstgespräch abgebrochen (Schepker 1991), waren es im Erhebungszeitraum 93–96 nur noch knapp 20 %, die in der diagnostischen Phase auf weitere Untersuchung verzichteten. Die Therapieverläufe zeigten nicht mehr und nicht weniger Abbrüche (jeweils 8 %) und nicht mehr und nicht weniger abgeschlossene Behandlungen als bei einheimischen Familien. In (teil-)stationäre Behandlung gingen 7 vs. 11.3 % (n. s.) der vorgestellten Patienten. Das bedeutet, dass es ebenso gut gelang die Familien in ein Behandlungsbündnis zu involvieren wie einheimische Familien.

Langzeitverlauf: Alle Interviewfamilien im Feld wurden in der 2. Projektphase von uns nachbefragt. Spontanheilungen von einmal aufgetretenen Auffälligkeiten bei Kindern ohne Behandlung waren katamnestisch mit 14 % zu selten, um vertreten zu können, dass Zuwandererfamilien gut auf professionelle Hilfen verzichten könnten.

Folgeprojekt: Şen et al (2003) untersuchten 1998–2000 erneut alle türkeistämmigen Patienten auch einheimischer Behandler in der gleichen Ambulanz. Der Anteil in der Türkei geborener Kinder war gesunken (25.8 % vs. 18.2 %). Nur noch 13 % der Patienten aus dieser 1998–2000 behandelten Gruppe hatten (vs. 85 % 1993–96) mindestens 1 Jahr lang die Schule in der Türkei besucht. Ein Rückschicken in die Türkei bei Problemen wurde kaum noch praktiziert, der Lebensmittelpunkt – damit auch die Therapieperspektive – war in Deutschland verortet. Die Mütter waren zunehmend häufiger Heirats- und damit weiterhin Erstgenerationsmigrantinnen, jedoch mit einer Analphabetenquote von nunmehr 0 %, der Anteil an Eltern mit deutscher Schulbildung war auf 38.2 % (Mütter) und 49.1 % (Väter) gestiegen, der mit weiterführender dt. Schulbildung von 0 auf 7.3 % bzw. 10 %. Wesentliche Vorannahmen zu Ursachen häufigerer „traditioneller" psychosomatischer Symptombildungen in Familien entfallen damit. Dadurch besteht aber auch noch weniger Anlass mangelnde Information anzunehmen, Parallel dazu fand sich im Diagnosenvergleich kein Unterschied in der Häufigkeit funktioneller Störungen mehr.

Wurden die Familien des Folgeprojektes nach Behandlung zur Behandlungszufriedenheit bilingual befragt (Rücklauf: 78 %), zeigten sich 56 % ganz, 84 % ganz oder überwiegend zufrieden, ohne dass seitens der Familien ein Unterschied zwischen muttersprachlichen und deutschen Therapeuten als Behandlern zu verzeichnen war. Die überwiegende Zahl der Eltern gab an, dass sie genügend in die Behandlung einbezogen worden sei. Das belegt die Möglichkeit erfolgreich in einen Ambulanzbetrieb integrierter Versorgung von Zuwandererfamilien durch sowohl einheimische als auch eigenethnische Therapeuten.

Aus den Daten der Essener Studien folgt versorgungspolitisch, dass Therapeuten mit eigenem Migrationshintergrund in einer hochschwelligen Institution wie einer universitären Ambulanz anwesend sein sollten und dass mit ihnen die Inanspruchnahme steigt, wenn in der ethnischen community bekannt wird, dass dort Therapeuten gleichen ethnokulturellen Hintergrundes arbeiten (Toker 1998, Yüksel 2002, Haasen et al. 2001). Dabei ist wie ausgeführt nicht unbedingt erforderlich, dass ein Berater gleicher Ethnizität immer die Beratung selbst durchführt, sondern dass dieser quasi eine Garantenstellung für die Kulturkompetenz, Offenheit und damit die Vertrauenswürdigkeit bedeutet. Diese Therapeuten wirken schwellensenkend als positive Identifikationsfiguren und haben allein Zugang zu den – durch die Kommunikationstechnologie und Entwicklung der Transportmöglichkeiten lebbaren „transnationalen Lebenswelten" (Reich u. Roth 2002).

Bei Boos-Nünning und Karakaşoğlu (2005) war ein gleicher kultureller Hintergrund eines konkreten Beraters nur für 30 % der Aussiedlerinnen und 24 % der Mädchen mit türkischem Hintergrund wichtig, Kultur- oder Religionskenntnisse jedoch für 26 bzw. 59 % (und dabei für 38 % aller befragten Mädchen, die nur in der Minderzahl eine Beratung für persönliche Krisen je in Anspruch genommen hatten).

Der in der Studie von Boos-Nünning und Karakaşoğlu (2005) bei den Befragten gering ausgeprägte Wunsch nach kultursensibler Beratung (hier wurde allerdings nach Beratung in allen, auch beruflichen Lebenslagen gefragt) veranlasst die Autorinnen weniger zur Besorgnis als das Zögern, überhaupt Beratung in Anspruch zu nehmen: diejenigen die Hilfe brauchen seien nicht unbedingt bereit auch die Hilfe anzunehmen, die das deutsche Beratungssystem für sie bereitstelle.

1.3 Therapeutenhaltungen als Bias in der Beziehung

Haltungen im Kontakt zu Fremdem können aufgrund der objektiven Differenz nicht „neutral" sein. Vereinfacht lassen sich zwei Grundhaltungen unterscheiden.

1. Die *Alpha-Haltung* (abgeleitet vom „Alpha-Bias") besagt: „Die sind ja alle ganz anders. Es wird mir völlig unmöglich sein, sie wirklich zu verstehen, man begreift das einfach nicht, z. B. wie die miteinander umgehen, und die Sprache versteht man nicht, die Symbole schon erst recht nicht, und man kann ja gar nicht anders als sich ständig daneben zu benehmen." Diese Haltung überbetont die Unterschiede und hält sie für unüberwindbar. Sie führt zu Resignation im Kontakt mit Menschen anderer Kulturen und Entscheidungen wie solchen, auch bei psychiatrischen Fragen wegen der Überwertigkeit des „anderen" Kulturellen Kontakte zu muttersprachlichen Sozialarbeitern zu empfehlen, anstelle innerhalb der eigenen Professionalität zu handeln. Gün (2007) sieht hierin die Gefahr einer „Frontenbildung der Kulturen" und die indirekte Verweigerung von Behandlung. Die weitere Gefahr dieser Grundhaltung der Überbetonung der Unterschiede liegt in einer „Kulturalisierung" – resultierend z. B. im Zurückführen des Problems auf einen „innerfamiliären Kulturkonflikt" etwa bei Pubertätskonflikten oder Schulproblemen, die sich allenfalls kultureller Differenzen bedienen aber diese nicht zur Ursache haben, oder auch die Annahme einer ungeprüften „kulturellen Normalität" auffälligen Verhaltens.

2. Die *Beta-Haltung* besagt demgegenüber: „Wir sind doch alle Teil der großen universalen Weltgemeinde und wir sind alle Menschen. Manche haben nur etwas andere Gewohnheiten als andere." Konsequenterweise ist das bestehende Angebot für alle gleich gut, alle Patienten können den gleichen diagnostischen und therapeutischen Prozeduren unterworfen werden, die Krankheitsbilder sind weitweit gleich. Die Beta-Haltung verleugnet real bestehende Unterschiede und birgt deswegen die Gefahr, dass Vorgaben der eigenen Kultur für universell gehalten werden. Ganz subtil setzt sich damit Ethnozentrismus und Dominanzkultur durch. Die meisten vorliegenden frühen Fallbeschreibungen gehen implizit von dieser naiven, aber ethnozentristischen Haltung aus. So fand Gün (2007) anhand seiner qualitativen Interviews mit einheimischen Therapeuten in der Erwachsenenpsychiatrie, dass diese dazu neigten, mit einer „Gleichbehandlungsmaxime" die real existierenden Unterschiede zwischen einheimischen und zugewanderten Patienten zu nivellieren und sich an der gestellten Diagnose als Handlungsmaxime für das weitere Vorgehen orientierten, um als fair und gerecht dazustehen. Gün weist jedoch darauf hin, dass Gerechtigkeit in der Behandlung bedeute, die Patienten in ihrem individuellen, historisch-konkreten Kontext wahrzunehmen und zu verstehen, d. h. eben gerade nicht alle gleich zu behandeln.

Ein wenig reflektiertes Problem ist eine Vermischung beider Positionen (Beta-Bias als Wertehaltung und Alpha-Bias als Differenztheorem der Rückständigkeit) in Form einer ethnisierenden Zuschreibung im Rahmen einer vordergründig migrantenfreundlichen, jedoch diskriminierenden Haltung: z. B. wenn von unausweichlichem Rollenverhalten muslimischer Mädchen ausgegangen wird und Diagnostik und Therapie darauf ausgerichtet sind, „emanzipatorisch" gegen die vermeintliche Herkunftskultur zu wirken (für viele: Dittmann u. Kröning-Hammer 1986, Gerhard 1992). Als „positiv diskriminierend" ist es wiederum zu bezeichnen, wenn Zuwandererkindern in Schulleistungsbewertungen ein „Bonus" gegeben wird (argumentativ vertreten durch die beengten Wohnverhältnisse und schlechtere Zugangsmöglichkeiten zur Bildung etc.) und Verhaltensauffälligkeiten gleichermaßen toleriert werden – diese Haltung hält das Differenztheorem aufrecht

Der Versuch, aus andekdotischen Begegnungen mit Zuwanderern und individuellen Erfahrungen Systematisierungen zu entwickeln, denen eine zwar wohlmeinende, das Gegenüber jedoch diskriminierende Qualität anhaftet, stößt auf die Kritik gegenüber Psychotherapeuten, hiermit würden u. a. soziale Konflikte psychopathologisiert (Felber-Villagra 1996). Fundierter argumentiert als deutscher Autor Klosinski (1995), indem er vor vorschneller Pathologisierung warnt und zu einer selbstreflexiven Haltung rät. Aus psychoanalytischer Sicht formuliert Quindeau, eine interkulturelle therapeutische Beziehung benötige „keine andere ‚Behandlungstechnik' als Beziehungen ohne diese Differenz" (Quindeau 1996), sofern man sich an der herkömmlichen psychoanalytischen Hermeneutik (und damit auch der kulturkritischen Haltung) orientiere.

Eine gute Orientierung für einheimische Therapeuten entwickelte Erdheim, der zwei Arten der „Fremdenrepräsentanz" in Form innerer Bilder von Kontakt und bewerteter Interaktionserfahrungen mit dem Fremden beschreibt: Als erste eine *Fremdenrepräsentanz mit psychohygienischer Funktion.* Hier ist das Fremde die Projektionsfläche von allem, was im Eigenen konflikthaft ist. Diese Art der Repräsentanz dient der Selbst-Entlastung, nicht dem Verstehen. Sie ist erkennbar an einer entwertenden Übertragung (z. B.: ungebildete, sexuell überaktive Afrikaner) und lässt kaum Chancen zu korrigierenden Erfahrungen. Die Fremdenrepräsentanz wird damit zum „Monsterkabinett des verpönten Eigenen" (Erdheim 1996). Die zweite, von Erdheim *„imperialistisch" genannte Auffassung der Fremdenrepräsentanz* lässt im Fremden immer nur das erkennen, was im Eigenen fehlt. Dies löst die Bestrebung aus, das Fremde zu erobern, um es auszubeuten. Die Übertragung ist eine positiv idealisierende, dabei ist der Zugang zur Wahrnehmung von negativen Befindlichkeiten erschwert. Für Psychiater bedeute dies z. B. dass „Wildheit" wie „Wahnsinn" positiv besetzt werden, dass romantisierende Phantasien über die Familie und deren Herkunft entstehen. Ein typisches Beispiel für Freizeitverhalten unter dieser Perspektive sind die Trommel- und Bauchtanzkurse westlicher Mittelschichtangehöriger, Wüstenexpeditionen u. a.

Historisch haben entwertende Übertragungskonzeptionen sich gerne des Modernitätsparadigmas bedient, so in der US-Literatur, in der das Inferioritätsparadigma gegenüber Farbigen und Hispanics lange unangefochten blieb. Auf diesem Hintergrund ist eine Beschreibung aus dem Jahr 1952 zu verstehen (Carter 1995):

> „Die initiale Übertragung bei weißen Patienten kann positiv oder negativ sein (...). der schwarze Patient (negro patient) in unserer Kultur kommt in die Behandlung mit Angst, Verdächtigungen und Misstrauen, egal ob der Therapeut Neger oder weiß ist" (S. 22, Übers. R. S.).

Nach der Behandlung von 2 farbigen Patientinnen schreibt der Autor:

> „der Ursprung der Neurose scheint von einem feindlichen weißen Ich-Ideal zu kommen. Der Selbst-Haß durch das Faktum, nicht weiß zu sein, hat seinen Ursprung in der frühesten Kindheit".

Neben den genannten Konzepten der Fremdenrepräsentanz, die für Supervision und Intervision hilfreich sein können, ist der Begriff der „Eigenübertragung" bedeutsam, der zu einer „partiellen Empathiestörung" (Kalifa-Schour 1996) durch Eigenübertragung des Therapeuten im Umgang mit dem fremden Patienten oder seiner Familie führen kann: diese Wahrnehmung ist von (in der ursprünglichen Bedeutung aus neurotischen Quellen stammend, hier auf die kulturellen Überzeugungen übertragen) Selbst-Verständlichkeiten geprägt. Damit können die Spezifika kultureller Andersartigkeit nur unzureichend registriert werden. Auch das politische Selbstverständnis einheimischer Therapeuten spielt dadurch im Kontakt mit Zugewanderten eine unmittelbare Rolle. Unaufgelöste Eigenübertragung birgt beispielsweise die Gefahr des Agierens einer kollektiven deutschen „Wiedergutmachungsschuld" und des Schaffens eines besonderen therapeutischen Schonraums gegenüber Zugewanderten. Des Weiteren besteht die Gefahr des narzisstischen Gewinns durch ausländerfreundliches Gutmenschentum – beides verstößt selbstverständlich im tiefenpsychologischen Kontext gegen die Abstinenzregel und sollte in Intervisionsgruppen und in Supervision reflektiert werden.

Auch Selbsterfahrungselemente aus der systemischen Therapie können hilfreich sein, um den Blick für Wahrnehmungsfallen im Umgang mit zugewanderten Familien zu schärfen. Hier sei daran erinnert, dass Grundannahmen des Therapeuten zur Familienstruktur häufig implizit die Interaktion bestimmen – ein Beispiel ist die in Herkunftskulturen der Zuwanderer nicht durchgängige Notion der romantischen Liebesheirat oder die unterschiedliche Stellung der Frauen in verschiedenen Ethnizitäten, die aus systemischer Sicht wahrzunehmen und als Eigengesetzlichkeit zu respektieren ist (s. Kap. II.2.2).

>>> *Für das systemische Vorgehen gilt das gleiche wie für das psychodynamische: Das Einhalten der Grundprinzipien schützt vor allfälligen Missverständnissen in therapeutischen Beziehungen. Systemisch gesehen sind die Familienmitglieder die Spezialisten für diese je einmalige Familie, nicht der Therapeut; Primat hat eine sensible Auftragsklärung.*

Problematisiert wird z. B. die unterschiedliche Problem- und Zielbestimmung in der Therapie zwischen individualistischen und kollektivistischen Idealen (Baran u. Kalaclar 1993). Als Grundproblem beschreibt Gün (2007), dass in seinen Interviews sowohl Therapeuten als auch Patienten ihre Grundannahmen nicht in Frage stellen.

1.4 Settingfragen und Dolmetschereinsatz

Erkenntnisse zur inhaltlichen und therapeutischen Gestaltung des Beratungsangebotes finden sich bisher spärlich. In ihrer Differenziertheit wegweisend sind die Arbeiten von Güç (1991) und von Akgün (1991). In diesen Arbeiten, aber auch bei Fişek (1993) und Baran und Kalaclar (1993) oder Yilmaz (1997) finden sich Ansätze, türkeistämmige Familien in ihrer Struktur zu beschreiben und daraus (familien-)therapeutische Handlungsschritte abzuleiten; insofern werden auch praktische Ratschläge gegeben.

Das Einschalten von Dolmetschern allein wurde kaum als geeignete Lösung betrachtet, auch nicht das Einstellen einzelner ethnischer Fachkräfte. So verweisen Güç (1991) und Koray (1991) auf die Gefahren einer untherapeutischen Vereinnahmung von Fachkräften gleicher Ethnie durch die migrierten Familien. Daneben ist die „Marginalisierung gemeinsam mit der Klientel" zu befürchten, wie sie sich in kinder- und jugendpsychiatrischen Institutionen auch bei solchen Therapeuten findet, die mit forensischen Patienten oder mit substanzabhängigen Jugendlichen arbeiten.

> *Keinesfalls sollte ein Therapeut ausschließlich für Migranten und nicht mehr für Einheimische zuständig sein. Im Bereich der ambulanten psychotherapeutischen Versorgung ist hier der Punkt der „Sonderversorgung" für Migranten viel diskutiert: So unbestreitbar wichtig es ist, dass Therapeuten mit spezifischer Kultur- Sprach- und ethnischer Kompetenz sich in der Versorgungslandschaft niederlassen bis hin zur Diskussion einer „Migrantenquote", so schwierig ist es andererseits auf dem Hintergrund des Prinzips der Integration, wenn diese Therapeuten durch ihren Zulassungsstatus als Sonderversorger für einheimische Patienten nicht verfügbar sind.*

Eine Besonderheit im Setting ist in der Kinder- und Jugendpsychiatrie oft dadurch gegeben, dass zugewanderte Familien das vorzustellende Kind in einer großen Gruppe begleiten. Jeder, der von der Familie mitgebracht, auch mit ins Untersuchungszimmer kommen möchte/soll, ist ernst zu nehmen. Das kann die begleitende Schwägerin, die Großmutter, der Schwager oder Bruder der allein erziehenden Mutter sein (in traditionellen Kontexten oft ein männlicher Begleiter). Eine begleitende Großmutter nicht von vornherein einzubeziehen, obwohl diese eventuell die innerhalb der Familie für die medizinische Versorgung oder sogar für die Kindererziehung Zuständige ist, könnte sich als die Therapie beeinträchtigender Fehler erweisen. Hier wird erfassbar (z. B. an der Wortführung im Gespräch) wer für eine Familie die Außenvertretung übernimmt und wie die Sprachkompetenzen verteilt sind.

Die Bedeutung von hinreichenden räumlichen Möglichkeiten, einer Sitzordnung auf Augenhöhe mit der außenvertretenden Person der Familie ist in einem Fallbeispiel bei Gün (2007) anschaulich beschrieben: weder die Sitzposition der Ärztin hinter dem Schreibtisch noch das Stehen und Umhergehen des Oberarztes dürften zum Arbeitsbündnis mit einer in sich uneinigen Zuwandererfamilie beigetragen haben.

> *Höflichkeitsregeln sollten im Setting beachtet werden – dazu zählt z. B., nicht sofort einen Jugendlichen in Einzelkontakt zu nehmen, sondern zunächst die Sicht der Familie zu hören; oder je nach Kulturkreis Begrüßung und Abschied zu gestalten. Je nach Kultur gibt es deutliche Unterschiede: mit oder ohne Blickkontakt und Händeschütteln, oder Unterschiede in der Reihenfolge der Begrüßung nach Alter und Geschlecht hinsichtlich der Familienhierarchie. Das erfordert eine hohe Sensibilität für nonverbale Signale auf Seiten des Therapeuten, wofür Kindertherapeuten sicher eine gute Voraussetzung haben. Gün (2007) beschreibt, dass aufgrund multipler außertherapeutischer Interaktionserfahrungen Patienten sich oft nicht vorstellen können, in Hinsicht auf die Familienfunktionen und die vorherrschenden Werte verstanden zu werden. So könne die einleitende Sequenz der ersten Begrüßung ein tiefes kulturelles Missverständnis prägen: halte sich der Therapeut nicht an die (in diesem Falle türkischen) Höflichkeitsregeln der Gastfreundschaft mit Zuwendung und Begrüßung aller bedeutsamen Familienmitglieder einschließlich vor allem des Indexpatienten, sei eine Vertrauensbildung bereits erschwert.*
>
> *Zu einer „Anwärmphase" im Kontakt mit Zuwandererfamilien gehört ein leichtes Zurücknehmen der so genannten Abstinenz –in der Anfangsphase sollte ein Therapeut ruhig etwas berichten über eigene Erfahrungen mit dem Herkunftsland der Familie, über Bekannte oder Freunde aus dem gleichen Kulturkreis, und er kann eigene Kompetenzgrenzen bezüglich der anderen Kultur einräumen. Überanpassung an die Patientenfamilie wirkt allerdings wenig glaubhaft und authentisch.*
>
> *Zum Setting im therapeutischen Erstkontakt und im weiteren gehört unabweislich zu klären, ob ein Dolmetscher benötigt wird. Dies ist in der Regel dann der Fall wenn ein bedeutsames Familienmitglied, meist der Elternebene, schlecht Deutsch versteht und spricht.*

Toker (1998) führte eine qualitative Reihung der Dolmetscher in Richtung auf zunehmende Spezialisierung und therapeutische Funktionen ein: zufällig anwesende, z. B. Familienmitglieder, semiprofessionelle, professionelle Dolmetscher und muttersprachliche Behandler.

- Übersetzungshilfen durch zufällig Anwesende, wie Mitpatienten oder Reinigungskräfte, sind mit einer hohen Fehlerquote, eigenen Bewertungen des völlig unprofessionell handelnden Übersetzers behaftet. Übersetzungshilfen eines anwesenden Familienmitgliedes aus der Kinderreihe sind vor allem im jugendpsychiatrischen Setting als schwierig anzusehen, denn die Übersetzungstätigkeit verkehrt die Familienstrukturen. Nie ist es überdies mit den Strukturen und Grenzen der Familie vereinbar, alles und wörtlich alles zu übersetzen, um Verletzungen von Schamgrenzen zu vermeiden, oft kommen die meist jugendlichen Familiendolmetscher von der Rolle des Sprach- auch in die des Sachmittlers und Familienanwalts und werden überfordert. Gün (2007, S. 160) beschreibt als besonders extremes Beispiel das Auslösen einer Therapiebedürftigkeit einer 15-Jährigen, die ihrem Vater vor einer geplanten Prostata-Operation die drohende Impotenz hatte übersetzen müssen.
- Viele Institutionen behelfen sich mit semiprofessionellen Dolmetschern, wie Arzthelferinnen, Sekretärinnen, Stationshilfen oder Praktikanten mit eigenem Migrationshintergrund. Deren Rolle ist mit dem Nachteil behaftet, dass sie nicht durch die „Professionellenrolle" des Übersetzers geschützt sind, sodass Schweigepflichtsaspekte explizit anzusprechen sind, und dass sie den Patienten auch in ihrer anderen Funktion begegnen, was zu überfordernden Rollenkonflikten führen kann. In einigen Zentren (z. B. Ethnomedizinisches Zentrum Hannover, Salman 2000) und Universitätskliniken sind „geschulte Semiprofessionelle" verfügbar. Diese haben in Kursen gelernt, medizinische Begrifflichkeiten zu verstehen und zu übersetzen und eine gewisse Neutralität einzunehmen. Semiprofessionelle Dolmetscher halten sich zum Selbstschutz oft zu sehr an überkommene Höflichkeitsregeln und Schamgrenzen, was die diagnostische Klarheit und die Übersetzungsfunktionen beeinträchtigen kann.
- Professionelle Dolmetscher sind idealerweise akademisch gebildete Menschen mit eigener Migrationserfahrung und bikultureller Kompetenz sowie interkultureller Identifizierung, die auch ein abstrakt verfügbares kulturelles Wissen haben. Nur diese Gruppe ist cotherapeutisch einsetzbar. In der kinder- und jugendpsychiatrischen Praxis ergibt sich durch das Gespräch mit einer ganzen Familiengruppe quasi automatisch eine herausgehobene Rolle des Dolmetschers, der nun den Platz der „Außenvertretung" der Familie innehat und diese abwechselt mit der „Außenvertretung" des Arztes. Die Rolle, so zu übersetzen, dass die Information von den Beteiligten verstanden wird, verlangt dem Dolmetscher Transferleistungen, Umschreibungen und damit Cotherapeutenfunktionen ab. Der häufigen Argumentation, Dolmetscher seien reine Sprachmittler und deshalb seien Cotherapeutenfunktionen abzulehnen, kann nur insoweit gefolgt werden, als Koalitionsbildungen des Dolmet-

schers mit einzelnen Familienmitgliedern dynamisch abträglich sind, da für den Therapeuten nicht durchschaubar. Auch enthebt eine Cotherapeutenfunktion die therapeutisch Tätigen nicht von ihrer Gesamtverantwortlichkeit für den Prozess.

- Zu beachten ist dabei, ob der Dolmetscher der gleichen oder einer anderen Ethnizität, Religionsgemeinschaft oder politischen Richtung angehört wie die Herkunftsfamilie des Patienten, wobei die Zugehörigkeit zu rivalisierenden Gruppen angesprochen und das Vertrauensverhältnis vorgeklärt werden muss. Die Frage, ob der Dolmetscher für den Dialekt der Familie kompetent ist, muss ebenfalls beantwortet sein. Die Dolmetscherbeziehung wird erleichtert, wenn dessen Geschlecht mit dem des Hauptgesprächspartners gleich ist.

- Die Technik der Fragen und Interventionen hat die Situation des „Übermittelns" zu berücksichtigen. Oft ist einheimischen Therapeuten beispielsweise nicht gegenwärtig, dass Fragen, Hypothesen oder Probedeutungen im Konjunktiv kaum übersetzbar sind und dann schnell als Unterstellungen oder Handlungsanweisungen verstanden werden (vgl. Kluge u. Kassim 2006). Gün (2007) mahnt, dass auch bei guter Übersetzungstätigkeit immer ein Informationsverlust zu beachten ist. Auch professionelle Dolmetscher sind in der Regel nicht im Sinne eines „Diagnostikums für Psychopathologie" einsetzbar, so dass z. B. die Existenz von Denkstörungen durch das Übersetzen in aller Regel verloren geht.

Bezüglich des Settings empfiehlt sich nach Beenden der Sitzung ein Nachgespräch mit dem Dolmetscher zu dessen Eindrücken, um eventuell psychopathologische Hinweise zu erhalten und andere dem Kinder- und Jugendpsychiater nicht verständliche Inhalte des Interviews zu verdeutlichen. Diese können damit nochmals „aus 2. Hand" nachexploriert werden. Sofern diagnostische Aspekte von herausragender Bedeutung sind, etwa bei gutachterlichen Fragestellungen, sollte auch ein Vorgespräch stattfinden um dem Dolmetscher eine gezielte Beobachtungsrichtung vorzugeben.

Krasse Fehldiagnosen durch für den einheimischen Therapeuten unübersehbare Komplikationen des Dolmetschereinsatzes beschreiben z. B. Zimmermann (1994) oder Toker (1998), Raval (1996) und Gün (2007). Unzufriedenheit mit unzureichenden Kommunikationsmöglichkeiten ist verbreitet (Holzmann et al 1994).

Bei Patienten, die der Sprache des Aufnahmelandes gut mächtig sind, kann es auch ohne Dolmetscher zu abträglichen Missverständnissen kommen. So schildert Gün (2007), dass die religiös gefärbte Floskel „wenn ich morgen noch lebe" nicht als Suizidalität, sondern als Frömmigkeitsäußerung dahingehend zu verstehen sei, dass Allah die Geschicke lenke und bestimme, ob und wie man am nächsten Morgen erwachen werde.

Vorteile des Dolmetschereinsatzes bestehen für Therapeuten in der Möglichkeit, während der Übersetzungstätigkeit Aufschlüsse aus der nonverbalen Interaktion gewinnen zu können (Raval 1996) und sich mit Hilfe des Dolmetschers darüber austauschen zu können, ob ein ihm „fremder" Interaktions- und Sprachstil psychopathologisch relevant oder kulturspezifisch ist. Die Beobachtung liefert Rückschlüsse hinsichtlich des Beherrschens unterschiedlicher Höflichkeitsregeln, des Code-Switchings etc. Ebenso kann der Dolmetscher wertvolle Beobachtungen über die Interaktion des Patienten mit dem Therapeuten beitragen.

> **Für fortlaufende psychotherapeutische Prozesse ist es unabdingbar, zumindest kontinuierlich mit dem gleichen Dolmetscher in Cotherapeutenfunktion zusammenzuarbeiten, sofern kein geeigneter Therapeut zur Verfügung steht.**

Eine sehr weitgehende – und aus unserer Sicht stark zu unterstützende Position – bezüglich des Dolmetschers als „Sprach- und Kulturmittlers" beziehen Kluge und Kassim (2006). Mit einer deutlichen Absage an das „Neutralitätsgebot" des Dolmetschers als unrealistisch erhält dieser die Funktion eines triangulierenden Dritten in der therapeutischen Beziehung, wie auch bei Toker (1998). Dies sei sowohl durch die Sitzordnung im gleichschenkligen Dreieck wie auch durch eine konsekutive und nicht simultane Übersetzung zu gewährleisten. Der Dolmetscher wird in der tiefenpsychologisch fundierten Behandlung bewusst und aktiv in das Übertragungs- und Gegenübertragungsgeschehen einbezogen und kann Geschwister- und Partnerfunktionen, Über-Ich-Entlastung u. a. zugeschrieben bekommen, wobei auf Übertragungsspaltungen zu achten sei.

Umso bedeutsamer sind Vor- und Nachgespräche mit den therapeutisch nicht geschulten Dolmetschern. Zu achten ist auf die durch dieses Setting erhöhte Gefahr einer unbegründeten „Kulturalisierung" der Probleme der Patienten.

1.4.1 Rechtliche und finanzielle Aspekte des Dolmetschereinsatzes

Unabdingbar aus haftungsrechtlichen Gründen ist das Hinzuziehen eines Dolmetschers dann, wenn es um die differenzierte Aufklärung zu Behandlungsentscheidungen geht und um so komplexe Sachverhalte wie Off-label-Pharmakotherapie, das Achten auf pharmakogene Nebenwirkungen oder Epilepsiebehandlung. Hier liegt es nach der gültigen Sozialrechtsprechung aus dem operativen Bereich in der Verantwortlichkeit des aufklärenden Arztes sicherzustellen dass eine umfassende Aufklärung erfolgt und vom Patienten auch verstanden worden ist (vgl. OLG Karlsruhe 13 U 42/96) Der Arzt muss dieses auch beweisen können.

Eine Umfrage bei der pharmazeutischen Industrie zur Verfügbarkeit türkischsprachiger Patienteninformationen und Beipackzettel (Schepker u. Okur 1997) ergab hier eine große Zurückhaltung seitens der Hersteller, die sich, unter Verweis auf die Notwendigkeit steter Aktualisierung der Produktinformationen (§ 2 Arzneimittelgesetz (AMG), das im Übrigen nach § 11 (1) von deutschsprachiger Information ausgeht), teilweise aktiv gegen das Herstellen und Verantworten von Übersetzungen in den hauptsächlichen Zuwanderersprachen aussprachen, die genehmigungspflichtig und vom Hersteller zu verantworten sind (§ 84 (2) AMG). Deutlich bedeutsamer werden auf diesem Hintergrund die Aufklärung einer Patientenfamilie in einem angemessenen zeitlichen Rahmen und das Herstellen einer Compliance.

> *Das Mitunterzeichnen des Aufklärungsgespräches durch den Dolmetscher sollte aus haftungsrechtlichen Gründen ebenso zur guten Praxis gehören wie die Dokumentation der erörterten Fragen.*

Leider ist der Dolmetschereinsatz bisher im Niedergelassenenbereich nicht finanzierbar, da höchstrichterliche Entscheidungen den Einsatz von Gebärdendolmetschern in der GKV abgelehnt haben, was seitens der Kassenärztlichen Vereinigungen analog auf andere Sprachen übertragen wird (vgl. Novikov 2002). Das Merkmal, muttersprachliche Therapeuten verfügbar zu haben, kann wiederum in diesem Kontext ein Kriterium darstellen, welches das Aufsuchen einer psychiatrischen Institutsambulanz begründet. Diverse „Migrantenambulanzen" bestehen bundesweit in der Erwachsenenpsychiatrie, wenige im Kontext der Psychosomatik und wenige in der Kinder- und Jugendpsychiatrie.

Für eine Begutachtung gilt gegenteilig, dass der Untersucher gelegentlich zu begründen hat, warum er welches Untersuchungsvorgehen gewählt hat und eventuell zu begründen ist, warum ein Dolmetscher nicht hinzugezogen wurde. Rentenversicherungen lehnen für Begutachtungen das Übersetzen durch anwesende Familien bereits als unzuverlässig ab. Gerichtsgutachten im Straf- oder Familienrecht lassen dem Sachverständigen in der Regel freie Hand bei der Auswahl des Dolmetschers und finanzieren den Einsatz nach definierten Sätzen.

> *Zusammenfassend sind professionelle oder zumindest semiprofessionelle Dolmetscher zur Verbesserung – aber nicht Gewährleistung – der Diagnosesicherheit, zur Begutachtung und zur Aufklärung unabdingbar, wenn keine muttersprachlichen Behandler oder keine sprach- und kulturkompetenten einheimischen Fachkräfte zur Verfügung stehen. Dolmetscher sind als „Dritte" im diagnostisch-therapeutischen Prozess günstig triangulierend in das Setting und die interpersonelle Dynamik einzubeziehen, die Notion einer „reinen Sprachrohrfunktion" lässt sich*

nicht halten. Auch daher ist die Passung von Dolmetscher und Patient sorgfältig zu beachten. Die bedeutsamen haftungsrechtlichen Aspekte mit weiterhin bestehender voller Verantwortung beim Behandler erfordern im Einzelfall, den Dolmetscher auch als Zeugen von Begutachtung und Aufklärung einzubeziehen. In jedem Fall ist ein höherer Zeitaufwand, auch für Vor- und Nachbereitung, einzuplanen.

1.5 Therapeutenbias – Veränderung durch Kulturkontakt?

Unter dem Gesichtspunkt, dass Veränderungen der eigenen Institution im Rahmen des Versorgungsteils, z. B. durch Zunahme von Kontakten zu Patientenfamilien aus der Türkei stattfanden, dass eine Kooperation mit Projektmitarbeitern und durch Fortbildung stattfand, wurde der Hypothese nachgegangen, dass sich das Verhalten autochthon deutscher Therapeuten begrenzt, aber merklich verändern würde. So wurde erwartet, dass schriftliche Äußerungen über Patientenfamilien stärker auf kulturelle Besonderheiten eingehen würden und dass in der expliziten, erfragbaren Haltung Zugänge zu Patienten weniger aus ethnozentristischer Sicht gesucht werden würden. Daher wurde neben der zweizeitigen Expertenbefragung in der eigenen Institution auch eine qualitative Arztbriefanalyse vorgenommen.

Fortbildungen fanden auf verschiedenen Ebenen statt und wurden durch die Mitarbeiter der Institution selbst erbeten. Diese sind verallgemeinerbar in ihrer Basisnähe: zur Schreib- und Aussprachweise anderssprachiger Namen und zu familienstrukturellen Merkmalen; zur therapeutischen Begegnung von deutschen Therapeuten mit Migranten, als Life-Supervision einer migrierten Patientenfamilie. Bedeutsam für den erwarteten Lern- und Identifikationsaspekt war der interaktive Charakter dieser Fortbildungen und das Faktum von nebenher stattfindenden vielfältigen informellen Kontakten mit interkulturellen Mitarbeitern.

> Die Fragestellung dieses Teils der Untersuchung widmete sich damit der Hypothese dass sich die Aufgabe verstärkter Komplexitätsbewältigung durch die Migration nicht nur für die Migrantenfamilien selbst, sondern auch für autochthone Experten im Versorgungskontext stellt. Eine „begrenzte, aber merkliche" Veränderung in Therapeutenhaltungen ist das Ziel der Gruppenarbeit nach Balint gegenüber Problempatienten. Die Balint'sche Theorie besagt, dass Ärzte und Therapeuten sich gegenüber als schwierig erlebten Patienten durch „Standardreaktionen" auszeichnen und dazu neigen, ihre „apostolische Arztfunktion" mehr zu betonen (Balint 1965). Die erste, vor dem Beginn dieses Projektes in der gleichen Institution durchgeführte Expertenbefragung konnte dies hinsichtlich der Haltung zu Migrantenfamilien qualitativ in einer Untergruppe der Befragten bestätigen (Eberding u. Schepker 1992).
>
> Die Erstbefragung 1989 erfasste 10 Experten, die damals in der Institutsambulanz tätig waren: vier Fachärzte für Kinder- und Jugendpsychiatrie, drei Assistenzärzte (darunter zwei Fachärzte für Kinderheilkunde) – somit Mitarbeiter

mit langjähriger Berufserfahrung, vier Frauen und sechs Männer. Die Zweit-
befragung 1995 umfasste nach zwischenzeitlicher Stellenerweiterung 16 Experten mit ähnlichem Erfahrungsprofil und ausgeglichenem Geschlechterver-
hältnis.

Die untersuchten 126 Arztbriefe über Patienten türkischer Herkunft, die im
Zeitraum von 1983 bis Mitte 1996 in der Ambulanz vorgestellt und von einheimischen Therapeuten gesehen wurden, wurden einer qualitativen Inhaltsanalyse unterzogen (zu Operationalisierung und Ankerbeispielen siehe Schepker et al 1998/2005). Der Operationalisierung wurden die DSM-IV-Kriterien für
eine kulturadäquate Diagnosestellung zugrunde gelegt (s. Kap. II.1.1). Die Al-
tersspanne der vorgestellten Kinder lag zwischen 1 und 21 Jahren. Der Median
mit 54 % der Patienten zwischen 8 und 14 Jahren entspricht der Inanspruchnahme der Essener Institutsambulanz. Die Geschlechtsverteilung ist ausgewo-
gen (65 Mädchen und 61 Jungen), was nicht der üblichen Jungenwendigkeit
in ambulanten Inanspruchnahmepopulationen entspricht. Der Anteil von Son-
derschülern war (sofern Angaben dazu gemacht wurden) mit 16.7 % gegenüber
der Normalbevölkerung deutlich erhöht, der Anteil an Schülern weiterführender Schulen mit 11.1 % auch gegenüber unserer Feldpopulation und den Essener Schulbesuchszahlen erniedrigt. Schulschwierigkeiten als ein Vorstel-
lungsgrund unter anderen wurden bei 42.1 % benannt. Dies ist seltener als in
der allgemeinen Inanspruchnahmepopulation, in der Schulschwierigkeiten
bei 60 % angegeben werden. Die Berichte wurden im Zeitraum von 1983 bis
1990 (ab der ersten Zusammenarbeit mit außerfamiliären Dolmetschern) und
von 1990 bis 1996 (ab Vorprojekt mit interkultureller Cotherapeutin in der
überwiegenden Zahl der Erstkontakte) dichotomisiert.

Ergebnisse der Arztbriefanalyse

Die **Datengrundlage zur Migrationsgeschichte** und den aktuellen Lebensbezü-
gen ist lückenhaft. So fehlte in 52.4 % der Arztbriefe eine Angabe dazu, ob der
Patient in der Türkei oder der Bundesrepublik geboren worden war. Die rest-
lichen Patienten waren zu 10.3 % in der Bundesrepublik und zu 37.3 % in der
Türkei geboren. Längere Trennungen von den Eltern (mehrere Monate bis Jahre) wurden bei 25.4 % der Patienten beschrieben. Jedoch war im Zeitverlauf
eine deutliche Entwicklung von wenigen oder keinen Angaben bis hin zur ausführlichen Darstellung der Migrationsgeschichte zu erkennen (Chi² = 22,7,
df = 2, p < .001)

Kulturelle Einbettung: Kontakte zu Verwandten in der Türkei wurden in 20.6 %
der Arztbriefe erwähnt, Kontakte zu Verwandten in der BRD in 19.8 %. Die par-
allele Vernachlässigung der kulturellen Einbettung und damit verbundenen
Gestaltung sozialer Kontakte (auch zu Vereinen, Verbänden, religiösen Gruppierungen etc.) in den Arztbriefen veränderte sich im Zeitverlauf nicht merklich.

Differenzerleben des Therapeuten: Hier ergab sich hinsichtlich der Schilderungen der Therapeuten hinsichtlich ihres Differenzerlebens gegenüber dem Patienten und seiner Familie eine Abnahme sowohl von Differenzerleben als auch
von positiv konnotierter Akzeptanz. Die Beschreibungen bewegten sich im

Zeitverlauf hin zu mehr objektiven, neutral beschreibenden Schilderungen im Vergleich der beiden Zeiträume, d. h. es erfolgte eine Versachlichung (Chi^2 = 4,85; d. f. = 2, p < .10)

Probleme in Kommunikation und Arbeitsbündnis wurden entgegen den Vorgaben des DSM-IV nur bezogen auf die sprachliche Kommunikation erwähnt und nahmen aufgrund der Anwesenheit der sprachkompetenten Cotherapeutin nach 1990 ab.

Kulturadäquate Diagnosestellung: Eine Weiterbildung zu diesem Thema war in der Institution zum Untersuchungszeitpunkt noch nicht erfolgt, wenngleich die deutsche Übersetzung des DSM-IV mit den entsprechenden Vorgaben 1995 erschien, sodass hier überwiegend Effekte eines „Lernens durch Kulturkontakt" gemessen werden konnten. Es ergab sich keine statistische Signifikanz trotz einer leichten Zunahme kulturadäquater Diagnosestellungen. Ganz überwiegend blieben die diagnostischen und differentialdiagnostischen Erwägungen unspezifisch und nicht explizit auf dem Hintergrund der speziellen Biographie, Ethnizität und Kultur differenziert.

Ergebnisse der Expertenbefragung

Alle 10 (A 1–10) Teilnehmer der ersten Befragung und 16 (B 1–16) der zweiten Befragung hatten in den letzten 3 Jahren mit zugewanderten Familien gearbeitet.

Voreinstellungen: Es ergab sich eine Abnahme stereotyper Vorannahmen (Konversionssymptomatik als Spezifikum, defizitäre Erziehungshaltungen, spezielle Mädchenproblematik). Insgesamt wurde in der Befragung 1995 weniger die Kulturdifferenz pathologisiert, insbesondere wurde die Kulturdifferenz seltener offen als Ursache für psychiatrische Störungen attribuiert. Die Teilnehmer der Interviewserie 1989 meinten fast einstimmig, dass die Erwartungen der Familien aus der Türkei an die Therapeuten andere seien, hingegen 70 % der zweiten Befragungsserie, dass sie gleich seien wie bei einheimischen Familien (p = .08). Es fand sich zunehmendes Detailwissen.

Während türkeistämmige Familien 1989 z. T. als ungebildet und fordernd dargestellt wurden (z. B. „Die Familien erwarten, daß wir die Mädchen stromlinienförmig in die Familie einpassen", A10) fanden sich 1995 auch differenziertere Äußerungen zur Individualität, aber auch erlebter Unsicherheit und Hilflosigkeit. So wurde bei den Rat suchenden Familien beschrieben: „Größere Unsicherheit, Gefühl der Ausgeliefertheit, Ängste und die fehlende Anspruchshaltung". Ein anderes Kontaktverhalten fand sich geschildert, z. B. dass die Familien „mehr Persönliches erwarten".

Therapieverlauf: 40 % der Erst-Befragten gaben an, dass Migrantenfamilien aus der Türkei medikamentengläubig seien bzw. eine starke medizinische Orientierung aufweisen würden. Diese Einschätzung war in der 2. Interviewreihe nicht mehr so häufig zu finden, stand aber immer noch im Vordergrund. In beiden Befragungen wurde die geringe Vorstellung benannt, die die Familien von Psychotherapie hätten. 1989 wurde die Verantwortung für Therapieabbrüche in erster Linie bei den Familien selbst gesehen, z. B. weil „türkische Familien weniger zugänglich für verbale Strategien und weniger intelligent sind" oder weil „Türken Angst haben, dass die Therapie zu erfolgreich wird". 1995 wurde diese Verantwortung auch auf Seiten der Therapeuten gesehen, z. B. weil „Familien enger angebunden werden müssten als strukturell möglich" sowie „wegen der eigenen Unsicherheit und mangelnden Erfahrung" bzw. weil „die Familien Erwartungen nicht erfüllt sehen".

Kommunikationsprobleme: Weniger oft waren im Vergleich beider Zeiträume zur Aufhebung der Sprachbarriere Familienmitglieder als Übersetzer oder professionelle Dolmetscher ($p < .01$) eingesetzt worden. Auf die bilinguale Cotherapeutin wurde dennoch nur von 50 % der Therapeuten (1995) zugegriffen. Im Zeitraum von 1989 bis 1995 hat der Einfallsreichtum im Umgang mit Kommunikationsproblemen trotz der erfolgten Professionalisierung nicht abgenommen: individuelle Lösungsversuche wurden nunmehr von 56 % der Therapeuten angegeben (gegenüber 30 % im Jahr 1989), der Unterschied war statistisch nicht signifikant. Genannt wurden Reduktionen des sprachlichen Austauschs zugunsten präverbaler und gestischer Kommunikation, eine verbal geringere, aber eindeutige Kommunikation wurde gesucht. So wurde in der Befragung von 1989 beispielsweise vorgeschlagen, deutsche Therapeuten sollen „auf primitiver Stufe sprechen" und in der Befragung von 1995, dass der Sprachteil bei einem entwicklungsdiagnostischen Test weggelassen werden könne.

Behandlungstechnik: Es gaben die meisten Experten an, die eigenen Kompetenzen erweitern zu wollen, z. B. durch Supervision. Praktisch schlugen sie vor, auf die Handlungsebene zu wechseln, oder sie nannten technische Modifikationen des üblichen Umgangs mit deutschen Familien. So wurde berichtet, dass in Kontakten mit Migrantenfamilien genauer nachgefragt oder Beispiele benannt bzw. eine bildreiche Sprache und Gestik eingesetzt würden.

Anamneseerhebung: Dem „Grad an Anpassung" an die deutsche Umwelt kam im Durchschnitt ein hohes Gewicht zu, ebenso den familiären Ressourcen und bisherigen Problemlösungen; in diesem Punkt zeigten die Therapeuten die größte Einheitlichkeit der Antworten. Sie maßen den faktischen Ressourcen und Risiken deutlich weniger Gewicht zu, am wenigsten dem Bildungsgrad der Eltern. Die größte Uneinheitlichkeit der Antworttendenz mit der größten Standardabweichung zeigten die Informationen zur Migrationsgeschichte und zur Religion, die demonstrieren, dass sich Standards im Umgang mit Patienten eines anderen Kulturhintergrundes im Sinne des DSM-IV noch nicht durchgesetzt hatten. Die Reihung spricht dafür, dass die Experten dem Adaptationsgrad hohe Auswirkungen auf die familiären Strategien und damit möglicherweise Bedeutung für ihr therapeutisches Vorgehen zumessen, während sie den Bildungsgrad der Eltern in der Migrationssituation mit deutlichem Abstand als am wenigsten bedeutsam ansehen.

Therapeutische Haltung: In beiden Befragungen meinten 75 % der Experten, dass die Arbeit mit zugewanderten Familien schwieriger sei. Dabei macht es keinen Unterschied, ob vorher ein ungünstigerer Therapieverlauf angegeben wurde oder nicht. Alle Erst-Befragten benannten sprachliche und kulturelle

Unterschiede als erschwerend für die Behandlung, 50 % zusätzlich eigene Wissensdefizite und Unsicherheiten, wie z. B. „Kommunikationsprobleme, verschiedene kulturelle Denkweisen, (ich) wusste nicht was ankommt und was nicht, manches ist nicht rauszukriegen" oder „mangelndes Hintergrundwissen der Therapeuten, Sprachprobleme". Die Nennung von Sprachproblemen nahm in der zweiten Interviewreihe ab – diejenige von Unsicherheit und eigenem Nicht-Verstehen gegenüber der ersten zu. Therapietechnisch wurde von den Therapeuten mehr Annäherung an die Familien gesucht. So wurde in diesem Zusammenhang beispielsweise als schwierig benannt: „die kulturelle Ausrichtung zu verstehen und welche Veränderung gewünscht wird" und „Sprachprobleme beim direkten Zugang zur Mutter, es fehlt was ganz Entscheidendes".

Des Weiteren wurden institutionelle und politische Veränderungen gefordert, z. B. die Einstellung von bilingualen Mitarbeitern in der eigenen und in anderen Institutionen. Darüber hinausgehende Vorschläge lauteten „Familien (auf die Therapeuten) nicht nach Nationalitäten sondern problemspezifisch verteilen. Mehr Raum in Kliniken für Andersgläubige z. B. bezüglich Essen, Gebete", „Anderes politisches Klima in Deutschland, ethnisch adäquate Interventionsstrategien der Jugendämter, Behörden, Schulen; Co-Therapie für alle Kulturfelder bei veränderter Arbeitsgestaltung".

Ergebnisse der Gruppendiskussion zu den Experteninterviews: Das Feedback der Ergebnisse an die Institution selbst und deren Diskussion durch die Beteiligten ergab im Wesentlichen 2 Argumentationslinien.

a) „Input" der Institution hinsichtlich einer kulturellen Öffnung und historische Entwicklungen (systemische Wende auch in der Therapietechnik, politische Entwicklung auch durch stärkere Beteiligung der Institution an interkultureller Begutachtung, stärkere Sensibilisierung, Ruf als Spezialinstitution, Generationenwechsel)

b) Migrantenfamilien selbst und ihr Innovationspotential (Generationenwechsel, Einbürgerungswelle, Adaptionsprozesse).

Zusammenfassend war eine merkliche Veränderung der Arbeitsweise der einheimischen Therapeuten anhand der schriftlichen Produktionen nachzuvollziehen – hinsichtlich der Erhebung migrationsspezifischer Daten, einer tendenziellen Abnahme von Differenzbetonung und Zunahme objektiver Beschreibungen sowie einer Abnahme von expliziter Problembenennung hinsichtlich der Fremdheit der Familien. Jedoch mündete dies nicht in eine Zunahme kulturadäquater Diagnosestellungen, und die Darstellung von sozial-faktischem aus dem Lebensraum der Familien blieb verbesserungswürdig.

Hinsichtlich der erfragten Haltungen waren Überzeugungen von einer unterschiedlichen Problempräsentation oder Erwartungshaltung der Familien rückläufig. Kommunikationsprobleme wurden seltener beklagt, eigene Unsicherheiten nahmen jedoch zu. Offene Vorurteilshaltungen hatten zugunsten einer allgemein sachlicheren Haltung abgenommen. Zum Teil bestanden recht differenzierte Vorstellungen über qualitativ sinnvolle Angebote.

2 Konkretes Vorgehen: Anamnese und Befund

2.1 Familiäre Migrationsgeschichte

Im Sinne der oben diskutierten Gefahren einer Kulturalisierung (s. Kap. II.1.5) ist bei der Anamnese der Einbezug der individual-historischen Perspektive erforderlich. Dies benötigt eine über die DSM-IV-TR-Kategorien hinausgehende Erarbeitung der biographischen Dimension in der Kommunikation mit Migrantenfamilien. Ein Schema zu Kategorien wie: Anlass der Migration, Entscheidungsprozess und Attributionen einschließlich Mystifizierungen, Trauerprozesse, Gewinner und Verlierer der Migration in der Familie, zu Hoffnungen einzelner Familienmitglieder beschreibt Walter (1994). Dieses Schema ist zum Verständnis der subjektiven Bedeutung der Migration für die befragen Familien unerlässlich.

Das Erheben der Migrationsgeschichte empfiehlt sich zu Beginn der ersten Familiensitzung und dient neben der wichtigen Information des Therapeuten auch der Aufwärm- oder Joiningphase mit der Familie.

Die Migrationsgeschichte erhellt verschiedene Themenkomplexe:

1. Aufschluss über die Anlässe, Hoffnungen, Befürchtungen der Familie im Kontext mit der Migration. Hier kommen z. B. Armut, Arbeitslosigkeit, Abenteuerlust, Heiratsmigration, Familienzusammenführung, ökonomische Hoffnungen, berufliche Optionen, Ausbildungsgründe oder politische Gründe, Krieg und ethnische, politische oder religiöse Verfolgung sowie Zwangsmigrationen in Frage. Die familiäre Migrationsgeschichte lässt erkennen, ob die jeweilige Familie ihr „Migrationsziel" erreicht hat oder nicht – wenn nicht, ist dies ist laut der Essener Feldstudie (s. Kap. IV.1) ein wesentliches Merkmal das zu psychiatri-

schen Auffälligkeiten der Kinder beiträgt. Traumatische Erfahrungen von Eltern (und Kindern) im Herkunftsland können nicht günstig im Erstinterview erhoben werden, eine Bereitschaft des Therapeuten zur Kenntnisnahme ist jedoch zu signalisieren.

2. Die Migrationsgeschichte gibt des Weiteren Aufschluss über Tätigkeiten der Eltern bzw. Großeltern im Herkunftsland, über deren Bildungsstand und Bildungserwartungen für die Kinder und allgemein über Erwartungen an die Kinder, über familiäre Rollenaufteilungen.

3. Aufschluss über die Art der Elternbeziehung (z. B. wenn Heiratsmigration erfolgte, war es eine vermittelte Ehe?) und der zu vermutenden Familienstruktur (s. Kap. II.2.2).

4. Aufschluss über die Bedingungen des Aufwachsens der Indexpatienten. Wenn Kettenmigration erfolgt ist oder Hin- und Rückmigrationen (häufiger bei Herkunftsstaaten die schon lange EU-Mitglieder waren, jedoch deutlich abnehmende Tendenz bei Jugendlichen – bei den von Boos-Nünning et al untersuchten Mädchen aus Griechenland 12 %, aus Italien nur noch 3 % „Pendlerinnen"), wer in der Familie war wann wo? Gab es temporäre Rückmigrationen oder Pendeln anderer Kinder? Sind die Kinder an die Eltern gebunden oder primär z. B. an die betreuenden Großeltern oder andere Verwandte im Herkunfts- oder Aufnahmeland? Welche Trennungserlebnisse waren zu verarbeiten? Wie ist das familiäre und kulturelle Netzwerk in Deutschland)? Für Aussiedlerjugendliche ist sehr bedeutsam, in welcher Lebensphase die Migration erfolgte und unter welchen Hoffnungen und Verlusten. Wurde der Vorname „eingedeutscht" und welche Auswirkungen hat das auf die Identität? Hat der entsprechende Jugendliche Beratung und Begleitung bei der Integration und beim Spracherwerb erhalten?

5. Aufschluss über die Intensität des Kontaktes zur Aufnahmekultur und zur Herkunftskultur bzw. zur Migrantensubkultur und damit zur „kulturellen Identität" der Familienmitglieder, auch abhängig von der ethnischen Herkunft und der Gelegenheit zu Kontakten im Wohnumfeld. Dabei entstehen Kenntnisse über Kompetenzen, die eine Integration und Herausbildung neuer Identitätsformen erleichtern (z. B. Sprachkompetenzen, die auch nur in 15 % der Aussiedlerfamilien zu erwarten sind, oder Kenntnisse über die jüdische Herkunftsreligion bei nur 10 % der jüdischen Kontingentflüchtlinge aus der Russischen Föderation oder den GUS-Staaten (Novikov 2002).

6. Kenntnisse über die soziale Integration der Familie in der Aufnahmekultur, einen eventuellen Statusverlust durch die Migration und weitere Enttäuschungen familiärer, beruflicher, gesellschaftlicher und sozialer Art (Gün 2007) sowie Erfolge und aktuelle berufliche Sicherheit der Eltern.

7. Wichtige Informationen für den Aufenthaltsstatus, Rückkehr- und Bleibeoptionen der Familie, welche die Rahmenbedingungen einer Behandlung entscheidend prägen können, und Kenntnisse über Zukunftspläne und deren Realisierbarkeit.

Fişek und Schepker (1997) beschreiben, dass der Migrationsprozess aus systemischer Sicht eine Herausforderung für das Familiensystem darstellt, sich zu verändern. Zunächst erfolgt ein Wandel erster Ordnung (Verhärtung und Verhinderung von Veränderungsprozessen) und dann ein Wandel zweiter Ordnung (Öffnung und Flexibilisierung) (ausführlicher dazu s. Kap. II.2.2). Jetzt in der Jugendphase befindliche Zuwandererkinder haben vom Recht auf einen Kindergartenplatz noch nicht profitiert, sodass nach den wesentlichen Betreuungspersonen in der gesamten Vorschulzeit, sehr häufig durch verwandtschaftliche Unterstützung und gelegentlich mit einem Verlagern des Wohnortes dargestellt, gefragt werden muss. Die Kernfamilie zu betrachten, greift daher in einer Migrationsanamnese oft zu kurz.

Sluzki (2001) hat sich, weiterentwickelt durch Machleidt (2006), an einem Phasenmodell der Migration versucht und hat verschiedenen Phasen unterschiedliche Arten der Belastungen zugeordnet. Die Autoren sehen in Migrationsprozessen kulturübergreifende, aber auch situationsübergreifende regelhafte Abläufe.

Der Migrationsprozess könnte demnach in sechs Phasen eingeteilt werden:
1. Die Vorbereitungsphase,
2. der Migrationsakt selber und
3. die Phase der Überkompensierung bzw. des Erfolgserlebens nach geglückter Migration, die so etwas wie der „Honeymoon" in der Begegnung mit dem Gastland ist.

In diesen drei Phasen werden Ärzte und Psychiater im Allgemeinen nicht konsultiert. Dies kann aber eher in der
4. Phase der kritischen Integration (Ringen um die Grundlagen der Existenzsicherung) geschehen, die besondere Gefahren der Dekompensation birgt. Die alte familiäre und individuelle Identität stehe in Frage, eine neue bikulturelle oder multikulturelle Identität sei noch nicht vorhanden. Die Vulnerabilität für so genannte Stresskrankheiten, für somatoforme und neurotische Störungen sowie Sucht ist zu diesem Zeitpunkt besonders hoch. Beim Auftreten psychischer Störungen bei Migranten in der kritischen Anpassungsphase handelt es sich nach den Autoren um individuelle Reaktionen auf Stressoren durch die „Akkumulation von Sozialpathologie" insbesondere im Zusammenhang mit den schwierigen Bedingungen in den Bereichen Arbeit, Wohnen sowie im politisch-sozialen Umfeld. Das Individualverhalten sei durch eine Identitätskrise mit der Suche nach Zukunftsorientierung gekennzeichnet, und die sozialpolitische Situation nicht selten durch eine offene oder latente Diskriminierung und Stigmatisierung. In dieser Situation brauchen viele Migranten – nach Einschätzung von Machleidt 1/3 (!) psychiatrisch-psychotherapeutische Beratung bzw. Behandlung. Ihr Hilfe-Such-Verhalten führt beim größeren Teil der Migranten in die Kernbereiche der Primärversorgung zum Hausarzt und damit in den bedeutendsten Randbereich des psychiatrischen Versorgungssystems. In den selteneren Fällen wer-

de der niedergelassene Psychiater aufgesucht oder die Notfallambulanz in psychiatrischen Kliniken (Machleidt 2006).

5. Die fünfte Phase der Trauer um den Teilverlust der eigenen Kultur schließt sich an. Eine Unfähigkeit, diese Trauer zu leisten, könne zu einer nicht endenden Trauer mit entsprechender depressiver Symptomatik führen – dies steht natürlich in engem Zusammenhang mit den persönlichen Ressourcen eines Individuums oder einer Gruppe.

6. Bei der sechsten Phase der generationsübergreifenden Anpassungsprozessen werden die tradierten familientypischen Stile, Regeln, Normen, Werte und Sichtweisen in Frage gestellt, transformiert und in eine qualitativ neue Balance gebracht. Dies seien normale und notwendige Anpassungsprozesse in Migrationskontexten, die in der überwältigenden Mehrheit der Fälle ohne ärztliche, psychologische und beraterische Hilfe bewältigt werden. Sie dienen dem Aufbau neuer bikultureller oder polyvalenter Identitäten. Besonders nachfolgende Generationen neigen zu diesen Dynamiken, was nicht ohne Konfliktpotenzial für die generativen und Geschlechterrollenbeziehungen in Migrantenfamilien bleiben kann (Machleidt 2006).

Aus kinder- und jugendpsychiatrischer Sicht sei darauf hingewiesen, dass diese „Phasen" nicht unidirektional verstanden werden können, da sich mehrere Familienmitglieder in unterschiedlichen Phasen befinden können, was für das Herausbilden einer familiären Identitätsform in der Migration (s. Kap. VII.1) besondere Schwierigkeiten bedeuten kann. Für die Adoleszenzentwicklung von Kindern und Jugendlichen kann es sehr bedeutsam sein, wenn einer der Elternteile aufgrund eines unvollständigen Trauerprozesses in einer depressiven Störung verbleibt und von daher für die „generationsübergreifenden Anpassungsprozesse" praktisch nicht zur Verfügung steht.

2.2 Familienanamnese und Familienstruktur

Die Familienform der sich vorstellenden Familie selbst kann zwischen der Einelternfamilie und der Großfamilie (Großeltern, Eltern, Onkel und Tanten, Kinder, Schwiegerkinder, Nichten und Neffen in einem Haushalt) divergieren. Großfamilienstrukturen sind vor allem bei Familien aus dem Mittelmeerraum, etwa durch Heiratsmigration verbreitet, finden sich aber auch bei Zuwanderern aus den ehemaligen GUS-Staaten und aus Afrika. Selbst wenn die aktuelle Familie nicht in einer Großfamilienstruktur lebt, kann diese derzeit vermisst und als Verlust des haltenden Rahmens betrauert werden.

Zwar nimmt die Größe der hier aufhältigen Zuwandererfamilien in den letzten Jahren deutlich ab (5-und-mehr Personen-Haushalte betrugen im Jahr 2002 nur noch 11 % aller ausländischen Haushalte laut Bericht der Beauftragten der Bundesregierung 2005), sodass die konkrete Bedeutung innerfamiliärer Subsysteme auch zurückgehen dürfte, jedoch wird auch durch die Betreuungssituationen mit häufiger Verwandtschaftshilfe oft eine bedeutsame Bezugsperson in der Verwandtschaft zum protektiven Faktor für einzelne Kinder in der Familie.

Die erweiterte Familie oder das eigenethnische soziale Bezugsumfeld mag vom Wohnort fern sein, oder aber die Familie mag in einer ethnischen Monokultur soziale Beziehungsstrukturen geschaffen haben, ähnlich denen der Herkunftsregion. An Verpflichtungen finanziellen Unterhalts gegenüber Verwandten im Herkunftsland ist zu denken.

Schließlich wird auch die soziale Schichtzugehörigkeit in Deutschland, der Bildungsgrad der Eltern und die Art der Erwerbstätigkeit eine bedeutsame Rolle für die Selbstbilder in der Familie spielen. Sehr oft ist bei Aussiedlern eine Anerkennung des akademischen Abschlusses der Eltern nicht gegeben, so dass mit einem subjektiven Kompetenzverlust und einem Diskriminierungserleben eine geringwertigere Tätigkeit aufgenommen werden muss.

> *Da sich in unserer Essener Feldstudie ein eigener Beitrag zur Pathologie von Jugendlichen durch die Arbeitslosigkeit eines Elternteils fand (s. Kap. IV.1), ist die berufliche Einbettung der Eltern – die ja auch einen wesentlichen Teil des „Migrationsziels" zumindest bei Arbeitsmigranten und Spätaussiedlern darstellt – in der Diagnostik von zentraler Bedeutung.*
>
> *Von hoher Bedeutung ist das Erfragen innerfamiliärer Rollenteilungen – sofern es eine für Gesundheitsfragen „zuständige" Großmutter, Tante oder ältere Schwester gibt, kann angeraten sein diese aktiv in die weiteren Beratungen einzubeziehen. Der einheimische Untersucher sollte über die besondere Bedeutung des Geschwistersubsystems, der weiblichen und männlichen Subsysteme in ländlichen Herkunftskulturen orientiert sein, ebenso über die informellen Hierarchien zwischen älteren und jüngeren Verwandten.*

2.2.1 Exkurs: Hintergrundwissen zu Strukturellen Aspekten von Zuwandererfamilien am Beispiel von türkeistämmigen Familien

Die nun folgenden Ausführungen zu „traditionellen Familienorientierungen" entstammen der Familienforschung der 80er und 90er Jahre an türkeistämmigen Migranten und Aussiedlern, den beiden größten Zuwanderergruppen. Sie sollten vom Untersucher nicht so verstanden werden, dass sie die heutige Realität abbilden. Jedoch prägen sie die Wahrnehmungen der heutigen Elterngeneration und deren Wertegefüge durch die dahingehend erlebte Sozialisation. Teilweise sind die beschriebenen Strukturen auch heute, in monoethnischen Migrantensubkulturen, weiterhin tradiert und vorfindlich.

In zwei zusammenfassenden Übersichten von Studien in der Türkei ab Mitte der 60er Jahre beschreibt Fişek (1982 und 1993) die türkische Gesellschaft als weiterhin traditionell, autoritär und patriarchalisch geprägt, wobei insbeson-

dere in ländlichen Regionen enge Blutsbande und Verwandtschaftsbeziehun-
gen die Grundlage der meisten sozialen Beziehungen bilden. Zwar befinde
sich die Türkei in einem rapiden gesellschaftlichen, politischen und ökonomischen Wandel, der die traditionelle, bäuerliche und patriarchalische Gesellschaft in Richtung einer modernen, städtischen und egalitären Gesellschaft verändere. Trotz dieses gesellschaftlichen Wandels würden aber weiterhin familiäre Werte stark betont (Ergüder, Kalaycioglu u. Esmer 1991), der
Einzelne sei eingebettet in hierarchische Beziehungen, innerhalb derer das
Wohl der Gemeinschaft ein höheres Gut darstelle als das des Individuums. Die
sozialen Beziehungen hätten die Qualität einer „Kultur der Bezogenheit"– wie
bei Kağıtçıbaşı (1996) als „culture of relatedness" bezeichnet"–, wobei die Beziehungen untereinander geordnet seien auf der Basis von gegenseitigen Un-
terstützungs- und Loyalitätserwartungen zwischen den Verwandtschaftsgrup-
pen. Die erweiterte Familie schaffe Unterstützung und Sicherheit auch in
Fällen, wo die Kernfamilie dies nicht mehr allein gewährleisten kann, z. B.
im Falle der Arbeitsmigration des Mannes. Sowohl in den Städten und den sie
umschließenden Elendsvierteln (Gecekondus) als auch auf dem Lande herrscht
nach türkischen Untersuchungen zwar die Kernfamilie vor, doch ist nach
Fişek davon auszugehen, dass die erweiterte Familie zumindest psychologisch
wirksam ist. Im sozialen Kontext wird also weniger Wert auf Autonomie und
Individualität gelegt, sondern mehr auf enge Gruppenbande, Verlässlichkeit,
Loyalität und Interdependenz.

Betrachte man die Kernfamilie, so spiegele sich nach Fişek (1982) dort die
gesellschaftliche Hierarchie nach Alter (Generation) und Geschlecht wider,
wobei Letzterem die größere Bedeutung zukomme (Fişek 1991).

So sei weiterhin und für alle gesellschaftlichen Gruppen gültig, dass der
Status der Frau geringer sei, als der des Mannes. Dies ändere sich auch kaum
durch die Berufstätigkeit oder den Bildungsstatus der Frau, höchstens dann
(in den mehr traditionell geprägten Gegenden), wenn sie einen Sohn gebäre,
später dann noch einmal, wenn sie die Rolle der Schwiegermutter überneh-
me. Auch die Lebenswelten von Frauen und Männern seien strikt getrennt:
Während Frauen im häuslichen Bereich tätig und für die Betreuung der Kinder zuständig seien, stünden die Männer im Austausch mit der Außenwelt.
Ein Rollenwechsel sei kaum möglich.

Statusunterschiede ergeben sich Fişek (1982) zufolge des Weiteren auf dem
Hintergrund der Generationenzugehörigkeit. Die sehr wichtige Rolle der Kinder liege weniger in ihrer Funktion als Quelle psychischen und emotionalen
Wohlbefindens der Eltern begründet, als vielmehr in der Funktion der künf-
tigen ökonomische Versorger der erweiterten Familie. Der Status von Kindern
sei generell gering, wobei auch hier Jungen den Mädchen vorgezogen würden.
Dies sei auch in den Städten der Fall (Fişek 1993). Auf dem Dorf könne der Status des ältesten Sohnes sogar den der Mutter übersteigen. Großeltern väter-
licherseits kommt der höchste Status zu. Sie bleiben als Autoritäten bestehen,
auch wenn der Sohn die ökonomische Versorgung der Familie übernommen
hat.

In der Kernfamilie (Vater, Mutter und Kinder) herrscht damit eine klare Rollendifferenzierung und -segregation vor, wobei die Anstrengungen der Familie mehr dem ökonomischen Überleben als einer emotionalen Erfüllung dienen. Unter Eheleuten wird wenig kommuniziert, was auch durch die (geschlechts-)getrennten Lebenswelten bedingt ist. Gewichtige Entscheidungen werden vom Mann allein gefällt, wobei letztendlich auch hier kaum Unterschiede zwischen städtischen und ländlichen Familien zu beobachten sind. Die Ehe wird weniger als eine selbst gewählte Partnerschaft verstanden, vielmehr ist sie meist als ein Arrangement zweier Familien zustande gekommen, wobei sozialen und ökonomischen Überlegungen Vorrang eingeräumt wurde.

Aus systemischer Sicht ist die Kernfamilie nach Fişek (1982) als ein Subsystem der erweiterten Familie zu sehen. Die Außengrenzen der Kernfamilie sind unklar und durchlässig, Mann und Frau bleiben ihren Herkunftsfamilien emotional verbunden, wobei der Mann diese Kontakte intensiver gestalten kann. Da ein emotionaler Austausch zwischen Mann und Frau nur sehr eingeschränkt stattfindet, bleibt der Frau zur emotionalen Erfüllung und Erhöhung des Sebstwerterlebens nur die Hinwendung an ihre eigenen Kinder. Hier drohen dann aber ebenfalls Grenzen, nämlich die zwischen den Generationen, verwischt zu werden. Eine Verstrickung der Subsysteme ist somit in traditionell türkischen Familien leicht möglich, die Entwicklung autonomer und aktiver Individuen erschwert.

Die türkische Kultur wird als pronatalistisch beschrieben (Fişek 1993). Auch wenn sonst eine starke Geschlechtertrennung in der Familie besteht, so wird übereinstimmend berichtet, dass die Mutter-Sohn-Beziehung generell sehr eng sei. Einerseits mag dies in traditionellen Familien darin begründet sein, dass die Frau durch die Geburt des Sohnes eine Statusaufwertung erfährt, andererseits darin, dass die Mutter-Kind-Beziehungen eine Nähe ermöglichen, die zwischen den Eheleuten derart offen nicht ausgedrückt werden darf. Im Gegensatz zur engen Mutter-Sohn-Beziehung ist die zwischen Vater und Sohn beschreibbar als formal, autoritär und distanziert. Ein in dieser Hinsicht besonderes Ereignis ist die Beschneidung der Jungen im Alter zwischen 3 und 6 Jahren. Nach der Beschneidung wird die stufenweise Ablösung von der Mutter initiiert, gleichzeitig setzt ein Geschlechtsrollentraining durch Einführung in die Männerwelt der dörflichen Gemeinschaft ein.

In der Erziehung der Kinder dominieren Liebe, Kontrolle und Behütung. Von den Kindern wird erwartet, dass sie gehorsam, respektvoll und still sind. Aktivität, Neugierde, Lebendigkeit und Gesprächigkeit hingegen sind verpönt. Ein derartiges explorierendes Verhalten des Kindes wird einer Untersuchung von Erol et al. (Erol et al. 1988) zufolge von Seiten der Eltern mit Nicht-Beachtung einzudämmen versucht. Der offene Ausdruck von Gefühlen wie Ärger und Feindseligkeit wird Kindern gar explizit verboten.

Die Erziehungspraktiken sind stärker auf dörfliche Lebenswelten ausgerichtet. Weniger symbolisches Lernen wird gefordert, vielmehr Lernen am Modell und motorische Fertigkeiten. Es herrsche ein nonverbaler elterlicher

Lehrstil vor (vgl. Kağitçibaşi 1996) Das Erziehungsverhalten kann als inkonsistent beschrieben werden. Kinder werden stark behütet und in ihren autonomen Handlungen eingeschränkt. Disziplinarische Maßnahmen sind das Drohen mit körperlichen Züchtigungen, Ängstigen vor übernatürlichen Kräften und Vorwürfe. Erklärungen für Verbote oder Missbilligungen werden von Eltern selten vorgetragen. Fişek (1993) weist aber auf neuere Studien hin, die in den Städten entsprechend der Differenzierung der Schichtzugehörigkeit eine demokratischere Erziehungshaltung mit weniger körperlichen Strafen und stärkerer Förderung autonomer Handlungen beobachteten.

Dies mag unter anderem darauf zurückgehen, dass abhängig vom sozialen (städtisch – dörflich) und sozioökonomischen Status der Familie (gemessen am Bildungsniveau der Eltern) Kinder in der Türkei nicht mehr nur in ihrem materiellen Wert für die Familie gesehen, sondern auch in ihren Bedürfnissen wahrgenommen werden, d. h. einen psychologischen Wert erhalten. Somit wandelt sich die traditionell eltern-zentrierte zu einer kind-zentrierten Familie. Kagitçibasi (1996) betont, dass dieser soziale Wandel zwar die materielle Abhängigkeit voneinander mindert, nicht aber die emotionale (resp. psychische).

Ein Unterschied in der Erziehung von Söhnen und Töchtern ist insoweit zu beobachten, als dass Jungen ermutigt werden, Probleme nach außen zu tragen, Mädchen hingegen zu Konformismus und Passivität angehalten werden. So zeigte sich in einer Untersuchung an einer Schülerpopulation in Ankara, dass Jungen im Verhalten eher aktiv, ruhelos, aggressiv und ungehorsam sind, Mädchen hingegen sich ängstlich, depressiv und somatisch besorgt verhalten (Erol et al. 1988). Je höher der sozioökonomische Status, desto weniger rigide sind aber diese Geschlechtsrollenstereotype ausgeprägt (Fişek 1993).

Auch die Bedeutung der Schulbildung der Kinder für die Familie ist sowohl schicht- als auch geschlechtsabhängig zu beurteilen. Die Mehrzahl der Kinder besucht nach der obligatorischen Grundschule keine weiterführende Schule mehr, wobei dies eher noch für Mädchen zutrifft. In traditionell geprägten Familien werden Mädchen mit zunehmendem Alter ans Haus gebunden und sollen, wenn überhaupt, dann eher technische Fertigkeiten erwerben als akademische. Die Berufswahl ist abhängig vom Geschlecht. Mädchen sollen Näherin, Lehrerin, Krankenschwester oder Sekretärin werden (alles Tätigkeiten, die sehr arbeitsintensiv sind bei geringem Lohn), Jungen werden mehr dazu gedrängt, in den Handel zu gehen. Diese Stereotype sind unter den städtischen Eliten seltener anzutreffen. Hinsichtlich der Wahrnehmung von Bildungsoptionen werden Jungen und Mädchen dort gleichsam ermutigt, in der Berufswahl gelten kaum Geschlechtsstereotype. Allerdings warnt Fişek (1993) davor, den Berufserfolg von Frauen in den Städten mit einer Statuserhöhung in der weiterhin patriarchalischen Gesellschaft gleichzusetzen.

Der Verstädterungsprozess verändert die familiären Strukturen. Zwar wird die Geschlechtssegregation nicht aufgehoben, doch Mann und Frau können eigene Lebenswelten stärker gestalten. Wo aber die externale Kontrolle geschwächt wird und ältere Autoritätspersonen nicht vermittelnd eingreifen können, bleiben Mann und Frau auf sich allein gestellt, ohne dass sie gelernt hätten, miteinander zu kommunizieren und Intimität zu gestalten. Konflikte werden dadurch vermehrt zwischen den Eheleuten direkt ausgetragen, und es verwundert somit nicht, dass gerade unter binnenmigrierten Familien in Gecekondus, die auch die stärkste Belastung durch sozialen Wandel erfuhren, die höchsten Scheidungsraten anzutreffen sind (Fişek 1982, 1993).

Hinsichtlich der Familienstruktur besteht die hierarchisch-patriarchalische Organisation der Familie in der Binnenmigration (unter weitgehendem Erhalt der Herkunftskultur) fort. Die Frauen wirken zwar tendenziell aufgeklärter und offener für Neues als die Männer, es kommt aber nicht zu einer radikalen, sondern lediglich zu einer begrenzten Bewusstseinsänderung bei den Frauen. Dies mag begründet sein im sehr niedrigen Bildungsniveau dieser Frauen. Nach Cevik und Ceyhun (o. J.) führen die Berufstätigkeit der Frau und der Kinder jedoch langsam dazu, dass die traditionelle Autoritätsposition des Vaters untergraben wird.

Was an Veränderungen innerhalb der Familien sichtbar ist, ist meist auf die Verhaltensebene beschränkt, wie z. B. eine neue Form der Arbeitsteilung zwischen den Eheleuten, wo auch der Mann frauentypische Hausarbeiten verrichtet, während die Frau außer Haus beruflich tätig sein kann. Es gibt also leichte Veränderungen auf der Verhaltensebene, die sich aber bisher nicht in der Werteorientierung der Familien niedergeschlagen haben.

Anders die Auswirkungen der Außenmigration. Nach Fişek und Schepker (1997) findet ein Wechsel in eine fremde, gleichzeitig hochstrukturierte Umgebung statt, wo die Sozialstruktur „keinen Spielraum für Verstädterungsmanöver, wie sie in der Binnenmigration in Gecekondus funktionieren" lasse. Beobachten lassen sich drei Formen von Adaptationsleistungen traditionell strukturierter Familien: Es mag sein, dass der Anpassungsdruck durch eine konservativ-homöostatische Haltung bis zu einem bestimmten Grad aufgefangen wird. Dies wäre dann der Fall, wenn die Familie sich stark auf die eigenen tradierten familialen Werte beruft und sich der deutschen Umwelt verschließt (im Sinne von Segregation). Eine andere Antwort wäre die der Marginalisierung, dass das Familiensystem dem Anpassungsdruck nicht mehr standhalten kann, sich nicht verändert und letztlich zusammenbricht durch Krankheit, Delinquenz oder psychische Devianz einzelner Familienmitglieder. Schließlich wäre gegenüber einem dergestaltigen Wandel erster Ordnung ein Wandel zweiter Ordnung denkenswert, indem sich das Familiensystem auf einem neuen Niveau reorganisiert. Ein derartiger Wandel ist nach Fişek und Schepker jedoch nicht vorhersagbar und vollzieht sich durch kleine partielle Veränderungen. Die zum Teil noch bestehenden rigiden Geschlechts- und Generationengrenzen in den Familien erlauben es sogar, dass ein derartiger Wandel auf Subgruppenebene stattfindet, ohne das Familiensystem als Gesamtes zu gefährden. Eine Schlüsselposition kommt dabei der Mutter zu, wenn sie in der Lage ist, zwischen der Autorität des Vaters und den Wünschen der Kinder als Puffer zu agieren.

Die besondere Rolle der Mutter in türkeistämmigen Familien in der Migration war Gegenstand einer Studie von Nauck (1985). Eine Untersuchung der familiären Interaktionsstrukturen ergab, dass entgegen dem Stereotyp der „autoritär-patriarchalischen" Familienorganisation in über 70 % der untersuchten türkeistämmigen Migrantenfamilien Entscheidungen gemeinsam von den Eheleuten gefällt werden (synkratische Entscheidungsmuster), beide jedoch relativ autonom handeln. Während das Entscheidungsverhalten (über Haushalt, Kinderpflege, soziale Beziehungen und Erwerbstätigkeit) somit dem der Familien der deutschen Aufnahmegesellschaft ähnelt, unterscheiden sich die türkeistämmigen Familien von der Aufnahmegesellschaft im Grad der Kooperation zwischen den Eheleuten. Auswirkungen auf die Entscheidungsmacht und Aufgabenallokation haben die Kinderzahl in der Familie (je weniger desto autonomer die Ehepartner), der Zeitpunkt der Wanderung der Frau im Migrationszyklus der Familie (je früher desto autonomer), die Herkunftsregion der Frau (je urbaner desto autonomer), der Bildungsgrad der Frau („dies ist der erklärungskräftigste Einzelfaktor für Entscheidungsmacht und Aufgabenallokation in türkischen Migrantenfamilien überhaupt" (Nauck 1985, S. 458) und die Desegregations-Motivation der Eheleute (im Sinne einer Eingliederungsbereitschaft). Für Veränderungen in der Familienstruktur scheint eine Wohnortnähe zu Verwandten und Landsleuten, zu ethnischen und allgemein familienbezogenen Institutionen weniger von Bedeutung zu sein. Für Nauck, der diese innerfamiliären Veränderungen „als ersten Hinweis auf die Ausdifferenzierung einer ethnischen Minoritätenkultur" (Nauck 1985, S. 458) deutet, weisen die Ergebnisse dieser Studie auf ein wachsendes heimliches Matriarchat in türkeistämmigen Migrantenfamilien hin. Der synkratisch-frauenzentrierte Familienstruktur-Typ und der matriarchalisch-autonome Typ nähmen zu und die individuellen Eigenschaften der Ehefrau hätten einen stärkeren Einfluss auf die familiäre Interaktionsstruktur. Hinzu kommt die sehr viel stabilere Mutter-Kind-Beziehung.

> „Im einzelnen zeigt der Dyaden-Vergleich, dass die Mutter-Kind-Beziehungen sehr viel ‚stabiler' als Vater-Kind-Beziehungen sind und weniger durch Bildungs- und Assimilationsprozesse modifiziert werden: Mit zunehmender Bildung und Assimilation wird bei den Müttern die Erziehungseinstellung gegenüber ihren Töchtern lediglich etwas permissiver und die autoritäre Rigidität nimmt ab; hinsichtlich der Söhne verliert lediglich die Orientierung an der eigenen Erziehung stark an Bedeutung. Bei den Vätern sind dagegen die Erziehungseinstellungen insgesamt sehr viel stärker von Bildung und Assimilation beeinflußt, wobei die Beziehung zur Tochter stärker durch Bildung, die Beziehung zum Sohn stärker durch den Eingliederungsprozeß verändert wird."

Hierzu merkt Wilpert (1987) kritisch an, dass Veränderungen in der Ressourcenverteilung ohne Kenntnis der Vormigrationssituation nicht gut untersuchbar seien. Vielmehr müsse die kulturelle Herkunft in der Herkunftsgesellschaft gesehen werden, wozu sie eine Einteilung in ländlich/kinderreiche und städtische Familien vorschlägt. Zu berücksichtigen sei, inwieweit auch im Herkunftsland eine Familie aus einer unterprivilegierten Gegend stamme, in der sie bereits einen Minoritätenstatus innegehabt habe. Unter Einbeziehung der im Untersuchungsraum Berlin großen Gruppe von Kindern mit kurdischer Muttersprache wird eine Familientypologie entwickelt, die 4 Kategorien umschließt:

1. ländliche kinderreiche Familien mit stärkerer Fragmentierung (d. h. Trennungen während des Migrationsprozesses),
2. ländliche Minoritäten (oft mit Kettenmigration),
3. mobile Kleinfamilien ländlicher Herkunft (oft nach Binnenmigration mit gemeinsamer Migration) und
4. städtische Familien mit höherer Qualifikation der Eltern.

Die hier beschriebenen Eigenschaften der Familien erklärten unterschiedliche Orientierungen (z. B. hinsichtlich Berufswünschen und Rückkehroptionen), Bezugsgruppen (monoethnisch oder flexibel) und unterschiedliche soziale und kulturelle Ressourcen (Wilpert 1987).

Aus einer familientherapeutischen Perspektive, entwickelt an inanspruchnehmenden Familien in der muttersprachlichen Erziehungsberatung, nähert sich Güç (1991) der türkeistämmigen Familie in Deutschland. Der Migrationsstress schaffe die Notwendigkeit zu einem Zusammenschluss der Immigrantenfamilien mit der Herausbildung einer eigenen Subkultur. „In der diskriminierenden Umgebung ist jeder mehr denn je auf seine Familie, Gruppe und Kultur als Quelle seiner persönlichen Bedürfnisse und Identitätsfindung angewiesen. Die Gruppe verhilft u. a. dazu, Mißerfolgserlebnisse nicht immer gleich auf sich zu beziehen und die durch Gesetz festgeschriebene Ungleichheit wahrzunehmen." (Güç 1991, S. 8). Die Reaktion der Familien auf den Minderheitenstress wird bei Güç ähnlich beschrieben wie bei Fişek und Schepker (1997). Güç unterscheidet neben einer traditionell verstrickten Familie, die sich an den traditionellen Strukturen im Heimatland und an der ethnischen Gruppe in Deutschland orientiere, die überangepasste Familie, die wenig Kontakte zur eigenen Ethnie habe und meist isoliert in deutscher Umgebung lebe und aufgrund der Überforderung bei ständigem Anpassungsdruck die psychisch stabilisierende kulturelle Orientierung nicht zu geben imstande sei; daneben existiere als Typus die gespaltene Familie, d. h. die Familie sei aufgeteilt ist in diejenigen, die das Verlassene, die Heimat idealisieren und diejenigen, die die Heimat negativieren; und schließlich gebe es die vom Zerfall bedrohte Familie, wo materielle Not und fehlender Zusammenhalt unter den Familienmitgliedern bestimmende Merkmale seien.

Nach Güç bewegen sich Immigrantenfamilien ständig auf einem Kontinuum zwischen Überanpassung an die neue Umgebung und Verharren in der traditionellen Lebensweise. Für ein gesundes Funktionieren in der Migration müsse die Familie in beide Richtungen flexibel sein, was er als Integrationsfähigkeit bezeichnet.

> „Unter Integration verstehe ich keine Assimilation, sondern die Fähigkeit, unter Bewahrung der eigenen kulturellen Identität (Tendenz zur Homöostase) sich offen und flexibel mit den neuen Werten und Verhältnissen auseinanderzusetzen (Tendenz zur Veränderung) und diese gegebenenfalls reflektiert in die Persönlichkeit aufzunehmen. Psychologisch heißt das für uns Immigranten z. B., sich von der Gruppenpersönlichkeit hin zur Individualität zu bewegen, ohne jedoch die Fähigkeit zur Gruppenorientierung zu verlieren" (Güç 1991 S. 11 f.).

Diese Überlegung Güç's entspricht am ehesten dem, was Kagitçibasi als „Model of Emotional Interdependence" beschrieb (Kagitçibasi 1996) Demnach wäre es fatal, wenn Familien aus Bindungskulturen einen Wandel hin zu westlichen individualzentrierten Familientypen machten. In diesem Fall würden familiär vermittelte kulturelle Werte der emotionalen Bindung missachtet, damit auch entsprechende psychologische Bedürfnisse. Vielmehr käme es darauf an, die beiden entgegengesetzten Bedürfnisse nach Autonomie und Verbundenheit dialektisch aufzulösen.

Der hohe Stellenwert der Familie für türkeistämmige Migranten hat für Akgün (1991) insoweit Konsequenzen, als dass es bei den meisten türkeistämmigen Migranten in psychotherapeutischen Kontexten kontraindiziert sei, bei auftretenden Problemen individualtherapeutisch vorzugehen. „Denn weder ist der einzelne darauf vorbereitet, sich getrennt von der Familie zu verwirklichen, noch ist die Familie bereit, das Individuum aus der Gemeinschaft zu entlassen" (Akgün 1991, S. 26).

Zusammenfassend lässt sich damit festhalten, dass türkeistämmige Familien in Deutschland ähnliche Anforderungen zur Neugestaltung durchmachen wie binnenmigrierte Familien in der Türkei. Die Rahmenbedingungen mögen in Deutschland ungünstiger sein, sei es dadurch, dass im Ausland eine Trauerarbeit über den Verlust der Heimat und der alten Werte noch dringlicher ist (vgl. 1991) oder dadurch, dass Familien auf Diskriminierungen seitens der Majoritätsethnie und ihrer Institutionen im Sinne einer Abwehrhaltung rigide und verschlossen reagieren. Nach Koderisch (1996) sind zugewanderte Familien von der „strukturellen Rücksichtslosigkeit" der Gesellschaft gegenüber Familien besonders betroffen.

Ähnlich wie im Herkunftsland wird der sozioökonomische und soziale Erfolg der Familie die letztendliche Entwicklung in der Migration bestimmen.

2.2.2 Exkurs: Hintergrundwissen zu Strukturellen Aspekten von Zuwandererfamilien am Beispiel von Aussiedlerfamilien aus der Russischen Föderation

Die Kolonistenfamilie deutscher Herkunft war traditionell streng patriarchalisch-autoritär strukturiert unter einer christlichen Ideologie mit absoluter Verfügungsmacht des Vaters über Frau und Kinder. Durch Zwangskollektivierung und Deportationen ist eine stärkere Einbindung in das Leben von Kolchos-Gemeinschaften und eine sehr hohe Arbeitsbelastung der Familien hinzugetreten, aber auch eine Abschwächung des patriarchalen Einflusses und eine formelle Gleichstellung der Mütter. Einflüsse des russischen Kulturkreises mit Überbetonung des mütterlich-emotionalen sind unabweisbar – auch dadurch blieb eine Geschlechterhierarchie aufrecht erhalten.

Die Eltern- und Großelterngeneration in Aussiederfamilien hat sich überwiegend, nach Marginalisierungs- und Diskriminierungserfahrungen im Herkunftsland, von der Umsiedlung eine Anerkennung ihrer kulturellen und religiösen Orientierungen erhofft. Festzustellen ist, dass dieses in der postmodernen Aufnahmegesellschaft keine Wertigkeit mehr darstellt, und eine Neuorientierung muss erfolgen. Jugendliche Aussiedler demgegenüber waren in der Regel sozial in das Gruppen und Schulsystem eingebunden und kollektiven Idealen verpflichtet. Die Diskrepanz zwischen dem Erleben von Jugendlichen und der Elterngeneration führt bei der Gruppe der Aussiedler dazu, dass Jugendliche den Normen des Herkunftslandes stärker verhaftet bleiben als die Eltern, und es ist möglicherweise damit erklärbar, dass die Einbindung in jugendliche peer-Gruppen außerhalb des Elternhauses und das Entwicklungsziel früher sexueller Autonomie hier so häufig anzutreffen ist – entgegen der häufiger kollektivistischen, familienorientierten Haltung in italienischen und muslimischen Familien (vgl. Boos-Nünning u. Karakaşoğlu 2005). Auf innerfamiliäre Tabuisierungen von Verlusterlebnissen und Trauer weist Müller-Wille hin (2002). Da die Aufnahmegesellschaft von einer klaren Dominanz und Vorteilen der deutschen gegenüber der sozialistischen Herkunftsgesellschaft ausgehe, fehle eine gesellschaftliche Erlaubnis zur Trauer als notwendiger Voraussetzung für Integrationsschritte, und ungelöste Ambivalenz- und Loyalitätskonflikte resultieren v. a. für die Elterngeneration. Dieses erhöht den Widerstand, Beratung anzunehmen.

Aussiedlerfamilien verblieben bis in die späten 90er Jahre hinein durch staatliche Begrenzungen nach der Migration durchschnittlich 1 ½ Jahre in Aufnahme- und Übergangsheimen, was die Familienbezogenheit stark befördert und die Kontakte zur Aufnahmegesellschaft nicht unterstützt hat. Primär wird die Familie auch durch die regelhaft erfolgte Familienmigration auf sich selbst zentrierter.

Hinzu kommt die politisch gesetzte Identitätsproblematik als Mensch deutscher Nationalität, aber ohne gleiche Möglichkeiten des Zugangs zum Wohnungs- oder Arbeitsmarkt zu leben. Durch die widersprüchlichen Erfahrungen, bedingt durch ihre deutsche Staatsangehörigkeit, aber dennoch durchaus vorhandene Verfolgung und Diskriminierung (Nieke 2004) erfahre die Familie einen weiteren Bedeutungszuwachs. Die alltägliche Identitätssicherung als Deutsche in öffentlichen Kontexten verweise die einzelnen Familienmitglieder umso mehr auf die Familie als Basis für die Verarbeitung ihrer Differenzerlebnisse.

> „Die Familie als primäre Bezugsgruppe erlangt als Folge dieser Lage eine herausragende Bedeutung im alltäglichen, aber auch im emotionalen Überlebenskampf – eine Schlussfolgerung, die nahe liegt. In einer aktuellen Befragung von Aussiedlern aus der ehemaligen Sowjetunion zeigte sich eine ausgeprägte, positiv-familiäre Orientierung in verschiedenen thematischen Bereichen. Die Familie ist Ressource, Schutzraum und Rückhalt für den Einzelnen in der Minoritätenlebenslage" (Herwatz-Emden 1997).

Nach den qualitativen und Fragebogen-Ergebnissen der Forschergruppe um Herwatz-Emden erfahren diese Familien den schrittweisen Übergang von staatlich dominierter, autoritär strukturierter Schulerziehung, in der die Verantwortung externalisiert war und hohe Erwartungen an Gehorsamkeit, Disziplin und Unterwerfung bestanden – wobei gleichzeitig entsprechende Ausweichstrategien tradiert wurden –, hin zu einer mehr individuumszentrierten, permissiveren Erziehungshaltung.

Die häufig von Arbeitslosigkeit im Aufnahmeland – entgegen dem Selbstbild – betroffenen Mütter seien quasi zwangsweise auf die Familie zentrierter. Auch durch die hiesige Struktur von Kindergarten- und Grundschulbesuch verbringen Mütter sehr viel mehr Zeit mit ihren Kindern als im Rahmen der tradierten selbstverständlichen außerhäuslichen Berufstätigkeit und überwiegend privat organisierten Fremdbetreuung der Kinder (eine staatliche Ganztagsbetreuung der Kinder war nur in den Städten ausgebaut, und ging auch dort nach der Wende stark zurück).

Auch Väter aus Aussiedlerfamilien verbringen (z. B. durch Wegfall von landwirtschaftlicher Nebenerwerbstätigkeit) relativ mehr Zeit mit der Familie, was als Zugewinn erlebt wird, mit der Möglichkeit des Kontaktes zu ihren Kindern, des besseren Verstehens, auch im Sinne von Überzeugungsarbeit und Vorbildgebens (im Sinne von beschützen und Sorge tragen) und einer positiven Ratgeberrolle.

Der Risikofaktor elterlicher Arbeitslosigkeit für die psychische Gesundheit der Kinder dürfte in Aussiedlerfamilien verschärft zutreffen, da die meisten Eltern neben längerer Arbeitslosigkeit trotz ihrer hohen Arbeitsbereitschaft einen Statusverlust in Richtung auf minderqualifizierte Tätigkeiten hinnehmen müssen. Dadurch unterscheiden sie sich von den meisten anderen Zuwanderergruppen.

Jugendliche Aussiedler wiederum zeigten sich in einer Befragung bezüglich der Familienbilder, der Vater- und Mutterrollen außergewöhnlich heterogen (Dietz 2001). Junge Frauen zeigten sich nach Herwatz-Emden Orientierungen wie „Kontrolle in der Kindererziehung" und „geschlechtsspezifische Erziehung" sehr positiv gegenüber; damit haben Aussiedlerinnen mit Türkinnen eine Gemeinsamkeit, die sie von einheimischen Frauen unterscheidet, sodass verstärkte Kontrolle oder Rigidität als allgemeines Migrationsmerkmal gelten kann.

2.2.3 Exkurs zur Stellung von Frauen und Mädchen

Zur Stellung der Frauen und Mädchen in der Migration sind der Literatur sehr unterschiedliche Standpunkte zu entnehmen (Übersicht bei Schepker u. Eberding 1996). Gümen, Herwatz-Emden und Westphal (1994) sowie Herwatz-Emden (1995) erklärten anhand von Einzel- und Gruppeninterviews überwiegend berufstätiger Migrantinnen aus der Türkei, dass Migrantinnen eigene Wege von Weiblichkeit, Mutterschaft und der Integration beider begehen, die sich von den vorgegebenen Formen und typischen Konflikten der Majoritätskultur qualitativ unterscheiden lassen im Sinne einer „nicht-westlichen Modernität".

Boos-Nünning und Karakaşoğlu (2005) weisen darauf hin, dass nach der Literaturlage ein starker Wandel in den Familienstrukturen und -Funktionen nach Migration erfolgt, der besonders viel Veränderungspotenzial bei den Frauen in der Familie lokalisiert. Beispielsweise erhalten die Frauen und Mütter deutlich mehr Entscheidungsmacht, in der Regel würden – v. a. mit Hinweis auf die Arbeiten von Nauck (1985) mehr Entscheidungen gemeinschaftlich getroffen, und alle Ergebnisse wiesen dabei auf die hohe Bedeutung von Motivation und Kognition der beteiligten Personen hin. Eine „lineare Anpassung an die deutsche Familienstruktur" erfolge dadurch jedoch nicht. So sei eine steigende Autorität der Frauen durchaus unter Beibehaltung der Geschlechtsrollenstrukturen möglich. Unter Verweis auf den Familienbericht 2000 führen die Autorinnen aus:

> „In Bezug auf die Aufgabenverteilung und Entscheidungskompetenz z. B. zeigt sich zunächst, dass weniger Variabilität zwischen den jeweiligen Herkunftsnationalitäten (wie auch der deutschen) besteht als es die vielfältigen Annahmen über die kulturelle Prägung der Geschlechterrolle nahe legen (BMFSFJ 2000, S. 93). So sind bei den ausländischen Familien Einkaufen und Putzen durchgängig „weibliche", die Erledigung von „Behördengängen" hingegen „männliche" Tätigkeiten, während wichtige Entscheidungen innerhalb der Familie zu einem großen Teil gemeinsam getroffen werden. Erst in zweiter Linie stellen sich Unterschiede ein, die mit der jeweiligen Kultur in Zusammenhang zu stehen scheinen. In italienischen und griechischen Familien z. B. gibt es eine stärkere Polarisierung bei der Aufgabenverteilung als in türkischen und vietnamesischen Familien. Darüber hinaus sind – gemessen an Griechen und Italienern – in der Untersuchung von Nauck (2000, S. 374) in türkischen Familien die geringsten Präferenzen für verschiedene Geschlechterrollen und für männliche Nachkommen festgestellt worden. Dieses empirische Ergebnis widerlegt bereits beschriebene verbreitete Stereotype." (Boos-Nünning und Karakaşoğlu 2005)

Die „nicht westliche Modernität" von Mädchen mit Migrationshintergrund ermöglicht diverse Wege zu einer emanzipierten Weiblichkeit über Bildung, Berufstätigkeit etc., ohne dass die Bindungen zur Herkunftsfamilie leiden müssen. Nach Boos-Nünning und Karakaşoğlu (2005) sind zwar nur die wenigsten der befragten Mädchen mit Migrationshintergrund etwa zu einer arrangierten Ehe bereit, aber die meisten sind identifiziert mit der Herkunftskultur der Eltern (Ausnahme: Aussiedlerinnen) und nicht bereit, diese auch nach längerem Aufenthalt in Deutschland aufzugeben.

Die von vielen Therapeuten angenommenen Auseinandersetzungen hinsichtlich Ausgangsbeschränkungen oder des Kleidungsstils kommen pubertätstypisch in allen Familien vor, sind in Zuwanderfamilien bei Mädchen jedoch eher selten (Boos-Nünning u. Karakaşoğlu 2005), und die dort befragten Mädchen empfanden ihre Erziehung ganz überwiegend als verständnisvoll, egalitär, wenngleich mit deutlichen Leistungsanforderungen.

> *Letztlich bedarf es in der Anamnese in jedem Fall einer genauen Analyse der tragenden, positiven und der belasteten Subsysteme und Ressourcen einer Familie in der Migration, unabhängig von deren kulturellem Hintergrund.*

2.2.4 Migrationstypische Operationalisierung von Familienfunktionen nach dem Circumplex Model und eigene Ergebnisse

Sofern objektivierende Verfahren zur Familienstruktur und -Funktion eingesetzt werden sollen, sind migrationsspezifische Effekte bei den – sämtlich westlich basierten – Instrumentarien zu berücksichtigen.

Die Familienstruktur wurde in der Essener Feldstudie mithilfe der CRS (Clinical Rating Scale) nach Olson eingeschätzt. Im klinischen Gebrauch ist eine operationalisierte Untersucher-Einschätzung zulässig (s. Thomas 1988). Hier werden auf zwei gut operationalisierten Skalen unabhängig voneinander die familiäre Kohäsion und die Adaptabilität eingeschätzt und in einem 16-Felder-Schema zugeordnet. Beide Dimensionen werden als kurvilinear bezogen auf die Funktionalität des Familiensystems aufgefasst. Extreme Ausprägungen auf den Skalen sollen demnach v. a. bei dysfunktionalen Systemen beobachtbar sein. Unter „Kohäsion" wird die „emotionale Bindung der Familienmitglieder untereinander" verstanden, die Extreme werden als „losgelöst" (nach Minuchins „disengaged") und „verstrickt" („enmeshed") bezeichnet, die Zwischenstufen als „getrennt" und „verbunden". Unter „Adaptabilität" wird die Fähigkeit des Familiensystems verstanden, sich gemäß der situativen oder entwicklungsbedingten Belastungen hinsichtlich der Machtstrukturen, der Rollenbeziehungen und der Beziehungsregeln zu verändern. Die 4er-Skala der Adaptabilität reicht von „Rigidität" über „Strukturiertheit" und „Flexibilität" bis zu „Chaos". Auch hier sollen Extrempole dysfunktionale Systeme kennzeichnen, wobei ein Extremwert den Risikobereich, zwei Extremwerte den Hochrisikobereich beschreiben.

Normalfamilien mit gesunden Interaktionen sollen sich in diesem Schema (s. Abb. 2) auf den mittleren 4 Feldern bewegen. Extremvarianten in den Ecken wie „chaotisch verstrickt", sollen überzufällig häufig mit Pathologie einhergehen.

Die Kurvilinearität des Modells hat sich bei Untersuchungen in der Türkei allerdings nicht bestätigen lassen. 90 % der nicht-klinischen und 70 % der klinischen Familien gleicher Schichtzugehörigkeit beschrieben sich bei Levi (1984) in Istanbul als verbunden oder verstrickt, sodass hier hinsichtlich der Kohäsion eine kulturelle Norm im Sinne kollektivistischen Denkens tangiert wird. Für die Adaptabilität zeigte sich in der Türkei eine Bildungsabhängigkeit.

chaotisch losgelöst	chaotisch getrennt	chaotisch verbunden	chaotisch verstrickt
flexibel losgelöst	flexibel getrennt	flexibel verbunden	flexibel verstrickt
strukturiert losgelöst	strukturiert getrennt	strukturiert verbunden	strukturiert verstrickt
rigide losgelöst	rigide getrennt	rigide verbunden	rigide verstrickt

von links nach rechts: Kohäsion von niedrig nach hoch
von oben nach unten: Adaptabilität von hoch nach niedrig

mittelgrau unterlegt = Mittelbereich;
dunkelgrau unterlegt = Extreme

Abb. 2   4 x 4-Felder Schema der CRS nach Olson in der Operationalisierung von Thomas (1988): 16 Typen von Familiensystemen

Bei den in der Essener Feldstudie untersuchten Zuwandererfamilien fand sich ebenfalls eine überdurchschnittlich hohe familiäre Kohäsion: 70 % waren als verbunden oder verstrickt einzustufen. Des Weiteren zeigten 78 % eine niedrige Adaptabilität („rigide" oder „strukturiert").

Nach der klassischen euro-amerikanischen Normierung hätten Familien aus der Türkei damit eine hohe Risikobelastung. Es fand sich jedoch bei der Auswertung kein signifikanter statistischer Zusammenhang mit der Symptombelastung der Kinder. Wir entschlossen uns daher in unserer Studie zu einer Subdifferenzierung im Sinne einer kulturadäquaten Rekategorisierung, indem wir Rigidität und Verstricktheit als „noch adäquat in der Migration" umdefinierten. Nachdem auf diese Weise aus der 3er- eine 4er-Abstufung geworden war (s. Abb. 3) erzielten dann 80 % der unauffälligen Familien (mit psychisch gesunden Kindern) unseres Kollektivs Bewertungen im funktionalen Bereich der modifizierten CRS, und Familien mit symptombelasteten Kindern unterschieden sich hinsichtlich der Einstufung hochsignifikant ($U = 348,5$; $df = 76$; $p < .001$).

Passend zu unseren theoretischen Vorüberlegungen (Fişek u. Schepker 1997) stellten wir fest, dass Adaptabilität – als Flexibilität im Umgang mit Regulationsformen – sich nach der Migration erst langsam einstellt. Die gemessene Adaptabilität korrelierte in unserer Studie mit der jeweiligen Aufenthaltsdauer der Mutter ($r = .28$, $p < .05$) und ebenfalls mit der Identifikation der Familie mit westlichen Normen ($r = .28$, $p < .05$). Rigidität kann damit als eine teilweise funktionale Elternhaltung angesichts der Komplexität von neuen Anforderungen in der Migration gesehen werden.

chaotisch losgelöst	chaotisch getrennt = mig. inad.	chaotisch verbunden = mig.inad.	chaotisch verstrickt
flexibel losgelöst = mig. inad.	flexibel getrennt	flexibel verbunden	flexibel verstrickt = mig. adäq.
strukturiert losgelöst = mig. inad.	strukturiert getrennt	strukturiert verbunden	strukturiert verstrickt = mig. adäq.
rigide losgelöst	rigide getrennt = mig. adäq.	rigide verbunden = mig. adäq.	rigide verstrickt

weiße innere Felder: Normalfamilien   dunkelgrau: Risikobereich, nicht mehr adäquat in der Migration
hellgrau: noch adäquat in der Migration   Ecken: Hochrisikobereich

Abb. 3   Modifiziertes 4x4-Felder Schema für Migrantenfamilien: 16 Familientypen

Desgleichen erwies sich eine hohe Kohäsion der Familie auch im Sinne von „Verstricktheit" als funktional in einer Umgebung, die ein Aufeinander-Angewiesen-Sein in der Majoritätskultur erfordert: Im Gegensatz zu Levi (1984), die in ihrem Istanbuler Normalkollektiv keine „losgelösten Familien" fand, fanden wir „losgelöste Familien" in 10 %. Dies erwies sich allerdings nach unseren Ergebnissen für die psychische Situation der Kinder als unzuträglich: In all diesen Familien konnte eine psychische Auffälligkeit bei mindestens einem Kind festgestellt werden.

In einem weiteren Schritt wurde das modifizierte CRS-Rating mit dem Akkulturationsgrad nach Berry (s. Kap. I.1.3) korreliert. Der Zusammenhang zwischen strukturellem Funktionsniveau nach der migrationstypisch modifizierten CRS und Akkulturationstendenzen von Eltern und Kindern nach dem Berry-Schema zeigte, dass als integriert oder assimiliert eingestufte Eltern fast ausschließlich den als funktional beurteilten Familien zuzuordnen waren (100 % der assimilierten und 92 % der integrierten).

Ähnliches gilt auch für die Kinder (89 vs. 80 % der assimilierten bzw. der segregierten gehörten zu einer laut mod-CRS funktionalen Familie). Zwar waren zwei Drittel der Familien, die eine segregierte Position beziehen, ebenfalls als funktional einzuordnen, doch kamen fast alle als dysfunktional beurteilten Familien aus segregierten oder marginalisierten Akkulturationspositionen.

Eine Gefahr für die psychische Gesundheit in Zuwandererfamilien entsteht demnach nicht durch starren oder rigiden Umgang mit Regulierungen und Anforderungen, sondern durch Chaos (d. h. zu hohe Flexibilität im Sinne von Beliebigkeit), nicht durch zu enge Bindungen, sondern durch deren Verlust.

Nach den Untersuchungen von Herwatz-Emden et al. an Aussiedlerinnen in Niedersachsen dürfte die – auch auf das Prinzip der Familienmigration zurückzuführende – unter Migrationsbedingungen erhöhte Familienkohäsion auch in Aussiedlerfamilien vorfindlich sein. Aussiedlerfamilien müssten sich nach Migration viel auf die Familie zurückziehen und verfügen zunächst über sehr wenig Außenkontakte – nur 50 % der befragten Frauen gaben Kontakte zu Mitgliedern der Aufnahmegesellschaft oder anderen Aussiedlern an, die häufiger als ein mal monatlich stattfänden. Im Erziehungsstil sei ein rigider Stil tradiert, der sich als Akkulturationsmerkmal zu mehr Permissivität und Fördern von Individualität hinentwickele (Herwatz-Emden 1997).

2.2.5 Einflüsse von Familienklimavariablen

Im Rahmen der Interviews in der Essener Feldstudie wurden darüber hinaus Vorstellungen für die Zukunft erfragt und im qualitativen Teamrating ausgewertet, das sich auf die Orientierung der Familie bezog, unabhängig davon, ob die expliziten Aussagen der Familie in den Augen der Untersucher realistisch waren.

> 45 Familien (58 %) waren nach eigenen Äußerungen hinreichend zufrieden mit der Migration und hatten eine hoffnungsvolle Zukunftsorientierung, 32 Familien waren eher unglücklich mit negativen Erwartungen. In den Teamratings spiegelte sich ein Zusammenhang zwischen Lebenszufriedenheit und psychischer Gesundheit in folgender Form wieder: Nur eine der 45 (zufriedenen) Familien hatte psychische Auffälligkeiten auf Eltern- und Kinderebene, 29 wirkten gänzlich unauffällig.

> 22 der 32 (deutlich unzufriedenen) Familien hatten psychische Auffälligkeiten auf Eltern- und Kinderebene, nur 2 aus dieser Gruppe waren unauffällig. Statistisch bestanden hohe Korrelationen (Pearsons $r = .59$ für Zufriedenheit, $r = .50$ für hoffnungsvoll zukunftsorientiert bezogen auf die Gesundheit der Kinder). Damit scheint die Zufriedenheit mit der Migration, zu bezeichnen auch als hinreichender Erreichungsgrad des Migrationsziels, positiv mit der Gesundheit der Kinder einer Zuwandererfamilie verbunden zu sein.

2.3 Individuelle Anamnese

Aufgrund oft eingeschränkter Teilnahme an Geburtsvorbereitungskursen und Schwangerschaftsvorsorge, die neben anderen Faktoren zu einer bei Zuwandererkindern noch deutlich gegenüber einheimischen erhöhten Säuglingssterblichkeit führen, ist mit Schwangerschafts- und Geburtskomplikationen in erhöhtem Ausmaß zu rechnen. Teilleistungsstörungen können resultierend bisher unerkannt geblieben sein.

Vornamen können in einigen Sprachen mit Bedeutungen unterlegt sein, die zu wissen für das Erfahren innerfamiliärer Delegationen und Aufträge hilfreich ist. Die Bedeutung der „Eindeutschung" eines Vornamens kann je nach Alter des Kindes, in dem dieses erfolgte, unterschiedliches Gewicht für das Selbstbild haben und ist zu erfragen, dieses Phänomen kommt in allen Ethnizitäten vor, ist jedoch besonders häufig bei Spätaussiedlern anzutreffen.

Es ist davon auszugehen, dass zugewanderte Kinder häufiger gestillt worden sind als einheimische (Borsbach 2006), aber seltener Vorsorgeuntersuchungen, Frühforderung und – zumindest Aussiedlerkinder – Impftermine wahrnehmen (s. dazu ausführlicher Kapitel III.1.2). Störungen der peripheren Sinnesorgane (z. B. Seh- und Hörvermögen) mit entsprechenden rezeptiven und kommunikativen Beeinträchtigungen können somit unerkannt geblieben sein. Bei der deutlich höheren Stillfrequenz in Migrationsfamilien ist insbesondere nach Gründen für Nicht-Stillen als Hinweis auf eine möglicherweise früh belastete Mutter-Kind-Beziehung zu fragen.

⟩⟩⟩⟩ *Ausgebliebenes Stillen und nicht wahrgenommene Vorsorgeuntersuchungen können damit ggf. eine weitere Diagnostik begründen. Bei ländlich sozialisierten Zuwanderern aus der Russischen Föderation erscheint geboten, auch heute noch nach den Gewohnheiten des Wickelns (enges Wickeln auf eine harte Unterlage?) und des Beruhigens (Einsatz von Zucker und Alkohol?) zu fragen, bei asiatischen Zuwanderern nach Vorgehensweisen zur Abhärtung.*

Bei den in Kap. I.2.3 geschilderten Wohnbedingungen für die Mehrheit der Zuwandererfamilien ist mit einem erhöhten Unfallrisiko zu rechnen. Der RKI-Survey (Ravens-Sieberer et al. 2007) stellte für Unterschicht- gegenüber Oberschichtkindern als 3,8-fach erhöhtes Risiko fest, an Unfalltod zu versterben.

⟩⟩⟩⟩ *Der Sprachgebrauch in der Familie und die Intensität der sprachlichen Kommunikation sollten bekannt sein.*

Bei Jungen aus dem muslimischen Kulturkreis ist die „Beschneidungshochzeit" ein bedeutsamer Schritt des Übergangs vom Kinder- ins Erwachsenenalter, die, wenn traditionell begangen, sowohl angstvoll erlebt werden kann als auch narzisstischen Zugewinn mit sich bringt. Viele Eltern lassen heute Beschneidungen frei von Ritualen medizinisch, teilweise vollstationär durchführen. Aufgrund des hohen Schamaffektes wird man subjektive Befindlichkeiten des Kindes dazu nur im Einzelkontakt und sicherlich nicht im Erstkontakt explorieren können.

> *Mediengewohnheiten in der Familie sind für Jugendliche in Zuwanderer-familien bedeutsam zu erfragen, da sie Identifizierungen vorgeben – wird der Fernsehkonsum vorwiegend intraethnisch mit muttersprach-lichen Sendern betrieben, werden (oft rückwärtsgewandte Ideologien unterstützende) „Heimatfilme" gesehen? Die Ausstattung mit Compu-tern und Internet ist mittlerweile bei Jugendlichen in Zuwandererfami-lien verbreiteter als bei einheimischen Jugendlichen vergleichbarer Schichtzugehörigkeit, da Eltern sich davon oft einen Wettbewerbsvorteil hinsichtlich des Schulerfolgs erhoffen.*

Ein türkisch-deutscher, bilingualer kinder- und jugendpsychiatrischer Anam-nesebogen wurde von Şen et al. (2003) veröffentlicht und ist als Internet-Down-load verfügbar.

2.4 Psychopathologie und individuelle Diagnose

Der normative Aspekt psychiatrischer Diagnosen bewirkt ein erhöhtes Risiko von Fehldiagnosen im Kontakt mit zugewanderten Patienten (Mezzich et al 1996, Haasen u. Yagdiran 2000, Haasen et al. 2006).

Der Vergleich einer türkischen und deutschen Patientengruppe mit psy-chotischer Aufnahmesyptomatik nach Durchführung eines standardisierten diagnostischen Interviews zeigte für die türkeistämmige Gruppe eine größere Diagnosediskrepanz zwischen dem türkischen und dem deutschen Untersu-cher als für die Gruppe einheimischer Patienten (19 % vs. 4 %), die Diskrepanz wurde bei schlechten Deutschkenntnissen der Patienten nur tendenziell grö-ßer. Die Autoren führen die Diskrepanz vor allem auf das Überschätzen hal-luzinatorischer und paranoider Symptomatik für die Diagnosestellung einer Schizophrenie und auf das Fehldeuten von Gedanken als wahnhaft durch deut-sche Untersucher zurück (Haassen u. Yagdiran 2000), wobei sich bei den Fällen mit übereinstimmender Diagnose einer Schizophrenie (F 20.0) keine Unter-schiede in gängigen schizophreniespezifischen Symptomausprägungen (PANSS) zeigten.

Die häufigsten Fehler nach Haasen et al (2006) sind mit Verweis auf andere Autoren:

- Halluzination und Wahn als schizophreniespezifisch zu deuten – v. a. Verfolgungswahn und Halluzinationen treten auch bei anderen psychi-schen Störungen auf. Zu achten sei vielmehr auf die Erfüllung aller inter-national gültigen Diagnosekriterien auch im Zeitverlauf, vor allem das psychosoziale Funktionsniveau und Negativsymptomatik.
- Glaube und Wahn miteinander zu verwechseln – eine Fremdanamnese kann hier aufklären, ein Abgleich mit den Überzeugungen der Familie. Paranoide Gedanken müssen in jedem Einzelfall auf ihren realen Hin-tergrund hin untersucht werden.

- Halluzination und Trance miteinander zu verwechseln.
- Vorübergehende psychotische Symptome nicht als Stressmerkmale ein-zuordnen, sondern als Ausdruck einer Schizophrenie.
- Ein ganzheitliches Körperverständnis aus der Perspektive der westlichen Leib-Seele-Dichotomie heraus nicht wahrzunehmen.
- Magische Vorstellungen über das Entstehen und die Bedeutung von Sym-ptomatik nicht einzubeziehen (Krankheit als angehext, als magisch ent-standen, als Strafe) – (s. hier die Liste kulturgebundener Syndrome in Kap. II.2.6).

Haasen et al. (2006) empfehlen die muttersprachliche Erhebung bei Anamne-se und psychopathologischer Beurteilung, ggf. mit Dolmetschern, ohne dass Dolmetscher unabdingbar seien. Auf die Problematik des Einsatzes von Dol-metschern als Psychopathologen hat Toker (1998) hingewiesen.

Das Formulieren einer kulturadäquaten Diagnose nach DSM-IV ist in der Psychiatrie wenig etabliert worden, da es recht aufwendig ist. In den Nieder-landen wurden dazu Lehrwerke und Beispiele formuliert, wobei Borra (2008) darauf hinweist, dass eine korrekt durchgeführte kulturadäquate Formulierung als Ergebnis intensiver Zusammenarbeit von Arzt und Patient letztlich ein de-tailliertes, aufschlussreiches Papier von 8–12 Seiten Text ergeben könne.

Zum konkreten Vorgehen im Sinne des DSM-IV-TR (Übersicht s. Kap. II.1.1) kann der Untersuchende dem in nachfolgenden Abschnitten 2.4.1.–2.4.5 be-schriebenen Vorgehen folgen. Am Ende sollte man zu einer Gesamteinschät-zung gelangen, inwiefern kulturelle Aspekte für die Diagnose und das thera-peutische Vorgehen relevant sind.

2.4.1 Zur (kulturellen) Identität

Die Problematik der theoretischen und praktischen Erfassung von „kultureller Identität" ist bisher in der Literatur zu wenig reflektiert. Vor allem bei Jugend-lichen und bei Angehörigen der Unterschicht können Inhalte wie „kulturelle Identität" kaum durch direkte Befragung validiert werden. Im Rahmen wis-senschaftlicher Projekte können Hausbesuche zur zuzüglichen Erfassung des Habitus im Wohn- und Alltagsbereich Validierungsdaten liefern. Horn (1995) weist auf die Schwierigkeiten einer solchen Einschätzung bei Asylbewerbern und kürzlich erst migrierten Menschen hin, die in Übergängen leben, d. h. unbedingt sind Zukunfts- und Rückkehroptionen zu berücksichtigen.

> *Gerade bei Jugendlichen ist zu beachten, dass sie die Fähigkeit des Le-bens in verschiedenen Möglichkeits- und (sub-kulturellen) Identitätsfor-men haben (vgl. Schepker 1998), die im DSM-IV-TR-Anhang mit „Grad der Verschränkung" bezeichnet ist. Möglich sind Diskrepanzen dahingehend, dass der Grad des sozial angepassten Verhaltens in der Herkunftskultur gut ist, dies jedoch nicht für die Aufnahmegesellschaft gelten muss.*

> *Sprachkompetenz im Deutschen oder der Muttersprache ist kein sicherer Anhaltspunkt für Identität, wenngleich hinweisend darauf. In der psychiatrischen Untersuchung kann nach der Sprache gefragt werden, die bevorzugt zuhause und mit Freunden aus der gleichen Ethnie gesprochen wird, auch, in welcher Sprache geträumt wird. Fundiertere Antworten in Hinsicht auf die kulturelle Identität erhält man, indem nach den Gefühlen gefragt wird, wenn als Verkehrssprache stets Deutsch gesprochen werden muss (Borra 2008). Der bevorzugte Sprachgebrauch kann daneben auch Abwehrprozesse widerspiegeln (vgl. Leyer 1993, Koray 1993, 1995).*

Nauck (2004) wählte in seinen Untersuchungen als Maß der „ethnischen Identifikation"

a) die Bevorzugung eigenethnischer Partnerschaften bzw. Schwiegertöchter und -söhne durch die Eltern und

b) die Wahl der Vornamen für Kinder und Enkel bzw. – im Fall von Aussiedlern – die Bevorzugung eigenethnischer Nachbarschaft.

Für Aussiedler ist nach Nauck (2004) auch bedeutsam, dass die Migration zunächst unter der Vorstellung einer anfänglichen hohen ethnischen Identifikation mit der Aufnahmegesellschaft stattfinde, während der dann stattfindende Kontakt diese Identifikation mindern könne. Daher ist dieses Kriterium für Aussiedlerjugendliche im Einzelfall im Zeitverlauf besonders zu betrachten.

2.4.2 Kulturelle Erklärungen für Verhaltensauffälligkeiten

> *Im psychiatrischen Interview ist nach Bezeichnungen für die Symptomatik in der Muttersprache und nach Erklärungen im Herkunftskontext zu fragen. Zu fragen ist auch, wie die Herkunftsfamilie oder Freunde sich diese Symptomatik erklären würden, was die beste denkbare Behandlung in deren Augen und in denen des Patienten sei.*

Einige kulturelle Erklärungen wie „Pubertäre Heißblütigkeit", „Böser Blick" oder „Nabelfall" finden sich im Kapitel „kulturgebundene Syndrome" (s. Kap. II.2.6). Erklärungen für Symptomverhalten wurden darüber hinaus in der Essener Feldstudie erfragt (vgl. Schepker 2006; Schepker u. Fişek 2000). Zu wenig Elternzuwendung wurde hinter somatischen und hinter depressiven Störungen vermutet, auch stark hinter Eigentumsdelikten gesehen: Die Eltern haben ihr Kind nicht genug versorgt, es nicht genug beachtet, sind ihrer Pflicht der materiellen Absicherung nicht nachgekommen. Daher sind in den monokulturellen ethnischen communities Polizeikontakte immer beschämend für die ganze Familie, nicht etwa nur für den Jugendlichen allein. Auch sind Strategien wie verstärkte Zuwendung bei Verhaltensauffälligkeiten und Dissozialität nicht unbedingt unpädagogisch, sondern aus diesem Erklärungsmuster heraus nachvollziehbar.

> *Ein Untersucher aus der Majoritätsethnizität kann in der Untersuchungssituation den Bonus des Nichtwissers nutzen, um interessierte Nachfragen zu stellen.*
>
> *Zu differenzieren ist davon die häufige Argumentationsfigur der Externalisierung: „schlechter Umgang", die keine i. e. S. kulturelle Erklärung darstellt.*

2.4.3 Kulturell-psychosoziale Faktoren

Kulturell-psychosoziale Faktoren beziehen sich auf das Funktionsniveau im jeweiligen Kontext, die Netzwerkeinbindung und mögliche Auslöser der jeweiligen Jugendlichen und ihrer Familien.

> *Bei schweren psychiatrischen Störungen ist hier als Schweregradkriterium eine Krankheitswertigkeit bezogen auf die jeweilige Umgebung zu beschreiben, wie oben ausgeführt. Daher muss man die jeweilige Umgebung beschreiben: die relative Isolation eines Asylbewerberheims, eine monokulturelle Kolonie; ferner ist bedeutsam die Schulumgebung und das dortige Funktionsniveau.*

Bei Kindern aus Asylbewerberfamilien kann der Aufenthaltsstatus bzw. Abschiebebedrohung möglicherweise krankheitsrelevant wirken.

Nach Nauck (2004) kann das subkulturelle Netzwerk und der Grad der Verschränkung der Netzwerke soziologisch bestimmt werden, indem sowohl Eltern als auch Kinder gebeten werden, bis zu 20 Namen von Personen zu nennen, mit denen alltägliche Beziehungen unterhalten werden (enge persönliche Beziehung, wichtige persönliche Probleme besprechen, miteinander Freizeit verbringen, Hilfe geben und nehmen).

Nauck (2004) weist darauf hin, dass die subkulturellen Netzwerke und der Grad der Verschränkung in Deutschland nach seinen Untersuchungen je nach Ethnizität sehr unterschiedlich ausgeprägt sind: Praktisch alle türkischen Familien in Deutschland, insbesondere die Elterngeneration, hätten gänzlich intra-ethnische soziale Netzwerke; auch Aussiedlerfamilien würden bei der Elterngeneration über einen hohen Anteil intra-ethnischer Netzwerkmitglieder verfügen, geringer sei dies bei italienischen und griechischen Herkunftsethnizitäten ausgeprägt.

2.4.4 Kulturelle Faktoren in der Beziehung zum Untersucher

Das Kriterium dient der Klärung dessen, auf welcher Basis die Diagnose gestellt wurde und wie verlässlich diese damit ist.

> *Es sollte in Betracht gezogen werden, dass Probleme im Kontakt sowohl auf sprachlichem als auch vorsprachlichem Niveau entstehen können und Zweifel an der Verlässlichkeit der Diagnose begründen können.*

Sie können auch aus ganz anderen Gründen als der Interaktion mit dem Untersucher entstehen, z. B. daraus, dass evtl. aufenthaltsrechtliche Überlegungen die Offenheit einschränken, oder dass Ängste und Scham im Spiel sind, gelegentlich auch das Geschlecht des Untersuchers eine Rolle spielt (mehr zutreffend hinsichtlich sexueller Themen bei weiblichen Patienten und männlichen Untersuchern als vice versa). Alles über den Dolmetschereinsatz genannte (s. Kap. II.1.4) spielt hier eine Rolle. Gün (2007) weist auf die unterschiedlichen Erwartungen in Bezug auf die Rolle des Arztes hin, der in der Vorstellung vieler Zuwanderer eine väterliche, aktiv-fragende und orientierende Rolle eher zugewiesen bekomme als die Rolle eines kühlen Diagnostikers, der differenzierte Beschwerdeschilderungen entgegenzunehmen habe.

2.5 Normierungsprobleme in der Psychodiagnostik

2.5.1 Screeningverfahren in Fremdbeurteilung

„Einfache" Screeninginstrumente zur Erfassung individueller Auffälligkeiten sind bei Zuwandererfamilien mit einer klinisch höheren Fehlerquote behaftet. Die Erhebung allein anhand der CBCL, wie von Remschmidt und Walter (1990) im Rahmen der größeren epidemiologischen Marburger Feldstudie mit dem Ergebnis einer besonderen Symptombelastung ausländischer Kinder im Vergleich zu deutschen durchgeführt, ist trotz der methodisch sorgfältigen Durchführung in unserer Essener Feldstudie (Schepker et al. 2005) (Überarbeitete bilinguale Fassung, Interviewkontext mit Nachfragemöglichkeit im Kontakt mit beiden Eltern, Verwendung verschiedener Normbezüge inklusive revidierter deutscher Normen) wegen der dennoch gefundenen Diskrepanz der Zuordnungen (7 falsch positive und 17 falsch negative von 136 Kindern, d. h. insgesamt 18 % Fehlklassifikationen im Vergleich mit dem klinischen Teamrating) in der individuumzentrierten Auswertung sehr in Frage zu stellen. In der Essener Feldstudie waren die Items in einem nicht-klinischen Interviewkontext erhoben worden, was methodisch einige Vorteile gegenüber der Fragebogenerhebung aufzuweisen hat, jedoch nach der Erfahrung der Studie auch mit einer höheren Rate an Unterschätzung bestehender Symptomatik einherzugehen scheint.

Schenk (2002) und Hölling et al. (2007) haben auf die Normierungsprobleme in der epidemiologischen KIGGS-Studie des RKI hingewiesen. Hier wurde der in 36 Sprachen übersetzte, ebenfalls im Internet ohne Gebühr verfügbare Strength-and-Difficulties-Questionnaiere SDQ verwendet. Dieser Bogen hat sich seither als handhabbar auch mit Kleinkindern bewiesen und identifiziert in einer holländischen Grundschul-Stichprobe ebenso gut externalisierende Störungen bei zugewanderten Kindern aus Marokko, Surinam und der Türkei, wie er dieses bei Einheimischen verglichen mit diagnostischen Interviews tut (Zwirs et al. 2008). Allerdings sei wegen der niedrigen Spezifität dieses Screening-Instrument ebenso wenig wie die CBCL zum Stellen klinischer Diagnosen geeignet.

2.5.2 Hinweise auf Psychopathologie: Kontrollüberzeugungen?

> Die von Özelsel (1994) als Ursache besonderer Anfälligkeit für seelische Störungen bezeichnete hohe Externalität von Jugendlichen türkischer Herkunft ließ sich in unserer Feldstichprobe der Essener Feldstudie mittels eines an einer jugendlichen Migrantenpopulation geeichten Kontrollüberzeugungsinstrumentes für die Gesamtgruppe nicht nachweisen. Des Weiteren ließ sich statistisch keine Beziehung der Kontrollüberzeugungen zur Funktionalität oder Dysfunktionalität der Familie herstellen, wohl aber zu zunächst nicht mit möglichen psychischen Auffälligkeiten verbundenen familienstrukturellen Merkmalen als möglichem Hinweis auf kollektivistische Orientierungen.

In einer eigenen Untersuchung (Schepker 1995) an türkeistämmigen Regelschülern fanden sich zwar mehr externale Kontrollüberzeugungen bei den Zuwandererkindern, jedoch keine fundamental abweichenden Muster in Hinsicht auf magische Überzeugungen und keine stärkere Geschlechtstypik (vgl. Schepker u. Eberding 1996) verglichen mit einheimischen.

2.5.3 Intelligenzdiagnostik

Zu diesem Thema hat bis in die 50er Jahre eine wissenschaftliche Ignoranz geherrscht – bis dahin war in den USA die Lehrmeinung verbreitet, Farbige seien weniger intelligent als Weiße, wobei das schlechtere Abschneiden in gängigen Testverfahren weder auf kulturelle noch auf Bildungsparameter zurückgeführt wurde, sondern die Annahme genetisch festgelegter Intelligenz getroffen wurde. Eine Grundannahme aller Testkonstruktionen – dass die erhobenen Normwerte sich nur auf die Eichstichprobe beziehen – wurde hier beiseite geschoben; ebenso wurde eine „Normalverteilung" von Intelligenzleistungen in allen Bevölkerungssubgruppen niemals je bewiesen. Versucht man andererseits Testverfahren an Subpopulationen zu standardisieren, etwa in Sprachen der Herkunftsethnizitäten zu übertragen, stößt man schnell auf Grenzen der wörtlichen Übersetzbarkeit. Wird die Nähe einer Textinstruktion zum Originaltext

stark betont, resultiert eine unidiomatische Testsprache. Auch durch Rück-
übersetzungen ist eine Äquivalenz der Testkonstruktion zum sprachlichen und
kulturellen Ausgangsinstrument nicht herstellbar. Allein deshalb können Ori-
ginalfassungen nicht einfach übersetzt und übernommen werden.

Die Entwicklung von „culture fair", d. h. im Wesentlichen sprachungebun-
denen Testverfahren behob das Problem nicht, da es eine „kulturfreie" Intel-
ligenzmessung im engeren Sinne nicht gibt – jede Altersnormierung impliziert
ein durchschnittliches Maß an Lernprozessen, die selbstverständlich in hohem Maße kulturabhängig sind. So erbringen z. B. Inuits im Mustererken-
nen – einer kulturell wichtigen Fähigkeit, die implizit in der Erziehung noch
stark verstärkt wird – deutlich bessere Leistungen als Euro-Amerikaner.

Am Beispiel der relativ sprachfreien Matritzen-Tests von Raven (SPM) wird
die Notwendigkeit von Normierungen für die jeweilige Grundpopulation eines
Landes sehr deutlich (Heller et al. 1998). Trotz standardisierter Instruktionen,
gleicher Rahmenbedingungen (Gruppen- und Einzeltest, Klassenzimmer) und
eines identischen Testmaterials ergeben sich bei Untersuchungen z. T. gravierende Unterschiede in den Normwerten. Länderspezifische Unterschiede der
Normen werden in der Literatur vielfach benannt, so z. B. aus Hongkong, wo
die ermittelten Durchschnittswerte höher lagen als die in Westeuropa, oder
auch aus den USA, wo lokale Unterschiede festgestellt wurden, z. T. unabhängig von der ethnischen Zugehörigkeit. Ein Grund für diese Unterschiede ist
noch nicht gefunden.

Gesellschaften mit einem hohen Anteil von Zugewanderten haben nun das
grundsätzliche Problem, dass in Kenntnis der Kulturgebundenheit von Test-
normen jeweils zu entscheiden ist, ob für ein zugewandertes Kind die Bezugs-
normen des Herkunftslandes (der Eltern) heranzuziehen sind, die Bezugsnor-
men des Aufnahmelandes oder eigene Normierungen erforderlich wären. Für
eine Orientierung an den Normierungen und Testentwicklungen der Herkunftsgesellschaft spräche – auch wenn nicht das Kind selbst, sondern seine
Eltern zugewandert sein sollten –, dass die familiäre Sozialisation (Erziehungs-
stile, Spielformen, Stellung der sprachlichen Kommunikation) von Beginn an
bedeutsam ist und gerade im Übergang ins Schulalter noch eine starke Ge-
wichtung hat. Dagegen spräche, dass die Kinder gerade in den für die Schullaufbahn bedeutsamen Kulturtechniken einen hohen Input seitens der Institutionen der Aufnahmegesellschaft erhalten.

Vielfach wird im klinischen Alltag angeregt, falls vorhanden, im Entsen-
deland normierte Verfahren bei der Untersuchung von zugewanderten Kindern zu nutzen, zumindest in der jeweiligen Übersetzung. Am Beispiel des
Herkunftslandes Türkei und des HAWIK-III lässt sich gut darstellen, dass auch
Testverfahren, die demselben Konstrukt folgen, unterschiedliche Ergebnisse
liefern und wenige Übertragungsmöglichkeiten bieten.

Die türkische Normierung des WISC-R (entsprechend dem HAWIK-R) verglichen mit dem HAWIK-III zeigt Unterschiede sowohl in der Itemanzahl, die
einzelnen Subtests zugrunde gelegt wird (z. B. Wortschatztest: 34–44–30 Items,
Bilderergänzen: 26–33–29 Items) als auch in der zur Verfügung gestellten Zeit für

deren Beantwortung (bei Bilderordnen und Mosaiktest) als auch in der Skalierung (Allgemeines Verständnis im WISC-R/HAWIK-R): deutsche Version 0–2 Punkte, türkische 0–1 Punkt. Somit ist ein Ablesen eines „türkischen" Ergebnisses eines in Deutschland mit dem deutschen Verfahren getesteten und ausgewerteten Kindes schon aufgrund der Testzusammensetzung nicht möglich.

Es wäre aber auch kein Gewinn, angesichts des unterschiedlichen schulischen und außerschulischen Lernumfeldes in Deutschland und der Türkei, dann türkeistämmige Kinder mit der türkischen Normierung zu untersuchen, da auch dort die Item-Reihenfolge bezüglich des Schwierigkeitsgrades differiert: Das Fehlen eines Teils des Katzenschnurrbarts wurde von türkischen Kindern einfacher erkannt als von deutschen, beim Telefonkabel oder der Gürtelschnalle war es umgekehrt.

> **!** Damit ist belegt, dass bei der Anwendung von „deutsch normierten" Tests bei Kindern und Jugendlichen mit Migrationshintergrund weder die inhaltliche noch die konstruktbezogene kulturelle Äquivalenz gesichert ist. Die Begabung wird am ehesten systematisch unterschätzt.

Die türkische Standardisierung (Savasir und Sahin, 1994) erfolgte an einer Stichprobe von 2200 Kindern in der Türkei (Stadt, Land, Trabantenstädte). Im Gegensatz zur deutschen Fassung wurde dabei auch die sozio-ökonomische Variable berücksichtigt. Sie zeigt, wie sehr die IQ-Werte entsprechend der sozialen Schichtzugehörigkeit abweichen können. Unterteilt in drei Gruppen erreichten die Kinder, die gemäß dem Bildungshintergrund ihrer Eltern der höheren soziökonomischen Gruppe zugeordnet wurden, ein um eine Standardabweichung besseres Gesamttestergebnis (IQ 107 vs. IQ 94), was sich auch in allen Subtestmittelwerten wiederfand.

In Deutschland wird der sozio-ökonomischen Variable kaum genüge getan. Lediglich im CFT-20 ist eine Tabelle aufgeführt, in der die Berufsgruppe der Eltern und ihre Auswirkungen auf das durchschnittliche Abschneiden der Schüler einer 4. Grundschulklasse belegt sind. Je niedriger die Schichtzugehörigkeit, desto niedriger auch der durchschnittliche IQ-Wert. Die „Ausländerkinder" schneiden dabei ähnlich ab wie die Kinder von ungelernten Arbeitern, wobei hier die Frage erlaubt ist, ob dieses Ergebnis ein Resultat des Ausländerstatus oder der Schichtzugehörigkeit ist, da davon auszugehen ist, dass die Eltern dieser Kinder meist ebenso der niedrigsten Berufsgruppe angehören.

In der revidierten Fassung des CFT-20 R werden sowohl der Anteil der Schüler mit nichtdeutscher Muttersprache in der Normierungsstichprobe benannt als auch die Auswirkungen des Migrantenstatus auf die Testleistungen diskutiert. Der Anteil von Kindern mit nichtdeutscher Muttersprache in der Stichprobe wird mit 13.5 % angegeben. Ein Mittelwertsvergleich aller Altersgruppen habe im Teil 1 des Tests einen um 8–9 % geringeren Rohwert ergeben. Im 2. Testteil gingen die Unterschiede leicht zurück. Dies wird u. a. auf den Trainingseffekt durch die Bearbeitung von Teil 1 zurückgeführt. Bei den Kindern mit russischer Muttersprache zeigten sich in beiden Testhälften nur geringe Minderleistungen verglichen mit Kindern mit deutscher Muttersprache. Die Testautoren schließen u. a. daraus, dass es für alle Schülergruppen mit nichtdeutscher Muttersprache zu einer gerechteren Intelligenzbeurteilung komme, wenn man den Test in voller Länge durchführe und als Maß das Ergebnis der zweiten Testhälfte nehme (s. Tab. 1).

Tab. 1   CFT-20 R IQ-Werte über alle Schularten und Altersgruppen (in Anlehnung an Weiß (2006) Tabelle 52, S. 99)

Muttersprache	Deutsch	Russisch	Türkisch	Andere
IQ Teil 1 ohne Zeitverlängerung	99	95	90	88
IQ Teil 2	100	98	91	92
N	3284	127	212	242

Ähnlich wie der CFT-20 sind auch die Matrizen von Raven als kulturfreie oder -faire Tests vorgestellt worden, was sich allerdings nie ganz hielt. Dennoch werden sie häufig wegen der geringen sprachlichen Gebundenheit in Auswahl- und Klassifizierungsfragen eingesetzt.

Der SPM wurde in Deutschland 1998 neu normiert veröffentlicht. Erfreulicherweise wurde im Handbuch mehrfach Bezug genommen auf die eingeschränkte Kulturunabhängigkeit des Verfahrens. Es gibt Untersuchungen zu Kindern, die weniger als zwei Jahre in Deutschland leben, und in diesem Verfahren signifikant schlechter abschneiden als Kinder deutscher Herkunft oder die länger als zwei Jahre hier leben. Begründet wird dies einerseits damit, dass diese Kinder möglicherweise in der Übersetzung der äußeren Sprache (Deutsch) in die innere Sprache (Türkisch) Schwierigkeiten haben, oder aber damit, dass in manchen Sprachen und Kulturen abstrakte Begriffe unterschiedlich häufig benutzt werden.

Die Testautoren geben an, dass in der Eichstichprobe (i. e. L. bayrische Schüler/innen) 19 % nicht-deutsche Kinder vertreten sind. Alle Vergleiche pro Altersgruppe und Schulart hätten keine signifikanten Unterschiede erbracht (Ausnahme achtjährige Grundschüler).

Der SPM ist auch in der Türkei an einer umfangreichen Stichprobe (N = 2277) normiert worden (Sahin u. Düzen, 1994). Auch hier fand sich eine hohe Abhängigkeit des Testmittelwertes vom Bildungshintergrund der Eltern. In der deutschen Version wurde zwar ebenso die Berufstätigkeit der Eltern erfasst, allerdings nur um die Repräsentativität der Stichprobe abzubilden. Ob es entsprechend der so vorgenommenen Schichtung Unterschiede in den Testergebnissen gibt – darauf wurde nicht Bezug genommen.

Wird unabhängig davon das Abschneiden eines Kindes von 13 Jahren in der 8. Klasse mit einem Rohwert von 42 entsprechend der verschiedenen Normtabellen aus unterschiedlichen Herkunftsländern) nach Alter (s. Tab. 2) und Klassenstufe (s. Tab. 3) verglichen, ergeben sich sehr unterschiedliche Befunde.

Tab. 2 Vergleich der britischen, deutschen, amerikanischen und türkischen Normen der SPM-Altersgruppe 13;6 Jahre (Rohwerte transformiert in Prozentränge)

PR	GB	USA	TR	Sekundarstufe Bayern	Gesamtschule NRW
95	54	53	53	57	49
90	53	51	51	55	48
75	49	48	49	53	45
50	44	42	42	50	43
25	41	36	34	47	38
10	35	31	24	42	32
5	29	26	13	39	21

Tab. 3 Vergleich der britischen, deutschen, amerikanischen und türkischen Normen der SPM-Klasse 8 (Rohwerte transformiert in Prozentränge)

PR	Hauptschule	Gymnasium	Gesamtschule NRW	TR
95	53	60	48	53
90	51	59	47	51
75	49	57	46	48
50	45	54	43	42
25	42	51	38	36
10	37	45	31	27
5	28	41	28	16

Ein nach der Normierung aus der Türkei durchschnittlicher türkischer Schüler (RW 42) gehörte laut allgemeinen Normen der deutschen Stadardisierung von Schülern der Sekundarstufe zu den Lernbehinderten oder in Bayern zu den schlechteren Hauptschülern (unterstes Quartil), eine sehr gute türkische Schülerin (RW 53) gehörte auf einem bayrischen Gymnasium zum unteren Drittel. Im Rahmen der Schullaufbahnberatung erweist sich dieses Testverfahren somit als trügerisch. Es gibt eine Gleichbehandlung vor, die es aber nicht einmal zwischen den Bundesländern einhalten kann. Am ehesten scheint also die Gesamtschülernormierung NRW mit den Ergebnissen in der Türkei vereinbar zu sein. Inwieweit dies jedoch eine Voraussage über den möglichen schulischen Erfolg erlaubt, bleibt dahin gestellt. Validierungsstudien zeigten nur mäßige Korrelationen zwischen dem SPM-Ergebnis und Schulnoten (am höchsten im Fach Mathematik mit r = .40).

In Deutschland findet sich ein aus den Niederlanden stammendes Verfahren zur sprachfreien Intelligenzdiagnostik, das sich explizit und ausgiebig auch mit der Kulturgebundenheit seiner Ergebnisse auseinandersetzt. Der

Snjders-Oomen Nonverbale Intelligenztest (SON-R) ist zwar in erster Linie zur Leistungsdiagnostik bei sprachbehinderten Kindern entwickelt worden, kann allerdings auch sehr gut bei Kindern mit Zuwanderungshintergrund angewandt werden. Der Nachteil dieses Verfahrens ist jedoch, dass es Schwierigkeiten bei der differenzierten Schullaufbahnberatung macht, da es aufgrund seines sprachfreien Charakters die verbale Befähigung und verbale Fertigkeiten, die eben für den Schulerfolg bedeutsam sind, nicht erfasst.

Bei der Normierung des SON-R 2½-7 fiel auf, dass sich die IQ-Mittelwerte der niederländischen und ausländischen Kinder signifikant unterschieden (SON-IQ 100,7 vs. SON-IQ 92,8). Die Leistungen von Kindern mit gemischtem Hintergrund wichen kaum von denen der niederländischen Gruppe ab. Weitere Untersuchungen zeigten, dass der sozioökonomische Index Auswirkungen auf die Leistungen der Kinder hatte und dieser Index bei den ausländischen Kindern niedriger lag. Wurde diese Variable kontrolliert, zeigte sich kein signifikanter Unterschied mehr zwischen niederländischen und ausländischen Kindern. Die sozioökonomische Variable muss jedoch kein statisches Merkmal sein. Die Testautoren untersuchten die Auswirkungen der Teilnahme von zugewanderten Kindern am niederländischen Familienprogramm OPSTAP(JE), das sich an das Enrichment-Programm HIPPY anlehnt (s. Kap. III.1.6). Bezeichnenderweise hatten diese Kinder am Ende einer dreimonatigen Förderung Testergebnisse vorzuweisen, die denen der niederländischen Vergleichsgruppe auch ohne Kontrolle der sozioökonomischen Variable entsprachen (s. Tab. 4).

Tab. 4 Auswirkungen der Teilnahme an einem Förderprogramm: IQ-Mittelwerte (SON-R 2½-7) von Kindern aus Surinam, Türkei und Marokko, die am OPSTAP(JE) Projekt teilgenommen hatten

Herkunftsland der Eltern	OPSTAP(JE) (n = 90)	Vergleichsgruppe ausländisch (n = 83)	Vergleichsgruppe niederländisch (n = 969)
Surinam	98,4	90,3	–
Marokko	106,5	88,9	–
Türkei	104,7	91,8	–
Summe	102,8	90,3	100,7

Für die differenzierte Schullaufbahnberatung ist der SON-R leider nicht hinreichend. Differenziertere Verfahren sind erforderlich, wobei die Testdiagnostik mit dem HAWIK III aufgrund der relativen hohen Sprachgebundenheit und der geringen Differenzierung in den Normtabellen eher zu einer relativ zu schlechten Bewertung des Kindes oder Jugendlichen führt.

Dies ist auch in der Untersuchung mit der Kaufman Assessment Battery for Children (K-ABC) nicht zu vermeiden, doch ermöglicht die getrennte Untersuchung der Fähigkeiten und der Fertigkeiten eines Kindes eine kritische Diskussion der Testbefunde. Die Erfassung des Fähigkeitenniveaus erfolgt über visuelle Stimuli, die z. T. nicht sprachgebunden sind oder aber auch (von muttersprachlichen Anwendern) zweisprachig vorgegeben werden können. Dadurch kann es sehr gut gelingen, bestimmte Wahrnehmungs- und Verarbeitungsbereiche von Kindern zu erfassen. Der Fähigkeitenteil erlaubt in gewissen Grenzen schon eine allgemeine Einschätzung des Leistungsvermögens eines Kindes. Ungeeignet erscheint in den meisten Fällen die Durchführung mancher Untertests der Fertigkeitsskala. Einmal fehlen (wie auch beim HAWIK) im Teil Rechnerisches Denken Klassennormen, so dass Kinder mit Klassenwiederholung oder verlängerter Eingangsstufe (nicht wenige autochthone Kinder, die noch nicht über genügend deutsche Sprachkenntnisse bei der Einschulung verfügten) deutlich benachteiligt werden, andererseits sind viele der Tests sehr stark abhängig vom kulturellen Hintergrund der Familie. So wird Wissen über deutsche Märchenfiguren abgefragt und die Aufgaben zum logischen Schlussfolgern (Rätsel) sind sehr sprachgebunden.

Im Handbuch zur deutschen Normierung der K-ABC wird man vergeblich nach einer Normierung für nicht-deutsche Kinder suchen, auch keine Hinweise auf unterschiedliche Leistungen finden. Im Gegenteil wird ein solches Erfordernis offen verneint:

> „Die durch rassische oder ethnische Zugehörigkeit bedingte Testschiefe ist häufig Gegenstand empirischer Studien, rationaler Diskussionen und auch emotionaler Ausbrüche (...). Es ist leicht einsehbar, dass dieses Problem in den Vereinigten Staaten mit ihrer Vielzahl von Minderheitsgruppen von größerer Bedeutung ist als im deutschsprachigen Mitteleuropa." (Melchers u. Preuß, 2003, S. 21)

Eine solche Haltung im Wissenschaftsbetrieb wird es erschweren, dass Praktiker ein Instrumentarium an die Hand bekommen, das eine Beurteilung der intellektuellen Befähigung eines Kindes auch dann ermöglicht, wenn es nicht aus einer deutschen Mittelschichtsfamilie stammt. Fehlbeurteilungen sind dann der Alltag in der Schullaufbahnberatung. Das, obwohl auf testpsychologischen Untersuchungen basierende Empfehlungen für den Bildungsgang eines Menschen eine immense Bedeutung haben, da sie auch Weichen stellen für spätere berufliche Perspektiven. Annahmen der Kinder über die eigene Leistungsfähigkeit und Annahmen der Eltern und Lehrkräfte über das Begabungspotenzial des Kindes dürften bei unkritischer diagnostischer Bewertung zu einer selbsterfüllenden Prophezeiung auch dann werden, wenn es sich eigentlich um ein begabteres Kind handelt. Dass es nicht immer zu einem solchen Automatismus kommt, sondern manchmal auch eine durchaus angebrachte renitente Haltung einer Mutter zur Anbahnung einer noch erfolgreichen Schulkarriere führen kann, mag folgendes Fallbeispiel verdeutlichen:

Fallbeispiel

In der Ambulanz einer kinderpsychiatrischen Klinik sprach die türkische Mutter eines 9-jährigen Mädchens vor. Zwei Jahre zuvor sei in der Tagesklinik derselben Klinik ihre Tochter wegen emotionaler Probleme behandelt worden, wobei durch eine testpsychologische Unter-

suchung mit dem HAWIK-R eine Lernbehinderung festgestellt worden sei. Dem muttersprachlich türkisch und gleichzeitig sprachentwicklungsverzögerten Mädchen wurde dann bei der
Einschulung eine Sonderschule für Lernbehinderte zugewiesen. Dem widersprach die Mutter
und wollte ihr Kind auf einer Sonderschule für Sprachbehinderte beschult wissen. Aufgrund
des niedrigen Testergebnisses war diese Schule jedoch hierzu nicht bereit. Zwei Jahre lang
wurde das Kind folglich in einer Regelgrundschule unterrichtet (mit weitgehend durchschnittlichen (!) Leistungen), bevor im Rahmen eines Sonderpädagogischen Feststellungsverfahrens
als geeignete Förderschule die Sprachbehindertenschule genannt wurde. Die Mutter bat nun
um eine testpsychologische Rehabilitierung ihres Kindes, damit es später nicht erneut Schwierigkeiten wegen der hiesigen Testung erleiden sollte. Eine solche konnte nach Re-Testung auf
ganzer Linie erfolgen.

Da Testverfahren nur unzureichend valide Einschätzungen über den Entwick-
lungsstand eines Kindes mit Zuwanderungshintergrund erlauben, wird der
Praktiker gezwungen sein, vorrangig auf Grundlage seiner klinischen Erfahrung zu urteilen.

   Die Wahrscheinlichkeit einer Fehleinschätzung ist relativ hoch und umso
mehr sollte der Diagnostiker versuchen über die Einschätzung faktischer Ressourcen des Kindes (Wer in der Familie kann ihm helfen? Welche Hausaufga-
benhilfen werden wo angeboten? Gibt es die Möglichkeit einer logopädischen
Unterstützung bei (bilingualem) Dysgrammatismus? Welche weiteren Möglichkeiten außer Schulerfolg sind gegeben zur Selbstwertsteigerung? Kann
eine integrierte sonderpädagogische Förderung erfolgen?) seine Empfehlungen auszusprechen. Auch wird er prüfen müssen, ob weitere ergotherapeuti-
sche oder heilpädagogische Untersuchungen zur Differenzialdiagnostik von
sensorischen Integrationsproblemen erforderlich sind.

Insgesamt hat bei Kindern mit Zuwanderungshintergrund eine kritische und
differenzierte Würdigung von Diagnostikergebnissen unter Einbeziehung von
Alltagsfähigkeiten zu erfolgen. Der Verhaltensbeobachtung während der
Durchführung gebührt ein besonders hoher Stellenwert.

> *Der Diagnostiker sollte davon ausgehen, dass mit den gängigen (an ein-
> heimischen normierten) Verfahren weniger eine „objektive" Intelligenz
> gemessen wird als die Fähigkeit, im jeweiligen Schulsystem der Majori-
> täts-Normstichprobe Anforderungen zu erfüllen.*

In Deutschland wären umfassende Anstrengungen notwendig, um psychodia-
gnostische Verfahren für die Anwendung bei Kindern und Jugendlichen aus ethnokulturellen Minderheiten zu restandardisieren und zu renormieren. Darüber
hinaus erscheint es dringend geboten, auch in Deutschland Normen nach Sozialschichtzugehörigkeit einzuführen. Für die Erstellung von Normen an Subpopulationen zugewanderter Kinder sind derzeit in Deutschland keine Drittmittel
erhältlich, ist doch angesichts der Diversität der Zuwanderungsgeschichten und
der Mehrsprachigkeit eine allgemeine „Zuwanderernormierung" unmöglich.

Allerdings stehen neuerlich Verfahren zur Sprachstandsmessung zur Verfügung, die in manchen Bundesländern nur bei Kindern von Zugewanderten, in anderen Bundesländern bei allen Einschulungsuntersuchungen angewendet werden. Ob diese Instrumente sich auch zur Erfassung von Sprachentwicklungsverzögerungen in der Kinder- und Jugendpsychiatrie eignen, müsste noch erprobt werden. Im Einzelnen stehen sie bisher nur für Zuwandererkinder zur Verfügung: SISMIK (in Bayern verbindlich vor Einschulung von Zuwanderern), HAVAS (Hamburg, entwickelt in Konstanz), Fit in Deutsch (Niedersachsen). Programme wie „Bärenstark" und DeutschPlus (Berlin) sowie CITO (NRW, computergestütztes Instrument) werden bei Zuwanderern und Einheimischen eingesetzt und decken einen schulischen Förderbedarf, je nach Instrument auch bei einheimischen Kindern auf.

Wissenschaftlich ungelöst ist die Grundfrage, ob Entwicklungsschritte als Basis einer Diagnose der motorischen oder Sprachentwicklungsstörung auf der 2. Achse unseres Multiaxialen Klassifikatiossystems in allen Kulturen simultan verlaufen. Eine Studie von Şen et al. (2003) hinsichtlich der Anwendung eines türkischen Entwicklungsgitters als Elterninterview, der Ankara Developmental Scale, ergab nach wenigen Korrekturen hinsichtlich der neuen Lebenswelt von Zuwanderern eine gute Übertragbarkeit auf die Population in einem interkulturellen Kindergarten. Allerdings genügte diese Studie nicht den Anforderungen an repräsentative Normstichproben.

> **!** Zusammengefasst kann davon ausgegangen werden, dass Kinder aus sozioökonomisch benachteiligten Familien – unabhängig von ihrem ethnisch-kulturellen Hintergrund – im Schnitt Minderleistungen in IQ-Tests zeigen, die bei ca. 10 IQ-Punkten liegen. Kinder aus sozioökonomisch benachteiligten Familien können diese Leistungsschwächen bei geeigneter Förderung kompensieren, dies gilt für Migrantenkinder gleichermaßen. Diese Förderung muss über eine Förderung der verbalen Kompetenzen hinausgehen, ansonsten sind sozio-ökonomische Handicaps schullaufbahnbegleitend zu erwarten. Eine unkritische Weitergabe von Testergebnissen an Schulen und Familien kann durch die dadurch hervorgerufenen Erwartungseffekte und Motivationseinbußen im Sinne einer sich selbsterfüllenden Prophezeiung zu erhöhtem Schulversagen beitragen. Intelligenzdiagnostik bedarf bei sozial benachteiligten Kindern, zu denen Kinder in Zuwandererfamilien überwiegend zählen, zusätzlich einer qualitativen und informellen Diagnostik, der Verhaltensbeobachtung, der situativen Ein- und Umstellfähigkeit. Eine Sprachstandsmessung kann für den voraussichtlichen Schulerfolg ebenso wichtige Anhaltspunkte bieten.

2.6 Kulturgebundene Syndrome, kulturtypische Erklärungen und kulturgebundene Interventionen

> *Störungsspezifische Konzepte und das subjektive Krankheitsverständnis in Zuwandererfamilien zu erfragen erfordert, dass der Diagnostiker basale Kenntnisse zu „kulturtypischen Syndromen" hat. Dabei ist die Schicht und Bildungsschicht der Zuwandererfamilie zu beachten.*

Gebildete Großstädter könnten z. B. sehr gekränkt auf Fragen zu magischen Denkweisen reagieren, denen sie andererseits durchaus anhängen. Dass magisches Denken auch unter Jugendlichen mitnichten kulturspezifisch ist, haben die Untersuchungen von Schepker zu Kontrollüberzeugungen (1998) ergeben, die magisches Denken unter Mädchen deutscher Herkunft ebenfalls stark ausgeprägt fand.

Im Kontakt mit ländlich sozialisierten Familien wiederum erkennen diese oft, dass westliche Untersucher wenig von kulturgebundener Symptomatik verstehen. Oft werden nur auf Nachfragen und Fremdbeispiele, eigene Haltungen, bisherige Bemühungen und Erfahrungen geschildert. Auch gegenüber als aufgeklärt und intellektuell eingeordneten Untersuchern aus der eigenen Ethnizität werden kulturspezifische Erklärungen und magische Heilungsversuche oft nicht spontan und erst nach dem Aufbau eines Vertrauensverhältnisses eingeräumt (Gün 2007).

> *Bevor an ein kulturspezifisches Syndrom i. e. S. gedacht wird, sollte eine sorgfältige Diagnostik, ein psychopathologischer Befund und eine kulturspezifische Würdigung des Kontaktes zur Herkunftsgesellschaft nach den Vorgaben des DSM-IV-TR erfolgt sein.*

Nicht nur solche Patienten, die in ihrer Herkunftskultur stark verwurzelt sind, zeigen in der Migration eine kulturgebundene Symptomatik oder hängen kulturtypischen Erklärungen an. Diese sind andererseits nicht selten und nur wenig bekannt.

Das „Glossar kulturgebundener Syndrome" im Anhang des DSM-IV-TR bezieht sich nur auf die Symptomatik in einigen der in USA häufig vertretenen Ethnizitäten oder früh beschriebene, aber nicht kulturspezifische Syndrome (wie Amok). Şen et al. (2003) haben für die türkeistämmigen Zuwanderer ein Glossar erstellt, das durch Beschreibungen von Gün (2007) ergänzt wurde. Nach Gün werden psychische Befindlichkeitsstörungen im Sinne einer Gleichgewichtsstörung im Körper oft als „gefallene, geschwollene oder verrutschte Organe" metaphorisch beschrieben.

- Syndrom des Nabelfalls (verrutschter Bauchnabel, verrutschte Mitte) als Befindlichkeitsstörung mit Missempfindungen um den Nabel herum – ausgelöst durch multiple Ursachen, wie Überarbeitung, zu viel aufgedrängte Sexualität, wenig Schlaf, Sorgen und Kummer, durch roborierende Maßnahmen behandelt; Anwendungen im Bauchbereich wie Schröpfen, Vakuumgläser, Massagen, Verbände (mit Stockhebel wird versucht, den Bauchnabel wieder an die alte Stelle zurückzudrehen) (TR: Göbek düşmesi)
- Brennende Missempfindungen in Brustkorb und Lunge als depressive Symptomatik oder Ausdruck von Trauer, auch in Erregungszustände mündend – Behandlung durch Zuwendung, nicht allein lassen; Gespräche und Zuhören, Schonung, Entlastung von alltäglichen Aufgaben, Angebote von Unterstützung, (TR: Bağrım yanıyor/yüreğim/ciğerim; D: mein Herz/Brustkorb/Lunge brennt; auch: TR: İçim yandı, D: mein Inneres brennt) – Achtung: wird der Begriff für Leber/Lunge (ciger) interaktiv dyadisch verwendet, drückt dies eine innige emotionale Beziehung aus
- Ameisenlaufen als depressive Symptomatik i. S. larvierter Depression, Unwohlsein und ungelöster/nicht bewältigter Konflikte. Behandlung durch Schonung und Entlastung, Interesse an der betroffenen Person und Bemühen um sie, Vermeidung des eigentlichen Problems. (TR: Her tarafım karıncalanıyor; D: überall auf dem Körper laufen Ameisen)
- Heißblütigkeit junger Männer von der Pubertät bis zum 3. Lebensjahrzehnt; äußert sich in Impulsivität, Regelübertretungen und Erregbarkeit; wird auf unerfüllte Sexualität zurückgeführt und kann durch Verheiratung gelöst werden (TR: Delikanlı; D: heißes Blut, heißblütiger junger Mann, Hitzkopf)
- Den Kopf erkältet haben, drastischer, mit Hinweis auf eine schwerwiegende Störung: den Kopf gegessen haben: durchgedreht, verrückt geworden sein (TR: üşuttüm; kafayı yedi/yedim)
- Geisterkommen; (ich drehe bald durch, bin total aufgebracht, sehe Geister) Warnung an die Umgebung, Verständnis zu haben, Wunsch nach Ruhe; Hilferuf zur Entlastung und keine psychotische Symptomatik; (TR: Cinlerim geliyor; D: meine Geister kommen)
- Geplatzte Gallenblase (TR: ödüm patladı): man hat sich erschrocken, große Angst, ist gegebenenfalls traumatisiert
- Böser Blick (Symptomatik, Unfälle, geschäftliche Probleme aufgrund von Blicken neidischer und feindseliger – eher hellhäutiger und blauäugiger – Menschen) – Schutz durch ein „blaues Auge" (TR: Mavi boncuk) in Form eines Steines oder Einlage in einem Schmuckstück sowie Bescheidenheitsformeln nach Komplimenten. (TR/arab: Nazar, D: böser Blick, Basiliskenblick; ital: malocchio, occhio cattivo, engl: evil eye, bad eye)

- Geisterbeschwörung als „Verdammtsein", „Verhextsein" (ohne Wissen und in Abwesenheit des Betroffenen) – erklärt sexuelle Störungen, geschäftlichen Misserfolg, Unfall, Suizidalität, Tod (je nach dem erfolgten Zauber) – Schutz durch Amulette mit „Gegenmitteln", die am Körper getragen werden müssen, um wirksam zu sein (das Entfernen von Amuletten bei stationärer Aufnahme ist zu unterlassen!) (TR: Büyü; D: Geisterbeschwörung)

Die Auflistung entspricht dem zum Veröffentlichungszeitpunkt unter Zuwanderern aus der Türkei und mediterranen Ländern im Ruhrgebiet üblichen Repertoire und erhebt keinen Anspruch auf Vollständigkeit. Die Denkfigur des „Bösen Blicks" findet sich in Süditalien ebenso wie in anderen Mittelmeerländern; die „Geisterbeschwörung" (d. h. Opfer eines Zaubers oder Verhextseins zu sein) ist in der Form des Voodoo hier viel bekannter geworden. Die Syndrome haben sämtlich einen alten, schamanistischen Ursprung und verlieren überwiegend dann ihre Funktion, wenn gesellschaftlich Urlaubs- und Feiertage möglich sind und Kranken- und Rentenversicherungen die familiäre und nachbarschaftliche Zuwendung teilweise ersetzen.

Die hier hervorgehobenen kulturgebundenen Syndrome können durch ihre Fremdheit den einheimischen Untersucher darüber hinwegtäuschen, dass prinzipiell alle psychiatrischen Störungen kulturgebundene Syndrome (in unserem Fall eben eurozentristische) sind. Magische Erklärungen finden sich mit einer je eigenen Ausgestaltung in einheimischen Familien ebenso wie bei Zuwanderern, sodass eine „transkulturelle Psychiatrie zu Hause beginnen sollte" (Hughes, in Mezzich et al. 1996).

Kulturgebundene Syndrome haben teilweise Beziehungen zu sprachlichen Assoziationsfeldern, etwa der Verbindung von Organen mit Befindlichkeiten. Diese Assoziationen müssen auch und vor allem bei Somatisierungsstörungen genau – muttersprachlich – erfasst werden, indem z. B. muttersprachliche Sprichworte im Zusammenhang mit dem erkrankten Organ erfragt werden. Eine enge Verbindung zwischen Somatisierung und kulturellem Hintergrund beschreiben Nika u. Baskedis (2000). Somatisierung sei in allen kulturellen Gruppierungen und Gesellschaften zu beobachten. Es gebe jedoch kulturspezifische Erklärungen für bestimmte körperliche Symptome. So würden im gesamten Mittleren Osten mit dem Herzen assoziierte Symptome nicht nur als mögliches Zeichen von Krankheit, sondern auch als Metapher für das Ausmaß an Emotionalität betrachtet. Das deutsche „Herzeleid" drückt sich im türkischen Sprachraum eher als Leberschmerz aus (Schepker u. Eberding 1995). Die Äußerung körperlicher Beschwerden beschreibt in vielen außereuropäischen Kulturen depressive Verstimmungen.

Neben den kulturgebundenen Syndromen sind sprachliche Besonderheiten einer eher bildhaften, metaphorischen Sprachwelt zu beachten, die wörtlich übersetzt als psychotisch missverstanden werden könnten. Gün (2007) erwähnt in diesem Zusammenhang, dass starke, beißende Schmerzen im

Türkischen als „kalter Wind der in den Knochen weht" ausgedrückt werden können.

Strategien zur Heilung von kulturgebundenen Syndromen sind bei den einzelnen Syndromen beschrieben. Eine allgemeine Strategie, das „Gesundbeten" oder die „Geistheilung" folgt schamanistisch-spirituellen Ritualen und hat entsprechend der Kontexte positive suggestive Wirkungen.

Die von Ruhkopf et al. (1993) vorgenommene Unterteilung in „Hoca-Krankheiten" und „Arzt-Krankheiten" mit klarer Zuständigkeit der Hocas für psychiatrische Fragen entspricht nicht der klinischen Erfahrung im Umgang mit Familien, die diverse Lösungswege suchen. Das Vorliegen einer „magischen" oder volksmedizinischen Erklärung für die Symptomatik in der Familie steht dem Inanspruchnehmen therapeutischer Hilfe nicht entgegen, da zugewanderte Familien oft eher Polypragmasie anstelle einer westlichen Dichotomie an Lösungswegen pflegen und sich einem naturkundlichen Heiler spätestens bei Enttäuschung über das hiesige Medizinsystem zuwenden. Nach Kastrup (2008) haben traditionelle Heiler den Vorteil, dass sie schnell einen emotionalen Zugang zum Patienten herstellen können, eine ganzheitliche Sichtweise verfolgen, die Familien und das Umfeld der Patienten aktiv einbeziehen und spirituelle Ressourcen mobilisieren. Dabei sei nie ein Ziel, die Patienten zu aktivem, autonomem Handeln gegenüber ihrer Störung zu befähigen. Als Nachteile benennt sie, dass es für traditionelle Heiler keine formelle Ausbildung gibt und dass Praktiken auch – ohne Möglichkeit der Beschwerde oder Qualitätskontrolle – schädlich sein können. Überdies seien diese Heiler im Kontext der Migration nicht mehr verlässlich in die Netzwerke der Gemeinde eingebunden und von daher wenig kontrollierbar. Gün (2007) beschreibt, dass ein hoher Prozentsatz von mehr als der Hälfte stationärer psychiatrischer Patienten gleichzeitig Kontakt zu einem „Hoca" als schamanistischem Heiler habe, für ein oft horrendes Honorar.

> In der Essener Feldstudie zeigte sich, dass der Informationsgrad der inanpruchnehmenden Familien höher war als in den nicht inanspruchnehmenden Familien, jedoch auf weniger als die Hälfte der aufsuchenden Familien hinsichtlich des speziellen Angebots begrenzt blieb. So lässt sich auch das Aufsuchen des muttersprachlichen Angebotes der Institutsambulanz einer solch polypragmatischen Haltung zuschreiben. Daraus lässt sich schlussfolgern, dass ein relativer Mangel an Differenziertheit in den Kenntnissen der möglichen Angebote und Lösungswege durch eine pragmatische Offenheit aufgewogen wird.

Der Umgang mit naturheilkundlichen Heilern aus der Herkunftsethnie (Hoca, Sufi, Sheik, arab: Hakim arabi; vgl. Assion 2006a) die Bezeichnung „Hoca" bezeichnet allgemein die Kategorie „Lehrer", d. h. diese heilenden Hocas oder „Heiler" sind nicht gleichzusetzen mit muslimischen Geistlichen) im therapeutischen Kontext in der Kinder- und Jugendpsychiatrie ist im Einzelfall abzuwägen. Einerseits ist es bedeutsam, das Bemühen der Familien um die Lösung eines Problems anzuerkennen und kulturspezifische Wege nicht zu desavouieren. Pflegende sind daher angehalten, Amulette (Anhänger zur magischen Abwehr von Gefahren oder Stärkung des Trägers, s. Assion 2006) und Anstecker mit dem „Blauen Auge" bei den Patienten zu belassen. Besuche bei Hocas sollte man dann befürworten, wenn derjenige sich seinerseits zu einer Zusammenarbeit im Rahmen der Gesamtbehandlung bereit erklärt und als Bündnispartner und Mediator gewonnen werden kann.

Schröder (2006) verweist bezüglich der Heiler darauf, dass diese weltweit gesundheitlich weite Teile der Bevölkerung versorgen und dadurch ein hohes Ansehen genießen, sodass die WHO neben einer vorsichtigen Evaluation dieser traditionellen Heilverfahren Bemühungen fördert, die Heilkundigen in neue Gesundheitsstrategien mit Kooperationsmodellen einzubeziehen.

Wie bei Einheimischen sind jedoch psychisch invasive Praktiken von Exorzismus-ähnlicher Gestaltung bei psychiatrisch gestörten Jugendlichen nicht akzeptabel und können zu deutlicher Verschlimmerung von Störungsbildern (v. a. psychotischen) führen. Unter Psychiatern in Herkunftsländern lässt sich aufgrund analoger Erfahrungen eine starke Ablehnung solcher Praktiken verzeichnen und eine Kooperation mit Heilern wird von den meisten Psychiatern dort prinzipiell abgelehnt, im islamischen Kulturraum begründet auch damit, dass der Koran das Zaubern verbiete.

III

Prävention als Förderung einer „normalen" Entwicklung

1 Vor- und Grundschulalter

1.1 Kindersterblichkeitsrate

Die Säuglingssterblichkeit erfasst den Anteil der Kinder (in Promille = ‰), die vor Erreichen des ersten Geburtstages versterben, weltweit sind dies 80 Promille oder 8%, in den meisten Industrieländern weniger als 1%. Sie ist ein wichtiger Indikator für die Gesundheit der Allgemeinbevölkerung. Mangelnde Teilnahme an Vorsorgeuntersuchungen, noch abgeschlossene Verwandtschaftsehen, geringes Wissen in der zugewanderten Bevölkerung über Schwangerschaftsbeschwerden und frühkindliche Entwicklung leisten alle einen Beitrag zur Säuglingssterblichkeit. Jüngst veröffentlichte Daten aus NRW weisen nach, dass der Anteil von Kindern mit Migrationshintergrund an der Säuglingssterblichkeit weiterhin überproportional hoch ist. „Liegt die Säuglingssterblichkeit unter deutschen Neugeborenen (in NRW) bei 4,6 ‰, steigt sie bei ausländischen Neugeborenen auf 11,1 ‰.“ (Hellmeier 2006).

1.2 Gesundheitliche Vorsorge und Früherkennung

Eine Erhebung des Gesundheitsamtes der Stadt Essen (Stadt Essen 1993) zeigte, dass die Gesundheitsvorsorge bei Kindern im Vorschulalter in nichtdeutschen Familien sehr lückenhaft ist. So lag z. B. ein vollständiger Impfstatus bei Schulanfängern 1995 bei 80.8% der deutschen Kinder vor, bei 57.8% der nichtdeutschen Kinder. Ähnlich verhält sich der Früherkennungsstatus für die Schulanfänger 1995: 52.6% der deutschen Kinder hatten an allen Vorsorgeuntersuchungen teilgenommen, 10.8% der nichtdeutschen. Dieses bestand, ohne dass die Versorgungsdichte mit Kinderärzten oder mit Außenstellen des Gesundheitsamtes in Stadtteilen mit höherem Zuwandereranteil geringer wäre. Bei Kindern mit unzureichendem Vorsorgestatus wurden bei der späteren Schuleingangsuntersuchung „häufiger behandlungsbedürftige Gesundheitsstörungen wie Sehschwäche, Übergewicht, Verhaltens-, Koordinations- und Sprachstörungen" (Stadt Essen 1993, S. 111) diagnostiziert.

10 Jahre später, nach dem KIGGS-Survey des Robert Koch-Institus 2003–2005, sind bundesweit bessere Teilnahmequoten erreicht worden, weiterhin jedoch mit einer geringeren Partizipation von Zuwandererkindern: von 81,3 % Teilnahme an den U3-Untersuchungen sank die Teilnahme auf 67.9 % an der U9 ab. 14 % der zugewanderten Kinder hatten an keiner einzigen Vorsorgeuntersuchung teilgenommen (Kantziuris et al. 2007).

Während nach dem Bericht der Bundesbeauftragten (2005) die Impfraten unter den türkeistämmigen Kindern in Berlin mittlerweile über denen der Einheimischen liegen, was sie auf die Impfgegner in der deutschen Mittelschicht zurückführt, wird eine schlechte Akzeptanz bei Aussiedlern beklagt. Gravierende Impflücken wurden in der Gruppe der Spätaussiedler auch in der Stadt Köln identifiziert, deren Zuwandereranteil bei unter 18-Jährigen über 40 % liegt. Hier wurde daher 2005 ein Projekt initiiert, das sich auf eine breite Basis von Gesundheitsversorgern sowie Interkultureller Dienste stützt. Unter Führung des Deutschen Roten Kreuzes wird eine aufsuchende Präventionsarbeit gestellt. Das medizinische Personal im „Impfbus" hat selbst einen Migrationshintergrund (Knepper 2006). Nur so scheint eine Entwicklung zum eigenen Empowerment möglich, während z. B. Aussiedlerfamilien noch staatliche Regulierungen und Verantwortung für Vorsorgemaßnahmen erwarten.

Einen ähnlichen, noch stärker sozialräumlich mit Mediatoren und auf Kindergärten und Schulen bezogenen Ansatz verfolgt das Gesundheitsamt Stade (Pallasch et al. 2006), das auch die zahnmedizinische Prävention mitfokussiert. Durch den Einsatz muttersprachlicher Mediatoren konnte die Zahl nicht geimpfter Kinder hochsignifikant verringert und die Zahl der Kinder mit behandlungsbedürftigen Zahnschäden hochsignifikant gesenkt werden. Das Modell der Arbeit gesundheitlicher Aufklärung mit Vertrauenspersonen soll nun auf die Adipositasprävention ausgedehnt werden.

Die Zahngesundheit und hier insbesondere die Prophylaxe stellt nach Schneller et al. (2001) einen unter Zuwanderern besonders vernachlässigten Bereich dar.

Hier sei vermerkt, dass im Rahmen von Vorsorgemaßnahmen Kinderärzte eine wesentliche Funktion in der Früherkennung und dem Ansprechen von Verhaltensproblemen haben, auch wenn derzeit noch die Einführung eines Instruments zur Früherkennung von Entwicklungs- und Verhaltensstörungen im Rahmen der Vorsorgeuntersuchungen in Deutschland diskutiert wird.

Einen bedeutsamen Stellenwert nimmt darüber hinaus die Unfallprävention ein. Vergiftungsmöglichkeiten im Haushalt sind vielfältig, ein Schutz nur durch Einschränkungen des Explorationsverhaltens der Kinder erscheint unzureichend.

Auch bei manifesten Störungen wird seltener behandelt. Kinder mit Migrationshintergrund wenden laut den Ergebnissen des KIGGS-Surveys seltener Arzneimittel an (44 % in den letzten 7 Tagen vor der Befragung, einschließlich

Zahnfluoridierung und Vitaminen) als einheimische (55 %), auch seltener als Kinder mit hohem Sozialstatus (Knopf 2007) bei insgesamt kurzfristiger Anwendung.

1.3 Erste Sozialisation und Bindungserfahrungen

Durch Heiratsmigration ist in ca. 10 % der zugewanderten Familien ein/e Schwiegersohn oder -tochter wohnhaft (Essener Feldstudie und Angaben aus anderen Kommunen des Ruhrgebiets). Dadurch entstehen besondere Konstellationen für junge Eltern. Verbleiben die Eltern in der Großfamilie, besteht Unterstützung in der frühen Eltern-Kind-Interaktion, aber auch eine Geschwisterposition der Eltern gegenüber den Großeltern. Borsbach (2006) hat belegt, dass Kinder in Zuwandererfamilien häufiger gestillt werden und dass sich das Gestilltwerden für die Kinder auch unter Berücksichtigung bekannter anderer Risikofaktoren als psychoprotektiv erwies.

Dieser Faktor einerseits und die höhere Familienkohäsion andererseits stellen im Vergleich mit der einheimischen Bevölkerung gleicher Sozialschicht bedeutsame protektive Faktoren für die frühe Eltern-Kind-Bindung dar und scheint allein geeignet, psychiatrische Erkrankungen im Kindesalter zu verhindern.

> *Sollte sich im Einzelfall der Verdacht auf eine frühe Bindungsstörung ergeben, wäre differentialdiagnostisch eine autistische Störung oder eine mentale Retardierung des Kindes auszuschließen, oder es wäre an eine psychiatrische, auch Suchterkrankung der Eltern zu denken.*

Alleinerziehende zugewanderte Elternteile hatten laut den Ergebnissen der Essener Feldstudie kein erhöhtes Risiko, psychisch auffällige Kinder zu haben, sofern ein soziales „Netzwerk" mit Unterstützungsfunktionen bestand.

1.4 Frühkindliche Entwicklung

Kulturelle Unterschiede bestehen in der Erfahrung der Autoren in Hinsicht auf ein geringeres Getrenntsein von kindlichen und erwachsenen Lebenswelten in Zuwandererfamilien, z. B. ein weniger starkes Achten auf einen Tag-Nacht Rhythmus, auch ein Belauschenkönnen von „Erwachsenengesprächen" z. B. über Sexualität (v. a. in der Gruppe der Frauen) vor dem Schulalter. Einhergehend mit dem Stil einer „Erziehung durch Teilnahme" ist eine traditionell geringer ausgeprägte Gewohnheit des Erklärens von Einschränkungen oder Geboten, die zu Entwicklungsnachteilen führen kann (s. Kap. III.1.6) und eine Aneignungshaltung nicht fördert.

„Verwöhnhaltungen" dahingehend, dass Unlustäußerungen eines Kindes sofort mit Nahrungsgabe beantwortet werden und eine zu gering ausgeprägte Haltung des Forderns besteht, können tradiert sein und zu Anspruchshaltungen der Kinder beitragen. Eine durch das Erfüllen aller Wünsche vermiedene Trotzphase kann dann eine Entwicklungsbehinderung darstellen und zu späterer Passivität oder Aggressivität beitragen („kleine Paschas"). Für die Entwicklung ist hierbei nicht unbedeutend, welchen Platz in der Geschwisterreihe ein Kind in einer Zuwandererfamilie einnimmt und welche Konzepte die unterschiedlichen betreuenden Personen von Kindesentwicklung haben. Hierbei ist die Zahl der Kontakt- und Betreuungspersonen nicht abträglich, sondern trägt eher zur Erweiterung von Möglichkeitsräumen und Erfahrungen bei, sofern eine sichere Gebundenheit an eine primäre Bezugsperson gegeben ist. Das Erziehen von Kindern in der weiblichen Gemeinschaft der Verwandten hat auch unter Aussiedlern eine starke Tradition. Gesunde Kinder können dabei erlebte „Inkonsistenzen" in der Erziehung selbst integrieren.

1.5 Frühe Sprachentwicklung und Bilingualität

Oft als Widerspruch und mangelnder Integrationswille diskutiert, pflegen nach Reich und Roth (2002) – bei in Deutschland allerdings mäßiger Datenlage – rund 90 % der Zuwanderer die Herkunftssprache weiterhin zur Kommunikation. Das sei stabil bei türkeistämmigen und russlanddeutschen Familien, weniger bei Flüchtlingen mit „erheblich verunsicherter Sprachloyalität" (Reich u. Roth, S. 8). Dementgegen berichten Baur und Mitarbeiter (2004), dass Grundschulkinder die Muttersprache überwiegend nicht als Familiensprache angeben (s. u.). Möglicherweise differenziert sich in vielen Familien, eventuell in guter Absicht, eine Sprachebene zwischen den Eltern von einer Sprachebene mit den Kindern.

Es muss aus psychiatrischer Sicht das Missverständnis korrigiert werden, dass eine nichtdeutsche Muttersprache den Deutscherwerb behindern könne oder sogar müsse. Für die psychische Entwicklung des Kindes stehen die Möglichkeiten „frühen Zweitspracherwerbs" (bis zum Alter von 2 Jahren) bei dem für 2 Sprachen unterschiedliche Strukturen ausgebildet werden, ohne dass die Kinder die Sprachsysteme vermischen würden und „späteren Zweitspracherwerbs" auf dem Boden vorgeformter Sprachstrukturen in der wissenschaftlichen Diskussion derzeit als gleichberechtigt in Bezug auf späteren Erfolg nebeneinander (Reich u. Roth 2002). Eine Retardierung der allgemeinen Sprachentwicklung aufgrund einer Zweisprachigkeit sei nach den Ergebnissen einiger neuerer Untersuchungen ebenso unwahrscheinlich wie ein Einfluss auf die Intelligenzentwicklung. Zweisprachigkeit biete eher kognitive Vorteile in Hinsicht auf das Sprachverständnis allgemein und erleichtere nachweislich den Erwerb einer dritten Sprache wie Englisch.

Einzelfalluntersuchungen haben belegt dass auch Geistig Behinderte auf ihrem Niveau mühelos 4 Sprachen beherrschen können (Reich u. Roth 2002). Auch neurophysiologisch muss umgedacht werden, denn die lange Zeit vertretene Meinung, Erstsprache und Zweitsprache(n) würden im Gehirn in unterschiedlicher Weise gespeichert oder verarbeitet, sei durch neue Erkenntnisse überholt.

> *„Eine zufrieden stellende zweisprachige Entwicklung („additiver Bilingualismus")*
> *wird gefördert durch emotional positiv besetzte Sprachenkontakte, durch eine orien-*
> *tierende Familienerziehung, durch eine unterstützende Schulbildung und durch eine*
> *gesellschaftliche Wertschätzung auch der weniger häufig gesprochenen Sprachen"*
> *(Reich u. Roth, S. 16).*

Hinsichtlich der sprachenübergreifenden Kompetenzen zeigt sich, dass ein zweisprachiges Aufwachsen unter parallelisierten Bedingungen zu einem früheren und höheren Grad an Sprachbewusstheit führt. Eine spezifisch zweisprachige Kompetenz ist das kommunikativ sinnvolle Wechseln zwischen den Sprachen (Code-Switching), das im Jugendlichenalter insbesondere als subkulturelles Merkmal bikultureller Identität gelten kann.

Psychiatrisch hat Bilingualität – verglichen mit forcierter Assimilation des Sprachgebrauchs – eine psychoprotektive Funktion. Einen Beleg lieferte die finnisch-schwedische Arbeitsgruppe um Irma Moilanen, die eine prospektive Langzeitstudie an 320 finnischen Rückkehrerkindern aus Schweden durchführten (Vuorenkoski et al. 2000). Die erfolgreichen Gruppen sowohl hinsichtlich des Schulerfolgs als auch der psychischen Symptombelastung zeichneten sich durch konsistenten Gebrauch beider Sprachen aus. Die Hypothese der Autoren, dass ein psychopathologisch relevanter „Loyalitätskonflikt" entstehe, wenn Kinder mit den Eltern nur die Muttersprache, mit Freunden aber die Sprache des Aufnahmelandes sprächen, bewahrheitete sich nicht. Ein radikaler „language shift" nach der Remigration stellte jedoch ein Risiko für die psychische Gesundheit oder den Schulerfolg dar. Stark benachteiligt zeigten sich diejenigen Kinder, die konsistent eine andere Sprache benutzten als die Eltern, tendenziell benachteiligt diejenigen die mit ihren Eltern beide Sprachen – und beide im Sinne „doppelter Halbsprachigkeit" nicht gut – benutzten.

> Gleichermaßen kam die Essener Feldstudie zum Schluss, dass die Typen von
> „bikulturellen" Familien mit flexibel der Situation und dem Gesprächspartner
> angemessenen Gebrauch beider Sprachen durch die Kinder die erfolgreichsten,
> d. h. am wenigsten symptombelasteten waren (s. Kap. IV.1). Oft war dies be-
> gleitet von viel Kontakt auf Seiten der Eltern und auch der Kinder sowohl zur
> Aufnahme- als auch zur Herkunftskultur.

Interessanterweise unterstützt die Schulwirklichkeit die Mehrsprachigkeit nicht. Nach Baur et al. (2004) nutzt nur eine Minderzahl bilingualer bzw. mehrsprachiger Kinder den muttersprachlichen Ergänzungsunterricht, und die 2002 in der Stadt Essen befragten Grundschüler gaben zu 72.4 % an, in ihren Familien nur Deutsch zu sprechen, obwohl unter den fast 19.000 Befragten 122 verschiedene Sprachnennungen der „Elternsprache" auftraten (vgl. zum Sprachgebrauch auch Kap. II.2.4.1).

1.6 Elternkurse und Erziehungsverhalten

Förderung von Kindern umfasst mehr als nur die Förderung der Sprachkompetenz. In Deutschland wird die frühe Entwicklung von Kindern – außer im Falle einer Behinderung – dem privaten Raum der Familie zugeordnet.

Mit einem Konzept von Kindheit als Aneignungsphase zur Ausbildung kognitiver Strukturen und gesellschaftlicher Wirklichkeit und gezielter Förderung dieser Fähigkeiten sind Eltern aus ländlichen Zuwanderungskontexten wenig vertraut. Sowohl einheimische als auch zugewanderte Eltern spielen zu wenig mit ihren Kindern (z. B. Impulsgebung und Informationsvermittlung im Rollenspiel). Die Ermunterung zu einer expansiv-lernenden, d. h. explorierenden Haltung fällt in beengten Wohnverhältnissen zusätzlich schwer. Die Auswahl an „pädagogisch wertvollem" Spielzeug und die Unabhängigkeit der möglichen Spielanregungen von finanziellen Mitteln ist bedeutsam zu vermitteln, um eine gut gemeinte, unstrukturierte Materialflut im Lebensraum der Kinder zu unterbinden. Auch kreatives Gestalten (wie das Benutzen von Malwerkzeugen) hat in vielen Zuwandererethnizitäten kaum Tradition.

Die bekannten gut untersuchten, auch in Österreich und der Schweiz evaluierten Förderprogramme (Scherer-Korkut 1997) orientieren sich an den „early enrichment"-Programmen aus der Türkei durch Kağıtçıbaşı und Mitarbeiter in Istanbuler Gecekondus. Gecekondus sind über Nacht in Eigenarbeit gebaute Zuzugsviertel, die überwiegend von Binnenmigranten bewohnt werden, mit überwiegend jungen und wenig gebildeten Müttern. Das „Turkish Early Enrichment Project" (Kağıtçıbaşı 1996) adaptierte zur kognitiven Förderung das israelische HIPPY-Programm (Home Instruction Program for Preschool Youngsters, Lombard 1981 zit. bei Kağıtçıbaşı 1996) in einen Förderplan über 2 Jahre für 3–5-jährige Kinder. Die Mütter wurden mit Erklärung und Rollenspiel auf die Förderung vorbereitet, Materialien wurden wöchentlich verteilt und sowohl ausgebildete Koordinatoren als auch angelernte „Helferinnen" betreuten die Mütter. 2 wöchentliche Gruppentreffen der Mütter sensibilisierten diese für kindliche Bedürfnisse. Die kultursensible Adaptation des Programms berücksichtigte die Bedeutung enger Familienbindungen, aber auch die Notwendigkeit, z. B. einen Begriff von „Autonomie" (als bedeutsames Konzept für ein Aufwachsen in der Großstadt mit mehr Individualitätsanforderungen und herabgesetzter sozialer Kontrollmöglichkeit im Nahraum) erst schrittweise einzuführen. Kağıtçıbaşı beschreibt, dass die Müttergruppen letztlich mehr Zeit auf derartige Erziehungsberatung, Selbstsicherheit der Mütter und Problemlösefähigkeit verwandten als auf Instruktionen zum HIPPY-Programm.

Sehr gute Effekte wurden in der Ergebnismessung 4 Jahre nach Programmstart hinsichtlich aller kognitiven Variablen erzielt – Kinder trainierter Mütter hatten einen signifikant höheren IQ und signifikant bessere Schulleistungen. Gut waren die Ergebnisse sozioemotional: Kinder trainierter Mütter waren weniger aggressiv und tendenziell weniger abhängig.

In einer gemeinsamen Problemlöseaufgabe waren trainierte Mütter ermutigender, unterstützender, verbalisierender und verstärkten die Kinder positiver. Im Mütter-Interview zeigten sich höhere Erwartungen den Kindern gegenüber und auch mehr mit den Kindern in Interaktion verbrachte Zeit. Sie freuten sich mehr über autonome Handlungen ihrer Kinder, ohne die Bedeutung enger Bindung geringer zu schätzen als die nicht trainierten Mütter.

Eine Nachuntersuchung 7 Jahre nach Intervention zeigte einen länger durchgehaltenen Schulbesuch der Interventionsgruppe, deutlich besseren Schulerfolg der Interventionsgruppe und bessere verbale Fähigkeiten sowie Leistungszufriedenheit. Die Jugendlichen zeigten niedrigere Delinquenzraten und besseres Einvernehmen mit ihren Eltern bei höherer Autonomie. Auch gaben sie signifikant weniger körperliche Bestrafungen an als die Kontrollgruppe.

Aufgrund dieser guten Erfolge wurde das Trainingsmanual von der UNICEF veröffentlicht und eine kürzere 1-Jahres-Version entwickelt, die ebenfalls evaluierte Erfolge zeitigt (Kağıtçıbaşı 1996).

Bei der Bekanntheit dieser Ergebnisse und ihres enormen präventiven Effektes nimmt es Wunder, dass nur der Besuch des Kindergartens als solcher, nicht die begleitende Elternschule, in der politischen Diskussion berücksichtigt wurden (s. Kap. I.2.4). Denn laut Kağıtçıbaşı et al. (1996) wurden die ausschließlich zuhause betreuten Kinder aus der Mütter-Trainingsgruppe kognitiv noch von denen überrundet, die zusätzlich einen Kindergartenplatz mit Förderung hatten.

In vielen Kommunen sind bereits Familienbildungsstätten angetreten, gezielte, oder auch multilinguale Angebote zur Erziehungsförderung für deutsche und zugewanderte Eltern gleichermaßen anzubieten (Stadt Düren, Stadt Augsburg, Stadt Duisburg, Stadt Ravensburg).

Ein Beispiel aus derartigen „Elternkursen" in Bildungsstätten ist z. B. der Umgang mit Sauberkeitserziehung und Enuresis. Eine zu frühe Sauberkeitserziehung ist eher ein „deutsches" Problem, viele Herkunftskulturen gehen – bei der hohen Enuresis-Spontanremissionsquote zu Recht – davon aus, dass ein Kind „von allein" trocken wird. Regelmäßig nässen noch 7 % der Jungen und 3 % der deutschen Mädchen mit 5 Jahren tags und nachts ein. Bei Kindern, die aus der Türkei stammen, sind nach vorliegenden Untersuchungen die Prozentsätze höher (s. Kap. I.1.4). In der Beratung ist wichtig, auf eine Toilettenkultur zu achten, auf Beheizung der Örtlichkeit, das Beherrschen von einheimischer Toilettenhygiene und der der Herkunftskultur gleichermaßen. Wichtig ist es, auch die – kulturuntypische – Eigenverantwortlichkeit von Kindern für die Betthygiene zu betonen.

1.7 Schul- und Leistungsmotivation

Sehr oft haben Eltern der ersten Generation gegenüber ihren Kindern überhöhte Leistungserwartungen – „die andere Seite des Schreibtisches" zu erreichen war ein klares Entwicklungsziel für türkeistämmige Eltern, die aus ökonomischen Gründen die Schule wenig besuchen konnten, die aber die deutlich besseren Bildungsoptionen wohlhabenderer Familien aus der Herkunftskultur gut kennen. Nach Wilpert (1987) werden diese Optionen bei längerer Dauer des Aufenthaltes realistischer, d. h. den Möglichkeiten des Bildungssystems angepasst.

Demgegenüber findet sich eine solche Bildungsgeneigtheit in Sinti- und Roma-Familien eher nicht, wo traditionell das gesprochene Wort die Realität und die Geschäfte prägt und Bildung seltener vermisst wird.

In den eigenen Studien zu Kontrollüberzeugungen (Schepker 1995) zeigte sich bei ansonsten stärkerer Externalität bzw. kollektivistischer Orientierung von Jugendlichen aus der Türkei die Leistungsmotivation als genauso ausgeprägt, teilweise als ausgeprägter als die der einheimischen Klassenkameraden. Eine hohe Lernbereitschaft und Schulmotivation bestätigte den Zuwanderkindern die vergleichende Studie der OECD anhand der PISA-Daten 2003 (OECD 2006) und geht von guten Bildungsvoraussetzungen aus.

Aussiedler kommen aus einem stark gelenkten Schulsystem, in dem Lernen auf das Kollektiv, den gesellschaftlichen Nutzen hin ausgerichtet war. In der Bundesrepublik hingegen ist das schulische Lernen auf den einzelnen und seine Leistung abgestellt, auf Selbstverantwortung und Eigeninteresse, aber auch auf Konkurrenzdenken. Kinder wie Eltern sind mit einer ihnen fremden Schulkultur konfrontiert (Herwatz-Emden 1997).

Kenntnisse über das Sonderschulwesen in Deutschland und dessen Fördermöglichkeiten sind bei Eltern nicht vorauszusetzen. Oft erfolgt eine kinder- und jugendpsychiatrische Vorstellung mit dem Wunsch einen Verweis des Kindes auf eine Sonder- oder Förderschule dadurch abwenden zu können. Die pädagogische Debatte um die so genannte „institutionelle Diskriminierung" durch überproportional hohe Anteile an zugewanderten Kindern in Sonderschulen greift hier etwas zu kurz, wenn es um die Möglichkeit der Förderung bereits demotivierter und misserfolgsorientierter Kinder und Jugendlicher geht.

2 Adoleszenz und Identitätsentwicklung

2.1 Kulturelle Bezogenheit der Adoleszenz

In der Literatur zur Zuwanderung wird vielfach die Auffassung vertreten, im Jugendalter würden sich die sog. Kulturkonflikte besonders gravierend im Sinne von Risikofaktoren äußern Daher beschäftigt sich die verfügbare Literatur zu Kindern in Migrantenfamilien überwiegend mit den Problemen Adoleszenter.

Allgemein lässt sich die kulturübergreifende Aufgabe der Adoleszenz als historisch moderner Zwischenphase zwischen Kindheit und verantwortlichem, ökonomisch produktiven und familiär generativem Erwachsenenleben so formulieren, dass hier das selbstverantwortliche Handeln, die Fähigkeit zur Selbstbetrachtung und die Gewissheit der Eigenidentität im Sinne einer Selbstdefinition eingeübt und intrapsychisch ausgebildet werden. Unter dem Gesichtspunkt des Modernitätsparadigmas lässt sich feststellen, dass dörflich sozialisierte Eltern aus einigen Ethnizitäten eine „Adoleszenz" im engeren Sinne zumeist nicht selbst erlebt haben, sondern dass ein rascher Übergang vom Kind zum Erwachsenen vollzogen wurde, eingebettet in traditionelle Familienstrukturen oder kleinstädtische Arbeitskontexte.

Der Ethnopsychoanalytiker Mario Erdheim (1984, 1992, 1993 a, b, 1995) definiert Adoleszenz als lebenslange Entwicklungsaufgabe, was sich gut mit der Familienbezogenheit der Adoleszenten in Migrantenfamilien vereinbaren lässt. Während der Adoleszenz vollzieht das Individuum nach Erdheim den Übergang von der Familie zur Kultur. Adoleszenz bezeichnet Erdheim als „die Avantgarde des Individuums", das bedeutet, dass der Mensch in dieser Entwicklungsstufe fähig wird, sich eine Geschichte zu schaffen, indem er Vergangenes symbolisiert. Der zentrale Konflikt der Adoleszenz wird hier gesehen als der antagonistische Konflikt zwischen Familie und Kultur (Erdheim 1993a). Dieser Konflikt sei „für die Strukturierung der Psyche von ebenso großer Relevanz (…) wie der ödipale Konflikt in der Kindheit" (Erdheim 1993 b, S. 179). Kultur sei hierbei „nicht mit dem Bekannten, Vertrauten, seit jeher Familiären gleichzusetzen, sondern bedeutet das, was in der Auseinandersetzung mit dem Fremden entsteht ". Kultur „ist gewissermaßen das Produkt der Veränderung des Eigenen durch die Aufnahme des Fremden" (Erdheim 1993 b, S. 178). Damit ist die Adoleszenz eine überaus kreative Phase.

Für Jugendliche aus Migrantenfamilien bedeutet diese Sicht, dass sie, erst recht aufgrund des unübersehbaren Widerspruchs zwischen Herkunftsfamilie und Dominanzkultur, diesem Entwicklungsschritt gar nicht ausweichen können. Die Möglichkeit des Eintauchens in eine andere Kultur bedeutet darüber hinaus für alle Jugendlichen prinzipiell eine relativierende und die eigenen Potenziale vergrößernde Entwicklungschance. Die Jugendlichen erhalten „Anregungen zum Vergleich zwischen jeweils zwei Handlungs- und Interpretationsmodellen, (…) die nicht zu einer möglicherweise unbewussten Unterordnung unter ein Modell, sondern zur reflexiven Wahl einer Alternative veranlassen" (Hamburger 1997, S. 153).

Traditionelle Gesellschaften mit hoher Stabilität und verwandtschaftlicher Durchstrukturierung – was zum Teil für die Herkunftsbedingungen unserer Migrantenfamilien noch zutrifft – fördern nach Erdheim Zeiten eines „sakralisierten" Chaos, um ihre Lebendigkeit und Kreativität zu erhalten; dieses werde in Gesellschaften mit raschem Kulturwandel, was für die Migrantensubkultur in großen Teilen zutrifft, „dezentriert" und in die individuelle Adoleszenz verlagert. Stabilisierende Rituale wie Initiationen verlieren in einer derart individualisierten Adoleszenzentwicklung dann ihre Gültigkeit für die Einführung ins Erwachsenenleben, zumal Adoleszente im Zuge der Industrialisierung eine mögliche ökonomische Unabhängigkeit von den Eltern erreichen können. Der antagonistische Konflikt zwischen Familie und Kultur erhöht die Notwendigkeit zur Ambivalenztoleranz. Letztlich, schlussfolgert Erdheim, könnten moderne Individuen nur gegenüber eigenen Kindern in einer neu gegründeten Familie ein Ende der Adoleszenz ohne Erstarrung erleben (Erdheim 1995).

> Kinder aus Zuwandererfamilien können sich damit je nach Ausrichtung und gelebter Tradition in der Familie sehr unterschiedlichen Entwicklungsanforderungen und -Angeboten gegenüber sehen. Es könnte einerseits eine besonders stürmische Adoleszenzentwicklung durch die Widersprüche zwischen familiär und subkulturell gelebter Kultur und Dominanzkultur resultieren – dies würde eventuell die Gefahr krisenhafter Entwicklungen verstärken. Es könnte andererseits durch eine relative Starrheit und Festhalten am Herkunftskontext und an verwandtschaftlich haltenden Bindungen letztlich auch weniger an adoleszenten Entwicklungsaufgaben abzuleisten sein.

2.2 Identitätsentwicklung und Identitätsformen

Kaum ein Thema wird derart heftig diskutiert wie das der adoleszenten Identitätsbildung von Zuwandererkindern. Im Rahmen des oben erwähnten „Elendsdiskurses" wurde die (soziodemographisch und partizipativ) evidente Problemlage der Jugendlichen mit einer prinzipiellen Begrenztheit individueller Ressourcen und einer Negativbilanz eines statisch gesehenen „Belastungs-Bewältigungsparadigmas" begründet (Hamburger 1997) in dem Sinne, dass Benachteiligung und Migration auch mit einer defizitären Identitätsentwicklung einhergehen müsse. Theoretische Versatzstücke, dies zu untermauern, sind vielfältig. So verdichtete sich die griffige Theorie der jugendtypischen „Identitätsdiffusion" nach Erikson (1980) in Kombination mit Migration bei Kohte-Meyer (1993) zum Begriffs des „Ich-Bebens" durch das als unausweichlich angesehene „Trauma der Migration": „Ich- und Ich-Identität auf dem Prüfstand" im „Spannungsfeld zwischen den Kulturen" könnten „flüchtige Veränderungen oder dauerhafte Schädigungen" davontragen (Kohte-Meyer 1993, S. 132). Heute, etwas anders ausgedrückt, schreibt die gleiche Autorin, dass die Anforderung, verschiedene Erfahrungen und Vorstellungen „aus verschiedenen Welten" in sich zu verbinden, in der Fähigkeit resultieren müsse, eine Balance des Über-Ich zwischen verschiedenen Normen herzustellen. Im Spannungsfeld zwischen den verschiedenen Sprachen und Kulturen gerate „das kindliche Ich (...) leicht in einen Zustand der Desorganisation", und ohne Unterstützung bedeutsamer Bezugspersonen bleibe das Ich „sprachlos" und zudem durch „tiefe Ichsegmentierungen geschwächt". Keinesfalls könne ein derart instabiles Ich gleichzeitig die Entwicklungsanforderungen der Adoleszenz erfüllen als auch Konflikte lösen (Kohte-Meyer 2006, S. 92).

Diese Argumentationsfigur hat vielfache Schwächen:

- Wäre die Hypothese zutreffend, müssten wir mit einer unabhängig von Sozial- und Benachteiligungsfaktoren nachweisbaren, erhöhten psychiatrischen Morbidität bei Zuwandererkindern rechnen. Dies ist aus den eigenen und aus anderen verfügbaren Daten (s. andere Kapitel dieses Bandes) nicht ableitbar.
- Wäre ein „Spannungsfeld zwischen verschiedenen Sprachen und Kulturen" potenziell entwicklungsschädlich, müssten Lebensbedingungen in der Segregation das beste Potenzial für Kinder bieten und segregierte Familien die gesündesten Kinder haben – das ist nach unseren Ergebnissen nicht der Fall (s. Kap. II.2.2.4).
- Fraglich ist, ob das Spannungsfeld zwischen der „Kultur der Familie" und der „Kultur der Gesellschaft" migrationstypisch ist, oder nicht vielmehr typisch für jegliche Adoleszenzentwicklung. Nach Erdheim (1992) entsteht adoleszente Identität, auch die der Angehörigen der Majoritätskultur, in Auseinandersetzung mit dem „Fremden" im kulturellen Raum. Damit ist ein Antagonismus zwischen Familie und Kultur jeder

Adoleszenz zu eigen. Für Jugendliche aus Migrantenfamilien bedeutet der Antagonismus zumindest, dass sie, aufgrund des unübersehbaren und politisch vielschichtigen Widerspruchs zwischen Herkunftsfamilie und Dominanzkultur, der Auseinandersetzung und damit dem adoleszenten Entwicklungsschritt nicht ausweichen können. Von daher ist die Möglichkeit des Eintauchens in mehrere andere Kulturen auch eine Entwicklungschance.

■ Die epidemiologische Forschung und die Sprachforschung haben deutlich ergeben, dass Bilingualität einen höheren Grad an Sprachbewusstheit fördert, der Drittspracherwerb bedeutend schneller vor sich geht und dass Jugendlichen damit ein virtuoses Wechseln der Sprach- und Kommunikationsebenen je nach Kontext („Code-Switching") gelingt, dabei auch eine bessere Umstellfähigkeit auf neue Situationen im Sinne eines Entwicklungsvorteils. Nieke (2004) betont, dass dieser Vorteil mit bloßer Alltagssprache jedoch nicht erreichbar sei, da so etwas wie „die Fähigkeit zur Selbstthematisierung eng an das Niveau der Literalität gebunden" sei, das bei den von ihm untersuchten Aussiedlerjugendlichen „oft nicht stark entwickelt" sei. Kontakt zur Literatur der Herkunftsgesellschaft und eine pädagogische Gesprächsführung, die die Fähigkeit zur Codierung des eigenen Befindens fördere, sei erforderlich.

Identität sei hier definiert als das Introjekt eines Selbstbildes, das sich aus den Interaktionen mit der bedeutsamen personalen Umgebung speist und dem Träger das Gefühl gibt, einmalig und unverwechselbar zu sein. Bohleber (1992) sieht Identität an der "Schnittstelle zwischen gesellschaftlichen Erwartungen an den einzelnen und dessen psychischer Einzigartigkeit". Identität sei nie widerspruchsfrei, womit Bohleber sich distanziert vom Ideal eines „fertigen" und statischen Begriffs von Identität.

Für alle Jugendlichen, nicht nur zugewanderte, speist sich die Identität neben der individuellen Einzigartigkeit damit aus der Gruppenteilhabe (wobei Bi- oder Multilingualität einer von vielen möglichen Gruppenzugängen ist), gebrochen durch die gesellschaftlichen Erwartungen und Möglichkeiten sowie aus der kulturell-gesellschaftlichen Selbstverortung (der Begriff „kulturelle Identität eines Individuums" steht an erster Stelle der zu beachtenden diagnostischen Kategorien des DSM-IV-TR und wird (in Kapitel II.2.4.1) näher betrachtet).

Bei der Identitätsbildung und möglichen Identitätskonflikten jugendlicher Zuwanderer geht es nicht um im psychoanalytischen Sinne unbewusste Konflikte. Sofern konflikthaft, handelt es sich zunächst um Aktualkonflikte – um Konflikte auf der Ebene von Handlungen und Haltungen, d. h. von bewusstseinsfähigen Inhalten des Ich. Nach Bohleber (1992) ist das „Identitätsgefühl", eine normalerweise mit Glückgefühlen verbundene Ich-Leistung, bewusst. Das Herstellen einer Identitätsform ist demnach auch ein aktiver, bewusstseinsfähiger, von Entscheidungen getragener Prozess. Für die Identität auf der bewussten und Handlungsebene gibt es Vorbilder, z. T. in Form mehr oder weniger idealisierter Introjekte, oder durch Attribute, Habitus etc. gekennzeichnete Rollenvorgaben. Diese konkrete Ausgestaltung wird hier als „Identitätsform" bezeichnet. Im konkreten Erfahrungsbereich und dem gesellschaftlichen Umfeld einerseits und auf dem Hintergrund der Erfahrungen in der Herkunftsfamilie andererseits stehen für Jugendliche verschiedene mögliche Identitätsformen zur Verfügung. Die jeweiligen Identitätsformen sind nicht jedermann zugänglich, sie sind aus konkret-historischen, sozial-ökonomischen, genetischen und sonstigen Gründen begrenzt.

Sicher unterscheiden sich historische und aktuelle Lebens- und Erfahrungswelten von Einheimischen und von Zugewanderten. Die historische Verortung ist anders, hat die Familie doch eine Wanderung vollzogen. Daher gehört nach Odag (1997) zur Identität von Zuwanderern untrennbar auch eine Remigrationsphantasie, ob sie nun konkret oder utopisch sei. Im Konfliktfall kann andererseits eine Wurzellosigkeit resultieren, und Konflikte entstehen allfällig dann, wenn in einer Familie für den einen die Remigration eine konkrete Perspektive ist, für den anderen nicht. Andererseits erlaubt die Remigrationsphantasie als solche eine relativ größere Freiheit der Phantasie bezogen auf das Hier und Jetzt, und das Repertoire möglicher Identitätsformen bei Zuwanderern ist damit gleichzeitig deutlich vielfältiger als das von einheimischen Jugendlichen.

Identitätsformen können, insbesondere bei Jugendlichen, coexistieren, ausprobiert und abgewechselt werden, üblicherweise ist jedoch eine Identitätsform die überwiegende. Sofern verschiedene Identitätsformen gelebt werden, ist die Grenze zur pathologischen Dissoziation dadurch markiert, dass das Bewusstsein der Kontinuität und der eigenen Unverwechselbarkeit erhalten bleibt. Innerhalb einer einzigen Familie präsentieren Geschwister durchaus eine unterschiedliche Palette möglicher Identitätsformen.

Die hier im Folgenden vorgestellte Typologie ist eine Verdichtung aus vielen Einzelbeispielen erfolgreicher und auch weniger erfolgreicher Komplexitätsbewältigung durch Jugendliche. Sie ist notwendigerweise unvollständig, denn Vollständigkeit wäre ein der stets in Bewegung begriffenen jugendlichen Subkultur widersprechendes Anliegen. Die Erstveröffentlichung dieser Typologie (als Endstufe des qualitativen Forschungsvorgehens der Essener Feldstudie sowie der Ambulanzpopulation aus den Einzelinterviews mit Jugendlichen) erfolgte bei Schepker (1998) und wurde in der Folgezeit aufgrund neuerer Erfahrungen überarbeitet und erweitert.

Alle hier vorgestellten Formen sind einheimischen Jugendlichen nicht ohne weiteres zugänglich. Kosmopolitisch orientierte Jugendliche mit der Option, in ein weiteres Land zu migrieren, oder Jugendliche mit „voller Assimilation", deutschem Habitus und deutscher Peergruppe (die in der Population der Essener Studie in der Minderheit waren, vgl. auch für die Mädchen Boos-Nünning und Karakaşoğlu 2005) werden daher nicht erwähnt.

■ **Ethnics:** Diese Jugendlichen haben die vorfindliche gesellschaftliche Marginalisierung verkehrt in eine Selbstbehauptung – ähnlich wie in der

Bewegung „black ist beautiful" leben sie z. B. „fremdländisch sein" mit starker Betonung kultureller Attribute nach außen. „Nicht immer weiß der Träger, welche Ideologie oder welche Tradition sich hinter dem vermeintlich ‚wahrhaft' türkischen, kurdischen oder islamischen Symbol verbirgt. Für viele scheint es eher darum zu gehen zu demonstrieren, dass man dazugehört, nicht alleine und damit schutzlos ist." (Karakaşoğlu-Aydin 1997, S. 34). Unter den Mädchen gibt es Gruppen, die ihr sorgfältig gebundenes Kopftuch als trotzige Selbstbehauptung in der deutschen Öffentlichkeit tragen und dies als politischen Akt verstehen. Sie stellen die gebildete islamische Frau dar, die sich damit auch von der Herkunftskultur der Eltern, der Müttergeneration mit lässigem oder nicht getragenem Kopftuch abgrenzt (Karakaşoğlu-Aydin 1997). Aussiedlerjugendliche mit dieser Identitätsform bezeichnet Nieke (2004) politisch folgerichtig als Jugendliche mit „verschütteter deutscher Identität" und „Selbstdefinition als Aussiedler".

- **Nicht-westliche weibliche Modernität (Gümen et al. 1994):** Mädchen, die die Identitätsform der Großstädterin repräsentieren. Sie sind oftmals stark geschminkt, elegant gekleidet, möglichst gebildet, was oft durch viel Fleiß und eine Haltung des Auswendiglernens erreicht wird. In westlichen Augen „traditionell männliche" Berufe sind durchaus mögliche Berufsziele, wie Bauingenieurin. Berufstätigkeit und Familiengründung werden keinesfalls als widersprüchlich empfunden. Bildung gilt nicht unbedingt als „ein Instrument zur Emanzipation im Sinne von egalitären Moralnormen und Lösung des jugendlichen Mädchens aus dem Familienverband", sondern dient schlicht dem „Streben nach Sicherheit" im Sinne einer eigenen Lebensplanung.
- **Stabil bikulturelle:** Jugendliche mit einer stabil bikulturellen Identität fühlen sich „in zwei Kulturen zuhause". Dieser Typus findet sich in der Literatur vielfach beschrieben, z. T. unter unterschiedlichen Begrifflichkeiten (Hettlage-Vargas 1992, Portera 1995, Atabay 1995: „Patchwork-Identität", Nieke 2004: „Alternative Identität"). „Bikulturell zu sein bedeutet, sich mit Produkten zweier Kulturen zu identifizieren und mit der Identifikation zwischen zwei Kulturen hin und herzupendeln" (Hettlage-Vargas 1992). Jugendliche bewegen sich in deutschen und Herkunftskontexten sicher und beherrschen die jeweiligen Umgangsformen souverän, einschließlich der damit verbundenen Denkstrukturen und einschließlich der gestischen und präverbalen Kommunikationsformen. Viele nehmen gegenüber ihren Eltern eine kulturelle Vermittlerrolle ein. Die oft noch notwendige Vermittlertätigkeit gegenüber Behörden, Ärzten, Lehrern sichert einen Entwicklungsvorsprung vor gleichaltrigen deutschen Jugendlichen, da sie in zwei Kulturen handlungsfähig sind und den Antagonismus von Familie und Kultur oft schon in der Kindheit wahrgenommen und bearbeitet haben. Das beobachtbare Wechseln der Umgangsformen ist kein Austricksen elterlicher Vorgaben oder Ausdruck von Unaufrichtigkeit oder Doppelmoral (vgl. Salman 1995). Wesentliche

Voraussetzung ist eine Offenheit auch monokulturell ausgerichteter Familie mindestens insoweit, als dass die Kinder bikulturelle Erfahrungen machen können.

- **Kreativ-integrierende:** Der „intermediäre Bereich" nach Winnicott (zwischen Selbst, Familie und Kultur, 1987) wurde zum künstlerischen Raum ausgestaltet. Es resultiert ein deutlicher Zuwachs an Entwicklungsmöglichkeiten. Prominente Vorbilder aus der deutsch-türkischen Szene sind die Saz-Rocker oder Hip-Hopper mit Elementen türkischer Musik. Diverse Elemente von Instrumenten, Techniken etc. werden neu integriert, und Jugendliche drücken sich je eigens aus, ob als Komiker, Schauspieler, Schriftsteller. Auch hier gilt: Die Diversität an bildlicher, sprachlicher, symbolischer, gestischer Darstellung, die Fähigkeit zum „Code-Switching" ist ein die Kreativität und den Erfolg beflügelnder Erfahrungsreichtum.

- **Sportler:** Trotz olympischer Universalität auch in migrationstypischer Ausprägungsform möglich und vorfindlich, etwa in monokulturellen Vereinen, oder in der Ausübung von in der Herkunftskultur besonders bedeutsamen Sportarten (Boxen, Cricket, Baseball, Kampfsportarten). Im gemischtethnischen Sportverein konstellieren sich gesellschaftliche Identitätsformen und Rollenzuschreibungen als Migrant „im Kleinen" (Mannschaftsaufstellungen nach Nationalitäten etc.). Für alle Sportler gilt, dass die Jugendlichen sich durch sportliches Können ein Identitätsmerkmal jenseits von Ethnizität und beruflicher Chancengleichheit oder -Ungleichheit schaffen, wobei ihnen ggf. das kulturell vermittelte Gemeinschaftsdenken für jede Mannschaftssportart bei der guten Kooperationsfähigkeit Vorteile sichern kann.

- **Remigranten:** Hier ist die Identitätsform auf das Umsetzen von Remigrationsplänen in der Zukunft gerichtet. Die Jugendlichen mit Rückkehr-Option halten sich die Möglichkeit offen, sich zu einem selbstbestimmten Zeitpunkt für ein, vielleicht vorübergehendes, Leben im Herkunftsland entscheiden zu können. Nicht ein imaginäres Land, sondern meist eine konkrete, von einigen remigrierten Bekannten oder Verwandten vorgelebte Utopie wird angestrebt. So kann eine hohe Lebenszufriedenheit für remigrierte Jugendliche dann erreicht werden, wenn in Deutschland erworbene Qualifikationen (Deutsch können, Berufsausbildung etc.) im Herkunftsland zur Ressource werden und zu beruflichem Erfolg beitragen.

- **Älteste Schwester oder Bruder:** Die Abla (TR: große Schwester) oder der Abi (TR: großer Bruder) sind die verantwortlichen, ihre traditionelle Rolle innerhalb der klassischen Generationenhierarchie der Familie lebenden ältesten Geschwister. Die Schwester sorgt für Haushalt und Geschwister und bezieht ihren Selbstwert auch durch eine relative Aufgabe individueller Möglichkeiten, etwa von Bildungsoptionen, zugunsten der Stabilität der Familie. Einige Mädchen trafen wir in dysfunktionalen Familien mit symptombelasteten Geschwistern an, wo sie viele Funktionen, wie das Wahrnehmen von Elternsprechtagen ausfüllten; aber auch in erfolgreichen Familien bestand gelegentlich eine innerfamiliäre Arbeitsteilung darin, dass die Abla eine Berufstätigkeit der Mutter ermöglichte. Der verantwortliche älteste oder älteste anwesende Sohn sichert in traditioneller Rollendefinition z. B. bei Wegfall des Vaters den Lebensunterhalt der Familie und übernimmt nach diesem die Außenvertretungsfunktion. Wie selbstverständlich stützt er die Mutter und sorgt für die Geschwister, oft strenger als der Familienvater selbst.

- **Die Eingeheirateten:** Als „gelin" (TR: hinzugekommene Schwiegertochter) geht sie der Schwiegermutter zur Hand, ob in gleichem Haushalt lebend oder nicht. Bei der Partnerwahl war ein gutes Verständnis zwischen Mutter und Ehefrau wichtiger als erotische Anziehung zwischen den jungen Verlobten. Schwiegertöchter dörflicher Herkunft sind eine zahlenmäßig zunehmende, oft von den psychosozialen Hilfsberufen unzureichend wahrgenommene Gruppe neuer Migrantinnen der 1. Generation, und waren in immerhin 10 % unserer Familien vorfindlich. Heiratsmigrierte Ehemänner, die in Form von Versorgungsehen oder auch durch Liebesheirat migriert waren, haben gelegentlich problematische Rollendefinitionen, da sie z. B. bei fehlender Arbeitserlaubnis ihre übliche Vater- und Ehemann-Funktion kaum ausfüllen können. Diese auch bei noch Minderjährigen anzutreffende Identitätsform ist nicht notwendigerweise aus einer vermittelten Ehe oder gar einer Zwangsheirat entstanden. Wenig bekannt, aber ebenso in vielen ländlich-feudalen Strukturen tradiert: „Kuma", die Aufnahme in den Haushalt des Schwagers (Bruders des Ehemannes) nach Tod des Ehemannes einschließlich der Kinder, als Versorgungsehe, auch als 2. oder 3. Ehefrau, einschließlich einer selbstverständlichen sexuellen Beziehung.
- **Habitueller kleiner Bruder oder Schwester:** das jüngste Kind der Familie (identitätsstiftend hierfür z. B. auch ein Vorname wie „Songül"- türkisch für: letzte Rose). Nicht automatisch eine Identitätsform, aber in familienzentrierten und kohäsiven Familien mit größerer Kinderzahl von einigen Betroffenen so gelebt – in der positiven Extremform „sonnig", in sich ruhend und von daher bikulturell aufgeschlossen. Diese Kinder können auf die eventuell lebenslange Verwöhnung und Versorgung durch die Familie bauen und sind im Jugendalter wenig leistungsorientiert, dafür abhängig vor allem von den Müttern und vom Weiterbestehen der familiären Kohäsion. In einer negativen Extremform sind dies die Kinder, die schon im Kindesalter durch Trennungsangst oder Mutismus – vor allem bezüglich der deutschen Sprache – aufgefallen sind und damit eine Entwicklungsbehinderung signalisierten. Sie haben mit dieser Symptomatik dann oft eine wichtige Stabilisierungsfunktion für eine depressive oder ängstliche Mutter, die das jüngste Kind aus der engen Bindung nicht entlassen kann (vgl. Koray 1991) und die Migration ansonsten als „Individualisierungszumutung" erlebt. Als Jugendliche sind solche Kinder in der weniger erfolgreichen Ausprägung rechthaberisch, kränkbar,

anspruchlich und fühlen sich schnell „allein gelassen". Sofern dissoziale Handlungen – dann meist nach Versagenserlebnissen – vorkommen, besteht gegenüber der Majoritätskultur kaum Schuldgefühl, eher überwiegt die Scham gegenüber der Herkunftsfamilie.

- **Mutanten:** Sie springen zwischen unverbundenen Identitätsformen bei Fähigkeit zur Bikulturalität, d. h. bedienen sich der Unverbundenheit verschiedener Subkulturen. Solche Jugendliche zeigen z. B. nur im deutschen Umfeld eine Störung des Sozialverhaltens mit dissozialen Symptomen. Streeck-Fischer (1996) entwickelte den Begriff „Mutanten-Mentalität" anhand von deutschen Skins und meinte damit Jugendliche, die im familiären, schulischen und kontrollierten sozialen Umfeld eine Schein-Normalität zeigen. Auf dem Boden einer labilen Selbst-Struktur bei unmöglich erscheinender stabiler Individualität wird eine gewisse Stabilität dabei durch doppelte oder multiple Lebensführung erreicht, es gebe „Abteilungsidentitäten" (psychopathologisch nicht gleichzusetzen mit Dissoziation!). Jugendliche mit Migrationshintergrund erproben dann nicht nebeneinander verschiedene Rollen oder beherrschen das Code-Switching, sondern sie leben voneinander abgespalten bzw. in bewusst getrennt gehaltenen verschiedenen Welten. Was bei einheimischen Jugendlichen die verdeckte Welt der Rechtsradikalen oder der Hooligans neben einem bürgerlichen Zuhause sein kann, wird bei Jugendlichen aus Migrantenfamilien durch die Unzugänglichkeit der jugendlichen Milieus für kontrollierende Väter oder Onkel als gespaltene Welt etabliert. So ist z. B. beobachtbar, dass innerhalb der territorial begriffenen monokulturellen Kolonie (vgl. Auernheimer 1988) gute Regelakzeptanz besteht, außerhalb jedoch aggressiv-destruktives Ausagieren ohne Hemmungen vorkommt (siehe Fallbeispiel). Diese Identitätsform bedient sich der Freiheitsgrade der Diversität, meist für Fehlverhalten, gelegentlich aber auch für das Errichten von „Entwicklungsnischen". Erleichtert wird diese Identitätsform durch eher formales, nicht inhaltliches Durchdringen der jeweiligen „Abteilungszugehörigkeiten" und monokulturell erstarrte Elternhäuser.
- **„Bordsteiningenieure" oder Aggressive Ethnisierer:** Hier wird Ethnizität benutzt zu Abwehrzwecken. z. B. in Form der psychosozialen Abwehr einer Bandenmitgliedschaft, wie ethnographisch von Tertilt (1996) anhand der „Turkish power boys" beschrieben. Kulturelle Marginalisierungserfahrungen, Chancenungleichheit, Jugendarbeitslosigkeit und unklare Lebensperspektiven werden von diesen Jugendlichen, quasi in Bestätigung der Anomietheorie, subjektiv ideologisiert in eine Berechtigung für dissoziales Handeln verkehrt, Diskriminierungserleben dazu gelegentlich überzeichnet und gegen die Verursacher gewendet. Die Jugendlichen erleben dadurch eine enorme projektive Entlastung. Zwar wird die ethnische Zugehörigkeit im Sinne einer Gruppendefinition gebraucht (Turkish power boys) jedoch geht es den von Tertilt beobachteten Jugendlichen dabei inhaltlich weniger als um die Überlegenheit und Beschämung der Opfer

- **Hardliner:** diese Jugendlichen sind – oft aufgrund einer wechselhaften Betreuungsgeschichte mit Erziehungshaltung zur Anspruchslosigkeit mit viel Härte, mit dem Aggressor identifiziert und suchen Herausforderungen gezielt auf. Wenig verbalisierend und eher handelnd, hart gegen alle und sich selbst, sind sie quasi „zum stark sein verurteilt". Diese Jugendlichen können als hart arbeitende in der Migration erfolgreich sein. Sie zeigen sich daher verführbar zu militaristischen Peer-Organisationen. Probleme können durch die nicht ausgebildete Fähigkeit entstehen, um Hilfe zu bitten, so dass es bei Suizidalität dann oft lebensbedrohlich wird. Auch besteht die Gefahr, schnell zu harten Konsummustern bei Drogengebrauch zu greifen.

- **Untertanen:** Durch tradierte Abwehrhaltungen gegenüber Obrigkeit und Staat, und zwar sowohl gegenüber Aufnahme- als auch Herkunftsgesellschaft, neigen diese Jugendlichen zu einer „Mehrfach-Buchführung" zwischen formaler Loyalität und Nischen. Es besteht ein Unglaube an demokratische Aushandlungsprozesse, innerfamiliär ein Generieren von Realitäten in Subsystemen. Diese Jugendlichen wirken zunächst formal überangepasst bis ängstlich. Zu achten ist im positiven Fall auf „gerettete" eigene, mit der Umgebung dann meist unverbundene Inseln von Selbstverwirklichung.

- **Kriegskinder:** eigentlich keine Identitätsform, wird diese doch durch die Asylpolitik der Aufnahmegesellschaft, die eine berichtbare Traumatisierung zur Bleibeberechtigung benötigt. Sie sind meist selbst oder indirekt über die Eltern traumatisiert, dabei ist die „Opferidentität" instrumentalisierbar und droht andere Ressourcen und mögliche Identitätsformen zu überstrahlen. Kontaktpersonen leben in der Ungewissheit, welche Attribute der Herkunftskultur re-traumatisierend wirken können. Diese Kinder zeichnen sich durch Überanpassung versus Ratlosigkeit aus, diese verstärkt sich v. a. bei altersmäßig überforderten, unbegleiteten Flüchtlingen. Konstruiert wirkende Biographien können nicht infrage gestellt werden, erfüllen möglicherweise Abwehrfunktionen. Durch Perspektivlosigkeit kann es zu problematischen Entwicklungsblockaden kommen. Geschützte Bereiche wären eine Voraussetzung für positive korrigierende Erfahrungen und sind durch eigene Anstrengung der Jugendlichen nicht selbst herstellbar (Adam 1994, Walter 1994)

- **Ungebundene:** Bikulturell unverbunden und in der marginalisierten Position nach Berry; oft doppelt halbsprachig oder auch dreifachsprachig, kommen diese Kinder aus sehr belasteten Elternhäusern mit wenig Hilfestellung und haben oft unvorbereitete Hin- und Rückmigrationen zu willkürlichen Zeitpunkten hinter sich, mit unverarbeiteter Trauer nach Trennung von Ersatzbezugspersonen. Hier pfropft sich eine problematische Migrationsgeschichte auf Defizite an familiären Ressourcen und eine mögliche Bindungsstörung gleichsam auf. Diese Jugendlichen zeichnen sich subjektiv durch pseudo-autonome Haltungen und Pseudo-Bedürfnislosigkeit aus. Familiär besteht gelegentlich eine unstrukturierte Verwöhnungshaltung – wenngleich eine solche gar nicht abträglich sein muss, werden Jugendliche von ihren Eltern nicht mehr erreicht oder emotional getragen. Oft bestehen gleichzeitige Verwahrlosungshaltungen. Daraus erwächst dann eine Gefährdung hinsichtlich Drogenkonsums oder Dissozialität im Sinne einer „negativen Identität". Diese Jugendlichen können im Bedürfnis nach Klarheit und Orientierung gerade nicht zwischen verschiedenen Erziehungsstilen (zuhause in der Türkei, zuhause in Deutschland, Schule, helfende Institutionen) pendeln unter Erhalt einer Kontinuität und im Bewusstsein eines „Switchens", sondern leben das nächstliegende Bedürfnis (vgl. auch das Fallbeispiel „Maria" bei Portera 1995).

Nieke (2004) weist darauf hin, dass es auch Jugendliche gebe, die eine Festlegung auf eine Identitätsform vermeiden, und bezeichnet diese am Beispiel von jugendlichen Aussiedlern als solche mit einer „Bi-Identität", die unentschlossen zwischen der Selbstidentifikation als „Aussiedler" und der als „Deutscher" pendeln.

2.3 Sonderfall: Delinquenz jugendlicher Zuwanderer

Die Frage der Jugenddelinquenz von zugewanderten Jugendlichen wurde in den 90er-Jahren heftig diskutiert, vor allem als über die Kriminalitätsstatistiken/Tatverdächtigenstatistiken der Anschein entstand, dass Jugendliche mit Migrationshintergrund besonders gefährdet seien delinqent zu werden.

Das Gutachten „Migration und Kriminalität" für den Migrationsrat der Bundesregierung (Pfeiffer et al. 2005) führt aus, dass sich Fehleinschätzungen in der Bevölkerung über erhöhte und steigende Raten von „Ausländerkriminalität" wider die Evidenz hartnäckig halten. Die polizeilichen Kriminalstatistiken seien aus mehreren Gründen nicht tauglich, zur Kriminalitätsbelastung von Menschen mit Migrationshintergrund Aussagen zu machen:

- Sie erfassen Spätaussiedler nicht, da diese nationale Deutsche sind.
- Sie erfassen die Differenz zur Einwohnerstatistik durch den sehr erheblichen Prozentsatz (2002: 28 %) von „durchreisenden" Ausländern an allen ausländischen Tatverdächtigen nicht.
- Sie berücksichtigen ebenfalls nicht, dass die „ausländische" Bevölkerung bezüglich Alters- und Geschlechtszusammensetzung statistisch mehr kriminalitätsgefährdete Subgruppen (junge Männer) umfasst.
- Sie berücksichtigen nicht, dass einige Delikte nur von Ausländern begangen werden können (z. B. gegen das Asylverfahrensgesetz).

Zusätzlich müsse noch die Anzeigebereitschaft beachtet werden, die am höchsten dann ist, wenn Täter und Opfer ethnisch verschieden sind. Die Anklage- und Verurteilungswahrscheinlichkeiten im Vergleich von Deutschen und Nichtdeutschen haben sich demgegenüber weitgehend angeglichen. Pfeiffer und Mitarbeiter (2005) machen nachvollziehbar, dass hier bereits präventive Effekte zu verzeichnen sind – etwa gegenüber einer Dramatisierung von Delikten durch Zugewanderte als schnellere Kategorisierung von Gewaltdelikten, dadurch, dass eine bessere Ausbildung von Polizisten und ein gestiegener Migrantenanteil innerhalb der Polizei selbst zu einem Angleichen der Ermittlungstätigkeiten geführt haben.

Diese Entwicklungen haben dazu geführt, dass die veröffentlichten Tatverdächtigenstatistiken des BKA auf das Merkmal der Nationalität mittlerweile verzichten.

In Hinsicht auf die Strafzumessung anhand von abgeschlossenen Verfahren vor 2000 kommt die Metaanalyse deutscher Studien zur Jugenddelinquenz (Pfeiffer et al. 2005) zur Schlussfolgerung einer härteren Sanktionspraxis gegenüber Nichtdeutschen. Dies führt durch eine Kumulation der Effekte (häufigere Haftstrafen und längere Strafdauer) dazu, dass der Anteil an Zuwanderern auch in Jugendstrafanstalten unverhältnismäßig hoch ist und die einheimischen deutschen Jugendlichen neben Aussiedlern und Ausländern durchschnittlich nur noch 63 % der Insassen stellen (Pfeiffer et al. 2005, S. 56). Zu erwähnen sind hier die ethnischen Subkulturen jugendlicher Aussiedler mit erhöhter Gewaltbereitschaft und das bedenkliche Faktum, dass insgesamt deutlich mehr als der Hälfte der jungen JVA-Insassen angeben Opiate zu konsumieren.

Dunkelfeldbefragungen wie die niedersächsische Schülerbefragung konnten zeigen, dass im großstädtischen Kontext durchaus überproportional viele Gewaltdelikte von Jugendlichen denen mit Migrationshintergrund zugeordnet werden. Das Gutachten für den Zuwanderungsrat nimmt hier eine detaillierte Ursachenanalyse vor und kommt zum Schluss, dass für dieses Ergebnis nicht eine per se erhöhte Gewaltbereitschaft von Migrantengruppen, sondern eine Vielzahl von teilweise kumulierenden Risikofaktoren beiträgt. So misshandeln arbeitslose und Sozialhilfe empfangende Eltern ihre Kinder mehr als doppelt so häufig wie privilegiertere, wovon Jugendliche aus der Türkei zu 19 % betroffen sind, einheimische deutsche Jugendliche nur zu 5.8 % (Pfeiffer u. Wetzels 1999). Migrantenkinder halten sich häufiger „draußen", d. h. auf der Straße und auf öffentlichen Plätzen auf – dies ist kein kultureller Faktor sondern erklärt sich auch angesichts der sehr viel häufiger beengten Wohnverhältnisse (Bericht der Integrationsbeauftragten der Bundesregierung 2005) mit einem durchschnittlichen Wohnraum von 27 qm/Person für ausländische Familien, verglichen mit 43 qm/Person für einheimische deutsche. Daher sind Jugendliche aus Zuwandererfamilien sehr häufiger Mitglieder in devianten Cliquen als einheimische (Pfeiffer et al. 2005). Von ungünstigen Lebensbedingungen und Bildungs- und Entwicklungsoptionen betroffen seien ebenfalls sehr unterschiedliche Anteile: 19 % einheimischer Deutscher Jugendlicher, 51 % ausländischer türkischer und 60 % ausländischer Ex-jugoslawischer (Pfeiffer et al. 2005, S. 65). Allerdings zeige sich hier ein rückläufiger Trend. Jugendliche mit Migrationshintergrund erleben deutlich häufiger Gewalt zwischen den Eltern (11 % bei einheimischen deutschen, 17 % bei Spätaussiedlern und 31.3 % bei ausländischen Türken) (Pfeiffer et al. 2005). Pfeiffer und Mitarbeiter machen überdies gewaltverherrlichende Männlichkeitsbilder und eine Ehre-Kultur sowohl bei Aussiedlern (vor dem Hintergrund tiefen Misstrauens in die Regulierungsfähigkeit der Ordnungskräfte) als auch bei ländlich geprägten Zuwanderern anderen Kulturhintergrundes für eine gewisse Gewaltbereitschaft verantwortlich, die dazu neige, sich selbst auch in der Überzeugung der Frauen und Mädchen zu perpetuieren.

Letztlich seien es diese impliziten Normen, die statistisch zusätzlich zu den sozialen Lebensbedingungen und der erlebten Elterngewalt den Unterschied zwischen Zuwanderern und einheimischen deutschen statistisch aufklären.

IV

Die Bedeutung von intrafamiliären Risiken und Ressourcen für die psychische Gesundheit der Kinder

1 Gesunderhaltende Familienfunktionen und innerfamiliäre Risiken in der Essener Feldstudie

Hinsichtlich der Erhebung gesunderhaltender Familienfunktionen war es sinnvoll, einen weiteren Zugang zu wählen. Es wurden zusätzlich qualitativ entsprechend der kontextuellen Familientheorie von Boszormenyi-Nagy u. Krasner (1986) familiendynamische Ressourcen eingeschätzt (nach der strukturierenden Inhaltsanalyse nach Mayring, Operationalisierung und Ankerbeispiele bei Schepker et al. 1998/2005). Das ressourcenorientierte Modell unterscheidet verschiedene Dimensionen im Sinne funktionaler oder dysfunktionaler Bereiche:

1. Fakten, Dimension
2. individuelle psychische Funktionen, Dimension
3. Transaktionen bezieht sich auf Regulationsformen, und strukturelle Vorgaben der Familien, Dimension
4. Beziehungsethik, bezieht sich z. B. auf Fairness und Verlässlichkeit, hilfreiche Beziehungen in der Familie.

Für alle Dimensionen wurden nach operationalisierten Kriterien vorhandene Risiken und Ressourcen quantifiziert. Zusätzlich ergänzten wir eine Dimension Biographie – zum Erfassen von Trennungen, traumatischen Migrationsschicksalen usw.

In der ersten Analyse unterschieden sich Familien mit gesunden und solche mit auffälligen Kindern hochsignifikant in den operationalisierten Dimensionen der Familendynamik (t-test Dimension *Transaktionen*: t = 4,98, p < .001; t-test Dimension *Beziehungsethik*: t = 5.05, p < .001).

Untersuchte man unsere Risiken-Ressourcen-Ratings der verschiedenen Dimensionen mit der Symptombelastung als abhängiger Variable, entdeckte man einen hochsignifikanten Einfluss aller Risiken und Ressourcen, bis auf die Biographischen (s. Abb. 4). Die durchaus vorkommenden Extremvarianten bei den Eltern, wie Armut, Folter, Flucht, Misshandlung bestätigten die von klinischen Fallstudien abgeleiteten Hypothesen einer transgenerationalen Traumatisierung in der Gesamtgruppe nicht.

Nach den F-Werten (s. Abb. 4) hatten die risikoreichen Lebensbedingungen der Kinder für sich genommen die höchste Varianzaufklärung. Risiken wären z. B. eine Behinderung, ein drohender Schulverweis, aber auch beengte Wohnverhältnisse, sofern sie sich in den Interviews als belastend darstellten (Ressourcen wären: Eingebundensein in Vereine, Freundschaften, Schule, Beruf etc., aber auch: häusliche Ressourcen wie Bücher). Die Risiko-Facts-Ratings bei den Kindern sind jedoch nicht unabhängig von der Symptombelastung zu sehen – psychisch auffällige Kinder sind aus sich selbst heraus weniger in der Lage als gesunde, sich soziale Ressourcen zu schaffen, sie suchen Risikogruppen auf oder schaffen Risiken.

Um den gemeinsamen Einfluss faktischer Risiken und Ressourcen objektiver zu evaluieren, wurden nun die von uns skalierten faktischen Risiken und Ressourcen aller Familienmitglieder sowie schlechte/enge Wohnverhältnisse, Kinderzahl, Arbeitslosigkeit, Vollständigkeit der Familie zusammengefasst in einer Faktorenanalyse.

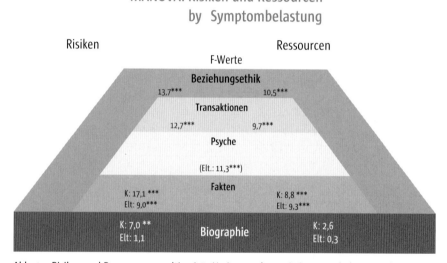

Abb. 4   Risiken und Ressourcen, multivariate Varianzanalyse mit Symptombelastung als
          abhängiger Variable

1. Die Risiken- und Ressourcenratings zeigten eine gute innere Konsistenz und laden auf einem Faktor.
2. Die objektiv erhobenen Risiken „enge und schlechte Wohnverhältnisse" und Kinderzahl wirken zwar faktorenanalytisch in die gleiche Richtung hinsichtlich der Symptombelastung, aber insgesamt schwächer.
3. Auf dem 3. Faktor lud die Vollständigkeit der Familie, allerdings nicht als Risiko, sondern Auffälligkeiten von Kindern waren in Einelternfamilien geringer. Dies verstehen wir als Samplingeffekt: Die ungewollt primär alleinerziehende jugendliche Risikomutter der Literatur fand sich in unserer Stichprobe nicht. Einelternfamilien hatten überwiegend die Trennung selbst gewählt nach früher, vermittelter Eheschließung.

4. Weitere Faktoren waren ein Biographie-Faktor, ein Sozialanamnesefaktor aus Trennungs-
   jahren der Eltern und Kinderzahl, und als alleiniger Faktor Arbeitslosigkeit eines Elternteils.
   Die gemeinsame Varianzaufklärung für alle Faktoren betrug 68.4 %.

Verfuhr man nun für alle Dimensionen so und transformierte unsere Risiken-Ressourcen-
Ratings mit allen weiteren verfügbaren Informationen in Faktoren; und versuchte dann aus
allen Faktoren eine Voraussage für die Symptombelastung der Kinder zu treffen (schrittweise
Regressionsanalyse), ergab sich folgendes Bild: 2 Faktoren reichten aus. Dies waren als sehr
starke Prädikatorvariable die innerfamiliären Transaktionen für kindliche Symptombelastungen mit 41 %, danach folgte der erste Sozial-Faktor mit noch 10 % – und keine weiteren. Daraus folgt, dass die faktischen Bedingungen als solche nicht das Bedeutsamste sind, sondern
durch innerfamiliäre Funktionen ausgeglichen werden können. Zu berücksichtigen ist vielmehr auch, wie sich bei einzelnen Familien adversive Umweltgegebenheiten nach innen fa-
miliendynamisch auswirken und vice versa. Zum Beispiel kann eine Rollendiffusion nach
Arbeitslosigkeit des Vaters entstehen, die im Rahmen der traditionellen vertikalen Genera-
tionen- und Rollenteilung besonders verunsichernd wirkt.

Versuchte man die psychische Gesundheit der Kinder allein mithilfe der familiären Ressourcen vorherzusagen, waren es die Ressourcen des Vaters hinsichtlich der faktischen Lebenssituation (u. a. materielle Absicherung, soziale Eingebundenheit, körperliche Gesundheit),
die den größten Vorhersagewert bekamen (18 % Varianzaufklärung), die Existenz positiver
Ressourcen auf der Ebene der Beziehungsethik ließ die Varianzaufklärung auf 24 % steigen.

Interessanterweise trug das Bildungsniveau der Eltern (nach Schulbesuchsjahren) nichts
zur Varianzaufklärung bei, d. h. es gab keinen statistischen Zusammenhang zur psychischen
Situation der Kinder.

Demnach bestehen spezifische gesund erhaltende Familienfunktionen in der Migration in
einer eher hohen Familienkohäsion (s. Kap. II.2.2) und hohen Berechenbarkeit der Eltern, des
Weiteren stützen väterliche Ressourcen sowie Beziehungsressourcen die psychische Gesundheit von Kindern.

Zu Verbindungen einzelner Variablen ergab die Analyse hinsichtlich des wirtschaftlichen
Erfolges der Familien interessante Korrelationen dahingehend, dass die Zufriedenheit der
Familie und die faktischen Ressourcen des Vaters sich als eng miteinander verknüpft zeigten,
beide wiederum auch mit der Arbeitszufriedenheit der Väter.

In den abschließenden Berechnungen gelang diskriminanzanalytisch eine hochsignifikan-
te Trennung in Familien mit gesunden und Familien mit auffälligen Kindern (Wilk's Lambda:
.54). In die Diskriminanzfunktion gingen alle Ressourcen und auch alle Risiken der Familien ein
(s. Tab. 5). Der Faktor „Familiendynamik und Risiken" erwies sich als stärkster Prädiktor für die
psychische Gesundheit der Kinder, der zweitstärkste waren alle Risiken und Ressourcen der
Kinder, der drittstärkste war Arbeitslosigkeit eines Elternteils als eigener Faktor. Bedingungen
wie enge oder schlechte Wohnverhältnisse hatten interessanterweise keinen statistischen
Einfluss. Entgegen unseren theoretischen Vorannahmen im Sinne einer Ressourcenorientierung
wogen die Risiken in ihren Prädiktorvariablen statistisch stärker als die individuellen und familiären Ressourcen, wenn sie getrennt berechnet wurden.

Tab. 5   Standardisierte Koeffizienten der kanonischen Diskriminanzfunktion (Wilk's Lambda .54,
         Eigenwert 1.24, kanon. Korrelation 0.74; p < .001)

Faktor 2 = Familiendynamik und Risiken	.9567
Faktor 3 = ReRi Kinder/Probleme	.6020
Faktor 6 = Arbeitslosigkeit	.4262
Faktor 1 = Ressourcen	−.3796
Faktor 5 = Sozialfaktor	.2574
Faktor 4 = Biographie-Risiken und Eltern-Facts	−.1930

Demnach kommt der sozioökonomischen Lage einer Familie ein definitiver Einfluss auf die seelische Gesundheit der Kinder zu, aber dieser ist schwächer als derjenige von Familienfaktoren und individuellen Risiken der Kinder.

2 Vorfindliche familiäre Bewältigungsstrategien für Verhaltensauffälligkeiten

Alle Interviewfamilien wurden zu Ursachen und Lösungsmöglichkeiten bei vier Problembereichen befragt:

1. Körperliche Beschwerden ohne somatisches Korrelat,
2. Störung des Sozialverhaltens (z. B. Schule schwänzen, herumstreunen, weglaufen, stehlen),
3. Sucht- bzw. Drogenproblematik und
4. emotionale Störungen (z. B. Angst, sozialer Rückzug).

Um durch diese Fragen möglicherweise hervorgerufene Ängste und Schamgefühle zu reduzieren, sollten die Familienmitglieder dazu Stellung nehmen, was sie einer befreundeten Familie raten würden, wenn bei deren Kindern derartige Schwierigkeiten aufträten. Um ein sozial erwünschtes Antwortverhalten nicht stärker zu provozieren, wurde auf die Beantwortung der gestellten Fragen nicht insistiert, falls verwertbare Spontanantworten ausblieben. Ausnahme: Wenn bei der Frage nach Somatisierungen (körperliche Beschwerden ohne somatisches Korrelat) organische Ursachen und Lösungen angeboten wurden, wurde die Frage wiederholt mit der Betonung darauf, dass bisherige medizinische Untersuchungen keine Ergebnisse erbracht hätten. Die Verteilung der Antworten zeigt Tabelle 6.

Tab. 6 Lösungsvorschläge der Feldfamilien bei emotionalen und Verhaltensauffälligkeiten

	Somatisierung	Sozial-verhalten	Drogen-problematik	Emotionale Störungen
innerfamiliäre Lösungen	11	57	40	18
Kontrolle d. sozialen Umfelds	–	9	19	–
institutionelle Kontrolle (Polizei...)	–	7	4	–
medizinische Behandlung	45	2	33	18
schulische Interventionen	–	5	2	–
psychologisch/psychiatrische Behandlung	11	11	29	18
Heiler	10	1	1	17
Hausmittel	16	–	–	–
Nennungen Gesamt	93	92	128	70

Bei der Somatisierungsstörung wurde innerfamiliären Regulationen ein geringer Stellenwert eingeräumt. Die erste Anlaufstelle sind in den Augen der Familien Haus- und Kinderärzte, wobei bei fast der Hälfte der diesbezüglichen Antworten ein Arztwechsel empfohlen wurde, sollten bisherige Untersuchungen und Behandlungen kein Ergebnis erbracht haben. Auf dem zweiten Rang finden sich entsprechend Hausmittel wie warme Umschläge und Kräutertees. Das Aufsuchen eines Heilers wurde immerhin in jeder achten Familie zusätzlich zum Kontaktieren eines Arztes angegeben. In jeder siebten Familie wurde eine psychische Genese als Möglichkeit anerkannt und eine psychotherapeutische Behandlung vorgeschlagen. Letzteres gilt auch für emotionale Störungen wie Angstzustände. Ärzte, Psychologen, aber auch Heiler gelten als Fachleute, die in diesem Fall aufzusuchen seien, wobei sie sich nicht gegenseitig ausschließen müssen. Innerfamiliären Bewältigungsmöglichkeiten wurde keine hervorgehobene Bedeutung zugemessen. Die Bedeutung innerfamiliärer Regulationsmechanismen (s. Tab. 3) bei Störungen des Sozialverhaltens und Drogenproblemen ist deutlich different von den anderen Störungen. Während bei emotionalen Störungen (Depressivität und Angst) ein stärkeres liebevolles Kümmern und das Bemühen um Gespräche mit dem Kind genannt wurden, wurde eine derartige Zuwendung zwar auch bei den sozial devianten Verhaltensbereichen gefordert, gleichzeitig aber auch ein härteres Durchgreifen der Eltern, wenn das Zureden nicht helfen sollte. Ein Mehr an Strenge und Bestrafung wurde fast nur von den Vätern formuliert, ebenso eine Lösung des Kindes von seinem sozialen Umfeld und eine diesbezügliche stärkere Kontrolle und Überwachung. Hinsichtlich der Häufigkeit der gemachten Angaben unterschieden sich die Väter aber nicht von den Müttern, was die übrigen innerfamiliären Lösungsvorschläge betraf. Dies betrifft auch den Vorschlag, insbesondere bei Drogenproblemen die Kinder für eine befristete Zeit in die Türkei zu schicken, da ein Zugang zu Drogen dort erschwert sei. Institutionellen Kontrollinstanzen und Schulen als Anlaufstelle kommt in den Augen der Familien nur eine geringe Bedeutung zu (s. Tab. 7).

Tab. 7   Innerfamiliäre Regulationsmechanismen bei Verhaltensauffälligkeiten

	Somatisierung	Sozial-verhalten	Drogen-problematik	Emotionale Störungen
elterliche Zuwendung und Liebe, gut zureden, überzeugen vom richtigen Weg	11	52	35	18
materielle Versorgung (mehr Taschengeld)	–	5	–	–
mehr Strenge, Tracht Prügel, bestrafen, bei der Polizei anzeigen	–	13	7	–
vom Freundeskreis lösen, Umgang kontrollieren	–	13	21	–
in die Türkei schicken	–	2	7	–

Deutlich wurde uns in den Interviews, dass eine Vorstellung von Hilfe durch Psychotherapie im westlichen Verständnis sehr viel voraussetzt: letztendlich eine Akzeptanz der Leib-Seele-Dichotomie, die ja auf dem Hintergrund agrarkultureller Erfahrungswelten der überwiegend bäuerlich sozialisierten Eltern nicht selbstverständlich ist. „Für viele meiner Landsleute" erklärte uns ein Vater, „gibt es die feinen Unterschiede nicht: ein Arzt für die Seele, einer für die inneren Organe, einer für die Nerven (...) genauso wie die Leute nicht unterscheiden können in: ein Sektglas, ein Weinglas, ein Wasserglas."

Interessanterweise fielen die Antworten zu innerfamiliären Lösungsstrategien bei Binnenmigranten in der Türkei anders aus (Schepker u. Fişek 2000). Durch den Vergleich konnten tendenziell Kultureinflüsse von den Land-Stadt-Migrationseffekten differenziert werden. Es zeigte sich nach der Migration nach Deutschland eine größere Neigung zu innerfamiliären und „traditionell-schamanistischen" Lösungsstrategien im Vergleich zur Migration von ländlichen in städtische Strukturen innerhalb der Türkei. Allerdings erfolgte in Deutschland häufiger als in der Türkei der Vorschlag, mit dem betroffenen Kind selbst zu sprechen, es zu ermahnen oder sogar zu bestrafen, d.h. es bestanden neben den innerfamiliären auch individualisierte Strategien.

V

Therapie

1 Psychotherapie

Aus den bisherigen Kapiteln geht unschwer hervor, dass in der Psychotherapie – als häufigster Behandlungsstrategie in der Kinder- und Jugendpsychiatrie – familientherapeutischen Strategien angesichts der hohen Familienkohäsion und der deutlich stärkeren kollektivistischen Überzeugungen eine Vorrangstellung zukommt. Selbst in dem Fall, dass eine Herausnahme aus der Familie und Heimerziehung unvermeidbar war, wird es bedeutsam sein, die Bindungen zu berücksichtigen, die Jugendlichen nicht einseitig in einem Protest gegen die Familie zu unterstützen und damit in die „Modernisierungsfalle der Jugendhilfe" zu tappen (Deniz 2001).

Auch wenn ursächlich eher die familiären und individuellen Risiken zur Entstehung einer Störung beitragen als dass Ressourcen sie nach unseren Ergebnissen verhindern, wird ein Vorgehen orientiert an den Ressourcen einer Familie und zu ihrer Unterstützung bedeutsam sein. Interkulturelle Therapeuten wie Erim und Senf (2002) unterstützen einen individualisierteren Beziehungsstil in der Psychotherapie von Erwachsenen und eine „Getrenntheit von Individuen" im therapeutischen Prozess, gleichzeitig solle dieses jedoch auch bei einem individualtherapeutischen Vorgehen von einem „progressiven Familienmitglied" unterstützt werden. Ein Einbezug der Familie ist also immer geboten.

1.1 Familientherapie

Die familientherapeutische Herangehensweise bietet mit Techniken wie der des zirkulären Fragens besonders passende Zugänge für Zuwandererfamilien in Hinblick auf die „Kultur der Bezogenheit" (Kagitçibasi 1996, Gün 2007). Das Erklären der Familien zu Spezialisten für sich und ihr Kind entspricht der nicht festgelegten Haltung der Aufmerksamkeit, Achtung vor den Besonderheiten, der Notwendigkeit der jeweiligen Auftragsklärung und einer produktiven Neugier (Fişek u. Schepker 1997, Urso 1996) sowie der interkulturellen Anforderung, nicht zu schnell zu verstehen und zu urteilen.

> *Die Klärung und das Begreifen der Organisationsstruktur einer Familie, der Existenz von Subsystemen, der Netzwerke der erweiterten Familie, der Adaptabilität und der Kohäsion einer Familie wird helfen, die jeweiligen Funktionsweisen und Regulationsformen zu verstehen (s. Kap. II.2.2, insbesondere II.2.2.4 und Kap. II.2.4.3 sowie Kap. VII.1). Zur Organisationsstruktur ist mit Fişek und Schepker (1997) zu überlegen, wie weit der Migrationsprozess bereits Anpassungsmechanismen herbeigeführt hat. Stellt Migration aus systemischer Sicht eine Herausforderung für das Familiensystem dar, sich zu verändern, kann dieses mit einem Wandel erster Ordnung (Verhärtung und Verhinderung von Veränderungsprozessen durch negatives Feedback oder auch durch eskalierende Gegenmaßnahmen gegenüber zu schneller kultureller Öffnung einzelner Mitglieder) oder günstiger mit einem Wandel zweiter Ordnung (Öffnung und Flexibilisierung sowie Reorganisation auf neuem Niveau nach Aushandelungsprozessen) beantwortet werden.*

Die Organisationsstruktur der jeweiligen Familie kann eher autoritär oder eher demokratisch, eher hierarchisch oder eher egalitär sein. Der Beziehungsstil kann Individualität und Autonomie Raum lassen, aber auch eine lebenslange Bezogenheit erwarten. Nur in „traditionell strukturierten Familien" besteht noch eine klassische, vertikale Familienhierarchie mit Trennung zwischen den Geschlechtern, welche die Eltern-Paarebene weniger bedeutsam erscheinen lässt als das Mutter-Tochter- oder das Vater-Sohn-Subsystem. Auch ist in den Geschwister-Subsystemen die Geschlechts- und die Altershierarchie nicht mehr notwendigerweise funktional vorhanden, sollte jedoch als „inneres Bild" nachgefragt werden.

> *Technisch sind bei Zuwandererfamilien alle Varianten von Symbolisierungstechniken (Stuhlskulpturen, Familienbrett, Familienskulptur, Trilemmata, Genogramme, Familien-Helfer-Map usw.) einsetzbar, die es ermöglichen, sowohl Subsysteme, komplexe Beziehungsstrukturen, differenzierte Verwandtschaftsbeziehungen, Netzwerke, Helfersysteme als auch die jeweiligen Sichtweisen einzelner dazu zu erfassen (vgl. Schwing u. Fryszer 2006). Oft gereicht eine solche Arbeit zu einer humorvoll begleiteten Abbildung der komplexen Realitäten und ist sehr hilfreich in der Phase der Kontaktaufnahme und Auftragsklärung, auch Lösungsmöglichkeiten können so jenseits von Sprachbarrieren bereits symbolisch aufscheinen.*

In der Arbeit mit Zuwandererfamilien rekurrieren Schwing und Fryszer (2006) gerne auf nicht anwesende „Zeugen", um verschiedene Sichtweisen und auch erfolgreiche Modelle für Problembewältigungen in der Migration einzuführen – d. h. jemanden symbolisch und gedanklich „in die Beratung zu holen", der in den speziellen Fragen aus Sicht der Familie als besonders kompetent oder in der Ethnizität als Autorität gilt. Oft werde dann eine Lösung gefunden, die innerfamiliär Bestand haben könne, oder es finde eine authentische Auseinandersetzung darum statt.

Pfitzer und Hargrave (2005) raten aus Sicht der kontextuellen Familientherapie, dass insbesondere der Aufbau von Vertrauen im bewussten Umgang mit der kulturellen Differenz zu gestalten sei und diesem in der Behandlung Raum gegeben werden müsse. Das Thema des „Machtgefälles" zwischen Therapeuten und Patientenfamilie und auch das Thema der „multikulturellen Ausbeutung" im Sinne der „Dominanzkultur" seien gegebenenfalls aktiv anzusprechen, da negative Erfahrungen diesbezüglich sich besonders auf der Ebene der Beziehungsethik auswirken. Interventionen des Therapeuten können gegebenenfalls nicht angenommen werden, ohne dass die Vertrauenswürdigkeit hergestellt ist. Hierzu könne auch das Anerkennen von Verletzungen durch Mitglieder der Dominanzkultur (der in der Regel der Therapeut angehört) über Generationen gegenüber Mitgliedern der Herkunftskultur gehören. Dieses trifft beispielsweise für jüdische Zuwanderer nach Deutschland besonders deutlich zu, für Flüchtlinge, oder auch für Kinder oder Enkelkinder von durch Berufskrankheiten arbeitsunfähig gewordenen Gastarbeitern.

> *Die Therapeutenhaltung in der Familientherapie mit zugewanderten Familien darf eine aktiv-interventionistische sein, das „Abstinenzgebot" aus üblichen psychotherapeutischen Kontexten kann hinderlich wirken und sollte zugunsten dosierter Authentizität zurückgestellt werden. Das führt eventuell dazu, dass ein Familientherapeut eng und mit großer Nähe in das Familiensystem aufgenommen wird (Güç 1991).*

1.2 Verhaltenstherapie

Kognitive Verhaltenstherapie setzt Einverständnis darüber voraus, mit Kognitionen Symptome zu beeinflussen. Darüber ist zu Beginn der Therapie zunächst eine gemeinsame Haltung herzustellen (Barker u. Adelmann 1994, Schepker u. Siefen 2008).

> *Besonders sorgfältig und detailliert muss die tatsächliche Familiensituation im Alltag mit den möglichen Symptomverstärkern und Kontextvariablen erhoben werden, um dann nach dieser funktionalen Verhaltensanalyse gemeinsam Rahmenbedingungen für die kognitive Verhaltenstherapie mit Kindern oder Jugendlichen und ihren Eltern klären zu können.*

Oft entsteht durch diese gemeinsame, sehr konkrete Arbeit ein Arbeitsbündnis, das Voreinstellungen bezüglich der kulturellen Kompetenz und Einfühlungsbereitschaft der Therapeuten bei Eltern und Kind überwinden hilft. Das Verbalisieren konkreter Kognitionen in der Muttersprache, im gegebenen Fall durchaus mit Hin- und Rückübersetzung durch den Patienten, seine Familie und einen Sprach- und Kulturmittler, kann einen bedeutsamen Beitrag dazu leisten, die Symptomatik in ihrer Funktion diagnostisch einzuordnen und therapeutisch auf der gleichen Ebene zu intervenieren. In der transkulturellen Verhaltenstherapie müssen im Rahmen der Verhaltens- und Kontingenzanalyse ethnokulturell bedingte Unterschiede in Krankheitswahrnehmung, Krankheitserleben und Krankheitsausdruck systematisch herausgearbeitet werden. Das bedeutet, die individuellen Konstrukte und Selbstbewertungsprozesse herauszuarbeiten, die mit der Symptomatik und dem Kontext der Entstehung verbunden sind und die einen sehr unterschiedlichen Grad an kulturellen Konnotationen aufweisen können (Papakirillou-Paparterou 1998).

Wird mit operanten Methoden wie Kontingenzmanagement, Verstärkerprogrammen oder mit Selbstkontrollmethoden bei Jugendlichen gearbeitet, ist eine hohe Sensibilität für die Kontextvariablen unabdingbar, zu denen die materielle und die Wohnsituation der Familie gehören, auch die Situation in Nachbarschaft und Schule. Wenig sinnvoll sind stationär eingeführte Programme, deren Übertragbarkeit ins häusliche Umfeld nicht gewährleistet werden kann. Nicht immer können Belohnungssysteme von Familien mitgetragen und umgesetzt werden.

Das Erarbeiten von Bewertungskriterien bestimmten Verhaltens, das Herstellen von kontingenter Verstärkung durch alle Familienmitglieder hat zur Voraussetzung, dass Einigkeit über altersangemessene Anforderungen besteht, und dass eventuell etablierte Verwöhnhaltungen aufgegeben werden müssen. Die für die jeweiligen Aufgaben innerfamiliär zuständigen Mitglieder sollten in die konkrete Behandlung unabdingbar einbezogen sein, was zu erfragen ist. Hierbei wird verschiedentlich über Erfahrungen berichtet, dass eine Beratung hinsichtlich einer Verbesserung pädagogischer Kompetenzen von zugewanderten Eltern gern angenommen wird, die sehr bestrebt sind, ihre Kinder für die Anforderungen der Aufnahmegesellschaft zu erziehen (Kagitçibasi 1996, Akkaya 2000, Şen et al. 2003). Dabei ist selbstverständlich darauf zu achten, dass einzelne Elemente auf den familiären Kontext adaptiert werden müssen und dass eine gemeinsame Entwicklung von Programmen zwar zeitaufwändig, aber hinsichtlich der Ergebnisse überaus lohnend ist. Bestimmte verhaltenstherapeutische Praktiken wie das so genannte „Timeout" bedürfen wie üblich der ausführlichen Erläuterung mit den Eltern vor ihrer Anwendung (Schepker u. Siefen 2008) und sicher im Einzelfall der Diskussion von Alternativen.

Sollen Kontrollüberzeugungen eingesetzt werden, ist darauf zu achten, dass diese ebenfalls deutlich kulturabhängig sind und dass eine höhere Externalität auch bei nicht psychiatrisch erkrankten zugewanderten Schülern im Sinne stärker kollektivistischer Überzeugungen die Norm ist (Schepker 1995).

Bei übenden Verfahren, wie Autogenem Training, oder beim Einsatz von Bie-feedback sind die kulturspezifisch sehr unterschiedlichen Konnotationen be-stimmter Organe zu berücksichtigen (Eberding 1995, Petersen 1995), vor allem was die westlich hervorgehobene Bedeutung des Herzens und des Pulsschlags kontrastiert mit der sowohl in Frankreich als auch im Mittelmeeraum für emotionale Inhalte viel größeren Bedeutung der Leber anbelangt.

1.3 Psychodynamische Therapie

Psychoanalyse beschäftigt sich mit dem „inneren Ausland" (Freud). Das Un-bewusste als zentraler Begriff der Analyse sei hier, wie das Fremde, mehr als das Unbekannte. Während das Unbekannte, weil nicht repräsentiert, ohne subjektive Bedeutung bleibt, sind Unbewusstes ebenso wie die Fremdenreprä-sentanz dynamisch wirksam (s. Kap. II.1.5). Somit bestehen in der psychody-namischen Therapie mit Zuwanderern besondere Bedingungen für das Über-tragungs- und Gegenübertragungsgeschehen, da die Fremdenrepräsentanz auf beiden Seiten mit eingeht (Erdheim 1996). In der psychoanalytischen Dis-kussion wird daher durch das Merkmal der „Andersartigkeit" des Therapeuten meist von einer größeren „Übertragungsbereitschaft" in einer interethnischen Therapeut-Patient-Beziehung ausgegangen.

Sofern nach Erdheim (1996) die psychohygienische Funktion der Fremden-repräsentanz unbewusst überwiegt, ist das Fremde die Projektionsfläche von allem, was im Eigenen konflikthaft ist. Dies dient der Selbst-Entlastung, aber nicht dem Verstehen des Fremden. Die Übertragung der eigenen, konfliktbe-ladenen Fremdenrepräsentanzen erschwert dann eine Beziehung, in der neue und korrigierende Erfahrungen gemacht werden können, die Übertragung ist eine entwertende. Überwiegt dagegen die „imperialistische" Funktion der Fremdenrepräsentanz, fasziniert das Fremde, es wird dort das gesehen, was im Eigenen fehlt und die dazugehörigen Übertragungen sind positive. Jedoch ist wegen der Idealisierung der Zugang zu den Befindlichkeiten, insbesonde-re den negativen, erschwert.

Positive Übertragungsinhalte können in der Erwartung bestehen, die Ärz-te im Aufnahmeland seien besser als die aus dem Herkunftsland und hätten bessere Methoden. Besonders für das Fachgebiet der Kinder- und Jugendpsy-chiatrie gilt, dass es Spezialisten kaum oder nur für die wohlhabenden Mittel-schichten in den Schwellenländern gibt – daraus kann ein Übertragungsan-gebot des idealisierten, professionellen Gutmenschen resultieren.

Negative Übertragungsinhalte gegenüber einheimischen Therapeuten kön-nen sich auf die deutsche Vergangenheit beziehen, die Erwartung eines „Na-zi-Deutschen", eine Straf- und Folterunterstellung durch die Behandlung oder, in milderer Form die Erwartung von ethnischer Diskriminierung und Entwer-tung, was den klärenden Umgang mit der therapeutischen Beziehung stark erschwert.

> *Letztlich wird erforderlich sein, die Übertragung bei ersten Widerstands-*
> *manifestationen anzusprechen und technisch damit umzugehen wie mit*
> *jedem anderen Übertragungsgeschehen. Immer ist jedoch zu überprüfen,*
> *ob es sich um Erwartungen nach realen Diskriminierungs-, Kriegs- oder*
> *Verfolgungserfahrungen in der Vergangenheit handelt oder ob anzuneh-*
> *men ist, dass hier auch eine „Kulturalisierung" von unbewussten Konflik-*
> *ten vorliegen könnte. Ebenso ist es erforderlich, dass sich der psychody-*
> *namisch orientierte Therapeut bewusst ist, dass Trauminhalte und sprach-*
> *liche Assoziationen ebenso wie bildnerische Gestaltungen jedes Patienten*
> *sich auf einen (nicht nur, aber auch kulturell determinierten) eigenen*
> *Erfahrungshintergrund beziehen. Wie in jedem therapeutischen Vorge-*
> *hen kommt es entscheidend auf die Assoziationen und die Kommentare*
> *des Patienten an und eben nicht auf die des Therapeuten.*

Insofern ist Bianchi-Schaeffer (1996) zu folgen, dass eine interkulturelle Psychotherapie den Therapeuten stets ganz besonders auf die erforderliche technische Sorgfalt hinweist.

Auf die Familiendynamik in Kindertherapien angewendet, kann eine negative Übertragungsbereitschaft auf den Therapeuten darin bestehen, dass die Eltern diskriminierende und vorwürfliche Bemerkungen der Therapeuten erwarten oder projektive Ängste entwickeln, das Kind werde ihnen weggenommen.

Im Lichte einer positiven Übertragungsbereitschaft kann es Eltern auch besonders leicht fallen, das Kind loszulassen, wenn ein im Innenverhältnis nicht als bedrohlich erlebter, fremder Spezialist, mit dem westlich-industrielle Funktionalität verbunden wird, das Kind „repariert", und es kann dem Kind besonders leicht fallen, sich einem einheimischen Therapeuten anzuvertrauen, weil dieser als weit weg von Loyalitätskonflikten gegenüber der Familie phantasiert wird. Das Ansprechen peinlicher, aggressiver oder sexueller Inhalte und Phantasien kann dann besonders leicht fallen.

> *Auch kann es in interkulturellen Therapiebeziehungen besonders leicht*
> *fallen, Selbst-Verständlichkeiten infrage zu stellen. Angesichts der Di-*
> *versität der Lebensformen und der Haltungen in der Migration, die auf*
> *intrapsychische und innerfamiliäre Entwicklungen eben wie eine Zer-*
> *streuungslinse wirkt und die eine breitere Palette an möglichen Identi-*
> *tätsformen generiert als bei Einheimischen, ist eine fragende Grund-*
> *haltung im besten psychodynamischen Sinne unabdingbar.*
>
> *Abwehrprozesse und Widerstandsformen, die gemeinsame Verleug-*
> *nungsprozesse konstituieren, sind in einer interkulturellen Behandlung*
> *möglicherweise weniger auf der Hand liegend. Widerstände durch Zu-*
> *spätkommen können letztlich keine sein, wenn noch ein „afrikanisches*

*Zeitgefühl" den Alltag dominiert; Widerstände durch „Nichtverstehen"
liegen nahe und sollten aufzuklären versucht werden. Eine Gefahr liegt
darin, dass ein Therapeut solche Widerstände vorschnell der kulturellen
Differenz attribuiert, anstatt sie zu bearbeiten.*

Identität und Ich-Ideal folgen bei Zugewanderten je nach Herkunft und kultureller Adaption anderen Inhalten und Formen (s. Kap. III.2.2). Daraus kann
auch ein Entwicklungsvorteil resultieren, etwa bei Kindern einer anderen
Hautfarbe, die nach Auslandsadoption in deutschen Familien aufwachsen.
Durch ihre andere Hautfarbe und die Reaktionen der Umgebung auf diese
„anderen Deutschen" (Mecheril 1994) fühlen sie sich zu 50 % auch als „andere
Deutsche". Dies sorgt dafür, dass das Faktum der Adoption nicht verleugnet
werden kann, dass die Herausforderung an die Herausbildung einer eigenen
Identität früh besteht und dass auch das Familienklima durch das „andere"
Kind offener wird. Im Gegensatz zur klinischen Wahrnehmung sind Auslands-
adoptionen zu 80 % statistisch erfolgreich, d. h. sie sollen weniger von psycho-
pathologischen Problemen gefolgt sein als einheimische Adoptionen weißer
Kinder (Textor 1991).

Wird in der Behandlung eine positive korrigierende emotionale Erfahrung
durch ein Durcharbeiten in der Behandlung möglich, steht für die Patienten
an, die Integration dieser Erfahrung ins Selbst jenseits der Fremdheitsrepräsentanzen zu vollziehen. Das bedeutet den technischen Einsatz des Begriffs
von „Ent-fremdung". Im ursprünglichen Wortsinn meint dies eine Distanzierung und damit Reduktion der Dynamik auf eine handhabbare Größe; andererseits bezeichnet der Terminus auch die Reduktion von Fremdheit, die der
Begegnung folgen muss. Unweigerlich kommt es im Rahmen einer solchen
interkulturellen psychotherapeutischen Behandlung im Sinne eines Auffül-
lens des intermediären Raums zwischen Therapeut und Patient nach Winnicott (1987) zu besonderen, kreativen Prozessen, gegebenenfalls zu einer neuen
„bikulturellen" oder „interkulturellen" Identität des Patienten und auch des
Therapeuten.

2 Pharmakotherapie

Studien aus Deutschland über unterschiedliche pharmakokinetische und pharmakodynamische Wirkungen von Psychopharmaka bei zugewanderten Kindern und Jugendlichen im Vergleich mit einheimischen sind inexistent. Dieses Faktum ist in der Aufklärung von Eltern und Kindern zu berücksichtigen. Über die haftungsrechtliche Bedeutung einer für alle Beteiligten verständlichen Aufklärung über die intendierte Wirkung, mögliche Nebenwirkungen und Behandlungsalternativen ist im (s. Kap. II.1.4) bereits hingewiesen worden.

> *Für den Kinder- und Jugendpsychiater ist darauf hinzuweisen, dass bei dem häufigen off-label-Gebrauch hier ein besonderes haftungsrechtliches Risiko besteht und dass anzuraten ist, sich für die Aufklärung viel Zeit zu nehmen und diese gut zu dokumentieren.*

Bekannt sind interethnische Unterschiede in der Aktivität der Cytochrom-P-450-Enzyme in der Leber, die verantwortlich für die Metabolisierung des Großteils der gängigen Psychopharmaka sind. Nach Aynacioglu et al. (1999) besteht in Europa ein Nord-Süd-Gefälle dahingehend, dass durch die genetische Ausstattung der unterschiedlichen ethnischen Gruppen für CYP2Cl9 and CYP2D6 „poor metabolizer" von Norden nach Süden prozentual abnehmen und „ultrarapid metabolizer" prozentual zunehmen (in der Türkei fanden sie 9 % UMs gegenüber 1 % PMs). Auch Afrikaner zeigen einen höheren Anteil an schnellen Metabolisierern, so z. B. 18 % der äthiopischen Juden in Israel (Luo et al. 2004), ebenso Araber in Saudi-Arabien (Mc Lellan et al. 1997). Eine ultraschnelle Verstoffwechselung muss bei einer nicht wirksamen Psychopharmakotherapie trotz guter Compliance daran denken lassen, ggf. unter Serumspiegelkontrollen die Dosis stark zu erhöhen, Augmentierungsstrategien anzuwenden oder auf ein Präparat mit anderem Stoffwechselweg umzustellen.

Andererseits kann das Merkmal des schnellen Metabolisierens durch CYP2D6 dadurch ausgeglichen werden, dass ein defektes Allel eine geringere Enzymaktivität verursacht, wodurch die Verstoffwechselung von Neuroleptika und Antidepressiva wiederum entschleunigt wird. Dadurch können letztlich niedrigere Dosen erforderlich werden. Diese Defizienz fand sich bei 50 % der „orientalischen" Zuwanderer in Schweden (Bertilsson 1995). Defekte Allele entstehen nach aktuellem Erkenntnisstand sekundär durch diätetische Einflüsse bzw. funktionale Allele werden durch gewohnte traditionelle Kost erhalten, sodass sich in Saudi-Arabien selbst nur sehr wenig Träger der Gendefizienz fanden (Mc Lellan et al. 1997). Somit ist davon auszugehen, dass sich die Stoffwechselreaktionen bei Migranten mit längerem Aufenthalt in der Aufnahmegesellschaft denen der einheimischen Bevölkerung anpassen können, wie für Äthiopier in Schweden nachgewiesen wurde (Bertilsson 2007). Über einzelne Substrate wird kontinuierlich geforscht. Beispielsweise verändert Kaffeekonsum die CYP1A2-Aktivität, nachgewiesen an Serben und Schweden gleichermaßen (Djordjevic et al. 2008).

Bei Benzodiazepinen ist zur Vorsicht vor Überdosierung zu warnen: So sind bis zu 22 % der ethnischen Orientalen und auch ethnisch Schwarze „poor metabolizer" für Diazepam (Bertilsson 1995).

Somit ist bei Zuwanderern im Rahmen der Pharmakotherapie zu bedenken: Mit einer geringeren Wirksamkeit durch fast metabolizing ist im Rahmen der Behandlung mit Neuroleptika und Thymoleptika in einem höheren Ausmaß als bei Einheimischen vor allem bei erst kürzlich migrierten oder kulturell und ernährungstechnisch stark segregiert lebenden Zuwanderern zu rechnen; wiederum ist mit einer häufiger verstärkten Wirksamkeit von Benzodiazepinen zu rechnen.

> *Bei den vielen Variablen mit Einfluss auf die medikamentöse Verstoffwechselung bei Zuwanderern muss sehr kontrolliert dosiert werden. Ein Monitoring der Behandlung inklusive Spiegelkontrollen bei sichergestellter Einnahme ist zu empfehlen.*

VI

Öffnung der Institutionen – Regelversorgung versus Spezialversorgung für Zuwandererkinder und Therapeutenqualifikation

1 Interkulturelle Versorgung in Institutionen

Kinder- und jugendpsychiatrische und -psychotherapeutische Versorgung stützt sich im ambulanten Feld im Wesentlichen auf niedergelassene Kollegen und Institutsambulanzen, im stationären und teilstationären Bereich auf Kliniken und Tageskliniken unterschiedlicher Trägerschaft. Eine flächendeckende Versorgung der Bevölkerung ist im ambulanten Bereich noch nicht gewährleistet. Dadurch erübrigen sich Argumentationen hinsichtlich der Gründung von „Schwerpunktpraxen". Die Verteilungsdichte im Krankenhaussektor unterliegt den jeweiligen Bundesländern, was zu einer sehr unterschiedlichen Klinikgröße und einer unterschiedlichen Verteilungsdichte mit um den Faktor 5 großen Länderunterschieden auf die unter 18-jährige Wohnbevölkerung bezogen geführt hat (Fachverbände KJPP 2006). Bei der üblichen Abteilungsgröße von 30–40 Betten lässt sich im Rahmen dieser Versorgungsstrukturen eine „Spezialversorgung" für Zuwanderer, evtl. noch unterschieden nach Ethnizität, nicht realisieren (vgl. Siefen 2000).

Neben diesen formalen Gründen lässt die prognostizierte Bevölkerungsentwicklung, die einen Anteil von über 40 % Jugendlicher mit Zuwanderungshintergrund in den nächsten Jahren erwarten lässt, eine Debatte um „Spezialversorgung" absurd erscheinen. Eher muss sich jede Institution im Sinne der eingangs zitierten WHO-Maxime den Herausforderungen globaler Mobilität fachlich und strukturell stellen. Regionale Arbeitsteilungen und Absprachen in Hinsicht auf Schwerpunktbildungen im Sinne einer „Spezialisierung innerhalb der Regelversorgung" sind davon unbenommen – nicht jeder kann alles anbieten bzw. können, da Personalstellen begrenzt sind.

Zum gleichen Schluss kommt Filsinger (2002) in seiner Expertise bezüglich psychosozialer Dienste:

„Diese Fachdiskussion um das Verhältnis zwischen allgemeinen sozialen Diensten und speziellen, migrationsspezifischen Diensten scheint im Wesentlichen entschieden.

Die interkulturelle Öffnung der Regeldienste wird generell als Leitgedanke akzeptiert, ebenso wie migrationsspezifische Dienste bzw. Angebote nach wie vor für erforderlich gehalten werden, insbesondere, wo soziale Benachteiligung durch ethnische Unterschichtung oder kulturspezifisch verstärkte Ausgrenzung auftritt" (Filsinger 2002, S. 77).

Für diesen Zweck sind konkrete Schritte im Qualitätsmanagement zu gehen, die von einem interkulturellen Selbstverständnis im Sinne dieses Bandes über Personalentscheidungen bis zu Strukturvorgaben (Verfügbarkeit von mehrsprachigem Informationsmaterial etc.) gehen. Der Selbstüberprüfung soll diese aus 2 Instrumenten zusammen gestellte Checkliste dienen. Die Daten zu xx sind in der Institution zu erheben. Nach Koch et al. (1994) und eigenen Erfahrungen ist allein der Prozess der Datenerhebung für eine Versorgungsinstitution bewusstseinsbildend. Welche Daten sind verfügbar, welche Ressourcen werden neu entdeckt? Anhand der „Checkliste" lässt sich ein einfacher Fragebogen für jede Klinikeinheit (Station, Ambulanz, Institution gesamt) erstellen und mit den Daten der Region abgleichen.

Checkliste Interkulturalität von Institutionen nach Hinz-Rommel und Ünal, erweitert nach Gün (2007)

- *Selbstdefinition: Wir sind eine Institution für alle. Wir versorgen jährlich N Klienten/Patienten,*
- *davon xx %*
- *aus xx Kulturen.*
- *Wir sprechen in xx Sprachen unsere Klienten an.*
- *Wir beschäftigen dafür xx % Mitarbeiter nichtdeutscher Herkunft*
- *in xx % der Berufsgruppen,*
- *davon xx % in Leitungsfunktionen.*
- *Wir berücksichtigen das Merkmal von Sprach- und Kulturkompetenz als Wettbewerbsvorteil bei Bewerbungen und weisen in unseren Ausschreibungen darauf hin.*
- *An xx Stellen in unserer Institution ist erkennbar, dass wir Zuwanderer versorgen.*
- *Die Versorgung von Zuwanderern nimmt entsprechend*
- *xx % der Ressorcen für Fortbildung, Supervision, Literatur etc. ein.*
- *Im Leitbild/Konzept/Arbeitsprogramm der Institution sind die Bedürfnisse von Zuwanderern an xx Stellen explizit berücksichtigt.*
- *Die Öffentlichkeitsarbeit der Institution berücksichtigt dies in xx % der Verlautbarungen.*

- *Die Institution unterhält Kooperationsbeziehungen zu xx Migranten-vereinen, zum Ausländerbeirat und weiteren, entsprechenden Organisationen.*

- *Die Mitarbeiterzufriedenheit hat sich mit der Einführung des Achtens auf Interkulturalität um xx % positiv entwickelt.*

- *Die Kundenzufriedenheit durch einheimische/durch zugewanderte Kunden hat sich mit der Einführung des Achtens auf Interkulturalität um xx % positiv entwickelt.*

Diese Checkliste findet sich in der Vorläuferversion bei Schepker (2006) veröffentlicht mit den Daten der LWL-Klinik Hamm (damals Westfälisches Institut für Jugendpsychiatrie Hamm) mit dem zusätzlichen wesentlichen Hinweis, dass die Umsetzung dieser Vorgaben wesentlich Leitungsaufgabe ist. Leitbilder von Institutionen, deren Existenz Eingang in die kliniktypischen Qualitätsmanagement-Instrumentarien wie EFQM und KTQ gefunden haben, sind im Sinne des 1. Satzes migrationstypisch auszuformulieren. Positiv zu erwähnen ist, dass die Leitfragen für die psychiatriespezifische KTQ-Zertifizierung den Umgang mit Zuwanderern bereits aufgenommen haben und dass in der Erwachsenenpsychiatrie eine Selbstevaluation bezüglich der Behandlung von Zuwanderern erfolgt ist (Schouler-Ocak et al. 2008).

Gün (2007) fordert darüber hinaus die Aufhebung der Konfessionsgebundenheit für Einstellungen in kirchlich getragenen Einrichtungen zur Verwirklichung von Chancengleichheit für nichtdeutsche Fachkräfte auf dem Arbeitsmarkt und denkt über eine gezielte Förderung von Studierenden mit Migrationshintergrund nach. Großer Wert sei darüber hinaus auf die Vernetzung, das Nutzen des Potenzials von Migrantenselbstorganisationen und Kontakte zu Institutionen im Ausland zu legen.

2 Muttersprachliche und bilinguale Therapeuten in der kinderpsychiatrischen Versorgung

Fast schon obligatorisch wird auch von zugewanderten Therapeuten selbst immer wieder betont, dass ihre Muttersprachlichkeit nicht ihre therapeutische Kompetenz kennzeichnet, sondern lediglich als Zusatzqualifikation zu werten ist. Diese Betonung gleicht oft einem Rechtfertigungsversuch, dem sich einheimische, autochthone Therapeuten mit gleichem Ausbildungsstand gar nicht erst unterziehen müssen. Es wirft aber ein Licht auf die gesellschaftlichen und institutionellen Rahmenbedingungen, unter denen muttersprachliche Therapieangebote entwickelt werden.

Die weiter oben ausgeführten Inanspruchnahmeuntersuchungen zeigen deutlich, dass der Einsatz muttersprachlicher und bilingualer Therapeuten – damit sind Therapeuten gemeint, die über eine sehr gute bilinguale Sprachkompetenz verfügen und interkulturell erfahren sind – fast zwangsläufig einhergeht mit einer höheren Nachfrage nach psychosozialen Angeboten durch die entsprechenden Ethnien. Wie Gün (2007, S. 210) pointiert hervorhebt, sind sich in seiner Untersuchung anscheinend sowohl die interviewten Therapeuten als auch die Patienten in dem Punkt einig, dass Migranten von muttersprachlichen Therapeuten behandelt werden sollten.

Die Vorteile des Einsatzes bilingualer Therapeuten liegen auf der Hand: Sie können eigenständig arbeiten, auch mit deutscher Klientel, sind sicher in der Diagnosestellung aufgrund des direkten Dialogs und es finden in der therapeutischen Kommunikation keine Brüche statt durch den Einsatz von Dolmetschern. Zudem ergibt sich im therapeutischen Kontext die Möglichkeit, sich gegenüber den Patienten und ihren Familien als reale Identifikationsfigur gelungener Migration anzubieten und nicht zu verleugnende Themen, wie Tren-

nung und Identität angstfreier aufzuwerfen oder schambesetzte Aspekte der
Biographie zu thematisieren.

> So beklagte im Essener-Forschungsprojekt ein großstädtisch sozialisierter Va-
> ter mit höherem Bildungshintergrund im Interview, dass er sich schon mehr-
> fach wegen psychosomatischer Beschwerden einer psychotherapeutischen
> Behandlung unterziehen wollte, nach kurzer Zeit jedoch diese Therapien ab-
> brach, da er das Gefühl gehabt hatte, er müsse mehr dem deutschen Thera-
> peuten helfen seine Stereotype über den türkischen Mann aufzugeben, als
> dass dieser ihm helfen konnte in der Bearbeitung seiner inneren Konflikte.

Es ist vielfach beschrieben worden, dass im therapeutischen Alltag Patienten
mit Zuwanderungshintergrund Therapeuten mit Zuwanderungshintergrund
(auch wenn anderer Ethnie) gleich zu Beginn zumeist mit einer größeren Nähe
und einem Vertrauensvorschuss begegnen. Allerdings besteht gerade hierin
auch eine große Gefahr für den therapeutischen Prozess. Wie Erim (2004) aus-
führt, kann die solcherart narzisstisch getönte Idealisierung des muttersprachlichen Behandlers durch den Patienten („Du bist der einzige, der mich
verstehen und mir helfen kann, denn du hast Ähnliches erlebt und gehörst
zur gleichen Ethnie wie ich!") zwar den Einstieg in die Behandlung erleichtern, sie muss aber in eine reifere therapeutische Allianz wechseln, damit
zugrunde liegende Affekte von Trauer und Wut bearbeitet werden können.
Auch Forlani (1996) verweist im Falle ihrer italienischen Patienten auf Hemm-
nisse im therapeutischen Prozess durch die hohe Erwartungshaltung und die
damit einhergehende extreme Abhängigkeit und ausgeprägte Regressions-
neigung.

Nachteilig kann sich auswirken, dass es zu einer Überspezialisierung
kommt, d. h. dass innerhalb der Institution eine Delegation mit diskriminierenden Langzeiteffekten stattfindet. Hinzu kommt, dass dann im Umkehr-
schluss seitens der Institution die möglichen zu leistenden Supervisionen oder
Intervisionen der therapeutischen Tätigkeit für alle Therapeuten mit allochthonen Patienten nicht mehr adäquat genutzt werden. Ferner wird durch eine
Spezialisierung eine Loyalitätsspaltung des bilingualen Therapeuten gegenüber den eigenen Landsleuten begünstigt, was auf Dauer die therapeutische
Effizienz einschränkt. Besondere Gefahren ergeben sich dann weiterhin,
wenn diese Art der Überspezialisierung durch die Schaffung von Sonderstatio-
nen oder -ambulanzen (Migrantenambulanzen) besonders betont wird und
Patienten das Gefühl haben müssen, nicht nur eine gesellschaftliche Ausgrenzung zu erfahren, sondern auch eine institutionelle. Viel Sinn macht es
demgegenüber, innerhalb der üblichen Institutsambulanz oder als Subgruppe
einer Regelversorgungstation sprachgebundene eigene Angebote zu schaffen,
auch ist es sinnvoll als Institution mit der dort vorhandenen Kompetenz zu
werben. Eigene gesonderte Institutionen bergen jedoch die Gefahr der Diskriminierung, gehen sie ja doch von dem impliziten Gedanken aus, dass eben
das an der Ethnizität festgemachte „andere" ein grundsätzlich anderes Milieu

und therapeutische Herangehensweise benötige. Dann würden eigene Institutionen transportieren, dass ein Zuwandererstatus mit dem Aufsuchen einer Regelinstitution inkompatibel sei. Mit Patienten, die ein sehr spezielles Milieu und einen speziellen Kulturzugang benötigen und außerdem auch noch zahlreich sind und eher überregional behandelt werden können – nur mit diesen ganzen „Wenns" machen Spezialinstitutionen Sinn. In diesem Fall müssen die Behandler sehr wachsam sein, dass sie mit solchen Spezialinstitutionen nicht als Alibi für die Mängel in der Gesundheitspolitik dienen, sondern den Zuwandererfamilien eine qualifizierte Behandlung ermöglichen.

Sicherlich wird es schwierig bis unmöglich sein, für alle ethnischen Gruppen muttersprachliche Fachkräfte zu finden, und es ist zumeist auch unausweichlich, dass ein muttersprachlicher Therapeut dann weit über das gewöhnliche Einzugsgebiet hinaus von Familien dieser Zuwanderungsgruppe in Anspruch genommen wird. Selbst die zahlenmäßig stärkste Gruppe der aus der Türkei stammenden Familien ist aus eigenethnischer Sicht vollkommen unterversorgt. So gab es Anfang des Jahrtausends in NRW 108 niedergelassene Kinder- und Jugendpsychiater, darunter nur 2 türkischsprachige (Neuss und Gelsenkirchen). Die Zahl der niedergelassenen Fachärzte hat inzwischen deutlich zugenommen, die Zahl türkischsprachiger Kinder- und Jugendpsychiater nicht (vgl. Toker 1997).

> *Aber selbst unter solchen Bedingungen sollten gerade allochthone Therapeuten darauf achten, dass sie nicht mit der zu behandelnden Gruppe zusammen marginalisiert werden. Eine Institution als Ganze wird erst dann integrativ behandeln können, wenn viele Mitarbeiter die zugewanderten Patienten oder Klienten behandeln. Auch der Spezialist ist erst dann vollwertiges Mitglied des Teams, wenn er außer seiner Spezialität auch „normale Arbeit" tut. Für den allochthonen Therapeuten ergibt sich erst unter diesen Bedingungen die Möglichkeit, Fehleinschätzungen zu vermeiden und aus der eigenen Erfahrung heraus einen Vergleich mit autochthonen Patienten herzustellen.*
>
> *Auf mittlere Sicht wird man nur über muttersprachliche Angebote in der Lage sein, den Zugang zu den psychosozialen Institutionen der Aufnahmegesellschaft auch für Zugewanderte vergleichbar niedrigschwellig wie für die autochthone Bevölkerung zu gestalten.*

Gefordert wäre eine Förderung entsprechender ambulanter und stationärer Angebote. Gefordert wäre auch, kultursensitive Diagnostik und Behandlung in die Lehrpläne der entsprechenden Fakultäten aufzunehmen, sie zu einem der Hauptthemen in der beruflichen oder betrieblichen Aus-, Fort- und Weiterbildung zu machen, etwa zu einem Pflichtteil des Weiterbildungscurriculums kinder- und jugendpsychiatrischer Fachärzte. Es ist aber auch die Politik gefordert, nicht nur hinsichtlich des Ausländerrechts, das psychisches Leid fördert und aufrechterhält, sondern auch in Fragen des Berufsrechts. So ist die Approbation zum Psychologischen Psychotherapeuten an die deutsche oder EU-Staatsbürgerschaft gebunden. Die Arbeit von Ärzten und Psychologen aus Nicht-EU-Staaten in Deutschland ist an hohe bürokratische Hürden gekoppelt – so wird verlangt, dass sie nicht aus öffentlichen Geldern, wie Krankenkassenbeiträgen, bezahlt werden. Zulassungsausschüsse der Kassenärztlichen Vereinigungen verweigern Sonderbedarfszulassungen für approbierte ärztliche oder psychologische Psychotherapeutinnen und -therapeuten mit muttersprachlicher und interkultureller Kompetenz, da diese Kompetenz nicht als Kriterium für eine Sonderbedarfsfeststellung anerkannt sei. So entschied das Bundessozialgericht im Falle einer griechischen Psychotherapeutin gegen die Erteilung einer Sonderbedarfsermächtigung. Das Versorgungsdefizit, dessen Behebung eine Ermächtigung diene, könne sich immer nur auf medizinischfachliche Kriterien beziehen (z. B. Gebärdensprache). Die – möglicherweise fehlenden – Kenntnisse eines Therapeuten in der Muttersprache des Patienten begründeten keine qualitativ unzureichende Versorgung. Versicherte mit einer nicht-deutschen Muttersprache hätten keinen Anspruch darauf, dass ihnen Therapeuten zur Verfügung stünden, die sich mit ihnen in ihrer Muttersprache unterhalten könnten (zitiert in Rasehorn, 2008).

Da es unrealistisch wäre zu fordern, dass jede Institution muttersprachliche Fachkräfte für alle Migrantengruppen im Einzugsgebiet vorhält, sind Überlegungen anzustellen, wie dennoch auch diesen Zielgruppen eine Inanspruchnahme ermöglicht wird. Ein Gesamtkonzept kann am ehesten von überregionalen kommunalen Zusammenschlüssen (in NRW: den Landschaftsverbänden) in Zusammenarbeit mit den Wohlfahrtsverbänden oder in der psychiatrisch-kinder-/jugendpsychiatrischen Regionalplanung entwickelt werden. In einem solchen Prozess wäre dann auch zu hinterfragen, ob manche Vorgaben, wie z. B. die Sektorisierung der psychiatrischen Versorgung, die Behandlung von Zugewanderten nicht zusätzlich erschwert, und ob hier „kreative Lösungen" der regionalen Vernetzung zusätzlich einzuführen sind. Bei allen heute vorliegenden Erkenntnissen ist die Versorgung von Zugewanderten in der Regelversorgung möglich und keineswegs sinnvoll, Angebote noch auf befristete Projekte zu beschränken. Veränderungen in der Politik der Institutionen sind auch dadurch zu erzielen, wenn personelle Verantwortlichkeiten festgelegt werden – sei es durch Schaffung einer Stabsstelle oder auch durch die Neudefinition (und damit Erweiterung) der Aufgaben der Gleichstellungsbeauftragten.

Die bilingualen Therapeuten selbst sind vielfach aktiv geworden, sich in Selbstorganisationen zusammenzuschließen, da die Berufs- und Fachverbände diesbezüglich wenig Initiativen ergreifen. In solchen Selbstorganisationen bietet sich die Gelegenheit, durch kollegiale Super-/Intervision fachlich die therapeutische Arbeit mit Patienten mit Zuwanderungshintergrund zu reflektieren und dabei auch die eigenen institutionellen Rahmenbedingungen und die psychosoziale Versorgungspolitik zu thematisieren. Die türkischsprachigen Psychotherapeuten verfügen über gleich zwei Selbstorganisationen. Während die Deutsch-Türkische Gesellschaft für Psychiatrie, Psychotherapie und psychosoziale Gesundheit (DTGPP) auf den wissenschaftlichen Dialog zwischen der Türkei und Deutschland setzt, ist die Gesellschaft für türkischsprachige Psychotherapie und psychosoziale Beratung (GTP), die aus dem Arbeitskreis Türkischsprachiger PsychotherapeutInnen (AKTPT) hervorgegangen ist, eine rein türkischsprachige Angelegenheit. Bilingualität wird nicht nur bei der Mitgliedschaft vorausgesetzt, sondern auch bei der Teilnahme an jährlich stattfindenden Jahrestagungen. Die GTP ist darüber hinaus in Regionalgruppen organisiert, wo gezielter auf länderspezifische Besonderheiten in der Gesundheitspolitik reagiert werden kann. Eine Internetpräsenz mit einer umfangreichen Adressenliste türkischsprachiger Therapie- und Beratungsangebote hilft auch dem autochthonen Berater in der Kontaktaufnahme bei interkulturellen Fragestellungen oder im Zuweisungskontext (www.aktpt.de). Eine ethnizitätsübergreifende Selbstorganisation ist bisher leider ebenso wenig zustande gekommen wie eine Arbeitsgruppe innerhalb der Fachverbände der Kinder- und Jugendpsychiater. Einige familientherapeutisch-systemische Institute haben Schwerpunkte gebildet, und die wissenschaftliche Fachgesellschaft der Psychiater und Nervenärzte DGPPN hat eine Sektion Transkulturelle Psychiatrie gegründet.

> Muttersprachliche und bilinguale Therapeuten können eigenständig auch mit deutscher Klientel arbeiten, sind sicher in der Diagnosestellung und bieten viele Vorteile für die therapeutische Beziehung. Dies entpflichtet diese ebenso wie einheimische Therapeuten nicht vom Erwerb von Kompetenzen für den Umgang mit Patienten anderer Herkunft und für den Umgang mit Sprach- und Kulturmittlern.

VII

Zur Umsetzung interkulturellen Wissens im Fallbezug

1 Die Familientypologie am Beispiel türkeistämmiger Familien

Die „Familientypologie" ist ein tentatives Ergebnis des qualitativen Teils der Essener Feldstudie ohne Anspruch auf universelle Gültigkeit.

Zur Nachvollziehbarkeit und zur Verdeutlichung wird im Folgenden für jeden Familientyp ein prototypisches Beispiel dargestellt. Für diese Beispiele sind die Familien, wie in den Interviews zugesichert, so anonymisiert worden, dass sie nicht erkannt und identifiziert werden können.

Charakteristika der (weitgehend) funktionalen Familien

Typ 1: Die „hinübergeretteten" monokulturell-Selbstbewussten

33 % der erfolgreichen Familien konnten diesem Typus zugeordnet werden. Es sind Familien, die z. T. in Großfamilienstrukturen mit klarer Generationen- und Geschlechtshierarchie leben. Der Vater tritt als positives Vorbild und außenorientiert auf. Beide Elternteile leben eine klare monokulturelle Identität, wobei eine bikulturelle Offenheit der Kinder nicht aktiv behindert wird und/oder sich in Nischen entwickeln kann. Einige dieser Familien bauen ein Haus hier für die Großfamilie aus, oft mit Garten oder Schrebergarten in der Kolonie, so wie zu Hause in der ländlichen Türkei. Oft kommt noch eine Schwiegertochter per Heiratsmigration aus der Türkei zur Unterstützung der älter werdenden Familienmutter. Diese am ehesten als segregiert zu definierenden Familien wirkten auf die Untersucher als in sich ruhend und stimmig („heile monokulturelle Welt"). Die meisten Familienmitglieder sind eingebunden in ein eigenethnisches Netzwerk (Sport-, Moscheeverein, Frauentreffen etc.). 33 % dieser Familien wiederum haben auch eine stabile religiöse Orientierung (s. Typus 7). Andererseits hat damit nicht jede monokulturell ausgerichtete Familie religiöse oder gar fundamentalistische Neigungen.

Ein Beispiel

Die Elternteile der Familie A. stammen aus einem Dorf aus großen Familien. Beide haben keine Schule besucht. Der Vater ist als Arbeitsmigrant angeworben worden, die Mutter ihm nach 9 Jahren mit ihren beiden älteren Kindern (zwei Söhne, eine Tochter) gefolgt, der jüngste Sohn ist hier geboren. Die Mutter ist Hausfrau, der Vater bezieht seit drei Jahren eine Arbeitsunfähigkeitsrente, nachdem er fast 30 Jahre unter Tage gearbeitet hatte und an einer Silikose erkrankt war. Die Familie bewohnt seit drei Jahren ein großes eigenes Haus in einer Bergarbeitersiedlung, das in Eigenarbeit renoviert wurde, mit vielen Landsleuten in der Nachbarschaft. Das Haus hat einen großen Gemüsegarten, zurzeit. des Interviews wird das Erdgeschoß für den ältesten Sohn, seine Frau und die beiden Kinder ausgebaut. Alle Kinder haben eine Lehre abgeschlossen bzw. befinden sich in Ausbildung, die älteren sind mit Ehepartnern aus der Türkei verheiratet, der älteste Sohn mit Familie lebt im Haus der Eltern.

Die Familie ist in sich stimmig, traditionell in der Großfamilienstruktur organisiert. Der Zusammenhalt mit den ausgezogenen Kindern wird durch regelmäßige Besuche gewährleistet. Die Religion stellt ein einigendes Band dar, insbesondere der Vater ist in die sozialen Strukturen der im Stadtteil liegenden Moschee eingebunden. Die Mutter hat innerhalb der Familie eine stabile Position voller Wärme und Akzeptanz. Sie verfügt über wenig Kontakte mit der deutschen Umgebung. Sie wird unterstützt durch ihre Schwiegertochter und geht – ähnlich wie ihr Mann – in einer großelterlichen Rolle auf und lebt diese mit hohem Selbstwertgefühl. Alle Kinder sind beruflich bzw. schulisch erfolgreich mit autonomen, altersadäquaten Freiheiten, in ihren Freundeskreis sozial gut eingebunden.

Typ 2: Die Erfolgreichen in der Migrantensubkultur

Familien mit prägnanten Elternpersönlichkeiten, die an ihrer eigenen Migrationsgeschichte, z. B. aus großer Armut, sehr gewachsen sind. Z. T. tätig als Gewerbetreibende und Kleinunternehmer – überwiegend in monokulturellem Zusammenhang. Einige dieser Familien haben in der Migration einen großen sozialen Aufstieg geleistet und erleben Zusammenhalt durch gemeinsame Strebsamkeit, für die auch (begrenzte) Opfer gebracht werden. Andere dieser Familien haben zielstrebig eine Rückkehr in die Türkei vorbereitet und stehen mittelfristig vor einer Remigration, da sie zuvor gesteckte Migrationsziele erreicht haben.

Ein Beispiel

Familie G. stammt aus einer Kleinstadt. Herr G ist Arbeitsmigrant und in Verbänden aktiv. Frau G. ist ihrem Mann nach einem Jahr gefolgt. Die Kinder wurden hier geboren. Sie hat lange als Küchenhilfe gearbeitet und besitzt nun einen Kiosk, in dem auch ihr Mann und die Kinder stundenweise aushelfen. Die Kleinstunternehmerfamilie ist gut in ihren von türkeistämmigen Familien dominierten Stadtteil eingebunden, wo der Kiosk als Kontaktzentrum dient. Die 4 Kinder der Familie wohnen alle in der Familie und befinden sich in der

Schule oder Ausbildung. Der Vater: ruhig, souverän, intelligent, selbstsicher und mit adäquaten Problemlösestrategien, zeigt Initiative im familiären und sozialen Kontext. Die Mutter: sehr lebendig, unermüdbar, unzufrieden mit ihrem Bildungsgang und ihrem jetzigen Arbeitsleben (unteroptimal im Verhältnis zu den in sich selbst gesehenen Möglichkeiten). Die Familie ist kohäsiv, ermöglicht aber neben gemeinsamer Arbeitsteilung auch Bewegungs- und Entwicklungsmöglichkeiten für die einzelnen Familienmitglieder. Es besteht eine gemeinsame kulturelle und religiöse Basis. Die Kinder sind in Peergruppen, Ausbildung und Sport gut integriert und zeigen Leistungsorientierung ohne Über- oder Unterforderung, d. h. wirken weder gelangweilt noch gestresst.

Typ 3: Die intellektuell weitsichtigen

Schon die Eltern haben kosmopolitische Orientierungsmuster und aufgrund ihres meist überdurchschnittlichen Bildungsniveaus wenig Schwierigkeiten, bikulturell zu denken und sich zu identifizieren. Die meisten Familien dieses Typs haben eine Bleibeperspektive, bzw. planen im Alter zu pendeln. Die Bildungsaspirationen für die Kinder sind hoch, sie werden auch diesbezüglich gefördert. Die Familien haben ein diskussionsfreudiges Klima und versuchen Widersprüche auf einer Erklärungs- oder Metaebene zu integrieren. Damit ist den Kindern auch ein „Aushandeln" möglich. Es ist eine sehr heterogene Kategorie, wobei sich Vermischungen mit fast allen anderen Typen ergeben.

Ein Beispiel:

Familie K kam als Flüchtlingsfamilie, zuerst der Vater und nach 6 Monaten die Mutter mit den beiden kleinen Kindern. Beide waren vor ihrer Flucht politisch aktiv, Frau K. hatte ein Studium abgeschlossen, Herr K. hat keine Ausbildung und hat in der Heimat einige Jahre im Gefängnis verbracht. Er stammt aus einer Kleinunternehmerfamilie. Inzwischen betreibt er eine Gastwirtschaft. Frau K. arbeitet stundenweise bei einer NGO und hilft außerdem im Familienbetrieb. Die Kinder sind in Schule oder Ausbildung, die Tochter, unverheiratet, lebt nicht mehr zu Hause, besucht ihre Familie oft. Die Familie ist sozial gut integriert, die Beziehung der Eheleute, sehr unterstützend und stabil. Der Sohn ist wenig angeleitet und zeigt wenig Leistungsmotivation relativ zu seinen Möglichkeiten. Ich-stark, mit sozialen Kontakten und klar definierten Interessensschwerpunkten, ist er auch humorvoll und schlagfertig, plant, in den USA zu studieren. Es ist in der Familie eine flapsige, manchmal sarkastische Kommunikation zu spüren. Die Familie kann sich insgesamt gut auf die Entwicklungsphasen der Kinder einstellen und Probierhaltungen erlauben. Die Eltern haben eine im westlichen Sinne „pädagogische" Haltung, allerdings scheinen sie auch manchmal moralischen Druck auszuüben und bestimmte Themen nicht offen zu bereden.

Typ 4: Rein bikulturelle Städter

Sie stammen aus den Metropolen der Türkei. Sie vertreten das westlich-städtische Ideal (z. B. „Istanbuler" zu sein) auch in Kleidung und Freizeitverhalten und fühlen sich den Interviewern näher als ihren Landsleuten dörflicher Herkunft. Gleichzeitig wird bewusst Muttersprache, Herkunftskultur oder monokulturelle Einbindung gepflegt. Eltern und Kinder bewegen sich hinreichend sicher sowohl in Zusammenhängen der Herkunftskultur als auch der Aufnahmegesellschaft. Die Familien waren in ihrer stets vorhandenen hohen Leistungsorientierung erfolgreich und haben differenzierte Elternpersönlichkeiten. Auch dieser Typus zeichnet sich durch Vermischungen mit anderen Typen aus.

Ein Beispiel

Bei der Familie K. handelt es sich um eine „Vorzeige-Facharbeiterfamilie" mit Aufstiegsorientierung (über Eigentum und Bildung) der ersten Migrantengeneration mit hochbegabten Kindern, die von den Eltern maximal gefördert werden. Beide Eltern stammen aus Istanbuler Mittelschichtsfamilien. Die Auseinandersetzung mit den hiesigen Bedingungen ist fortgeschritten, und zwar integriert emotional/intellektuell. Die Familie berichtet von guten Problembewältigungsstrategien in der Vergangenheit (Schule/Ehekrise) und ist sozial gut integriert und in der Lage, sich Hilfe zu suchen und anzunehmen. Die Eltern bewegen sich sicher in zwei Kulturen, während die Kinder den Kontakt zur Herkunftskultur weitgehend verloren haben (Familiensprache weitgehend deutsch – Peergroup, deutsche und englisch-amerikanische Idole etc.). Vater und Mutter sind differenziert, offen, reflektierend, Bedürfnisse sehend, der Vater auch bodenständig und lebendig. Die jüngere anwesende Tochter ist pubertär, unruhig, überkritisch, differenziert mit klaren Berufszielen im kreativen Bereich. Eine Tochter ist an einer psychotischen Episode erkrankt, die nicht über die Familie hinaus kommuniziert wird. Die Eltern machen einen sehr aufgeklärten, toleranten Eindruck, sind auf das schulische Fortkommen der Kinder stolz, doch deutlich belastet durch die Erkrankung der Tochter.

Typ 5: Selbstbewusst alleinerziehende Eltern

Überwiegend Frauen, die trotz großer Arbeitsbelastung diese zumeist selbst infolge von Scheidung gewählte Lebensform gut bewältigen und gegenseitig stützende Eltern-Kind-Beziehungen pflegen. Daneben haben sie es verstanden, sich ein stützendes Netzwerk im jeweiligen (intellektuellen, verwandtschaftlichen, nachbarschaftlichen oder religiösen) Umfeld aufzubauen meist aber durch Verzicht auf Sexualität und neue Partnerschaft. Der nicht in der Familie lebende Elternteil wird loyal behandelt und es bestehen (soweit realisierbar) Besuchskontakte.

Ein Beispiel

Nach der Scheidung vom Ehemann lebt Frau G. seit drei Jahren als alleinerziehende Mutter von drei Kindern. Nach mehreren Trennungen und Versöhnungsversuchen (ein jüngstes „Versöhnungskind") sind die Konflikte zwischen den Eltern weitgehend ausgetragen. Eine Kooperation bezüglich Besuchs- und Urlaubsregelungen für die Kinder ist möglich. Der Vater wird nicht entwertet. Die Mutter befindet sich z. Z. des Interviews in einer Umschulung und hat gerade ihren Führerschein gemacht. Die beiden älteren Kinder sind in der Schule erfolgreich. Der Sohn ist wahrscheinlich schulisch unterfordert, wirkt motiviert und hoffnungsvoll, ist inner- und außerhalb der Familie aktiv. Die Tochter unterstützt ihre Mutter, insbesondere bezüglich der Betreuung des jüngsten, dreijährigen Sohnes. In der Familie besteht eine hohe Kompetenz bezüglich Problemlösefähigkeiten, eine Offenheit für alle Hilfen und die Fähigkeit, diese anzunehmen.

Typ 6: Die familienzentriert kohäsiven

Oft nach einer Liebesheirat, besteht zwischen den Eltern eine stabile Beziehung, und die Kinder haben einen ihrem Alter und ihren Fähigkeiten entsprechenden Platz. Außerhalb der Familienbeziehung scheint die Familie sonst emotional nichts zu benötigen. Diese Familien haben ein realistisches Vertrauen die Spontanentwicklung der Kinder im Rahmen zuverlässig haltender Elternfunktionen und tolerieren kindliche Abweichungen mit Zuversicht. Bei äußerer Gefahr (unklarer Aufenthaltsstatus, Schulschwierigkeiten) ziehen diese Familien sich auf sich selbst zurück und haben durch gegenseitige Unterstützung und Nähe ein hohes Problemlösepotential.

Ein Beispiel

Die Eltern der Familie N. stammen aus einem Dorf. Nach einer romantisch verklärten frühen Liebesheirat (er war 17, sie 16 Jahre alt) ist Herr N. migriert, seine Frau folgte ihm wenige Monate später, die vier Kinder sind hier geboren. Die drei älteren Kinder sind bereits verheiratet und wohnen mit ihren Familien in der Nähe. Zwei Enkelkinder (ein und zwei Jahre) werden von Frau N. tagsüber betreut. Der jüngste Sohn (18 Jahre) lebt noch in der elterlichen Wohnung. Die Familie wohnt in einem hauptsächlich von Migrantenfamilien bewohnten Stadtteil. Die Eltern führen eine harmonisch wirkende Ehebeziehung mit viel gegenseitiger Wärme und Unterstützung sowie adäquater Konfliktbewältigung, argumentieren sehr auf sich bezogen und zeigen sich durch die eigene „übersprungene" Adoleszenz auf Ablösungsprozesse ihrer Kinder nicht vorbereitet. Sie wirken zurückhaltend hinsichtlich eigener Einflussnahme: es zeigt sich ein kritisch-distanziertes Verhältnis zu den Töchtern und deren Familien und ein Laissez-faire-Stil gegenüber dem jüngsten Sohn, der sich immer noch auf die Verwöhnung seitens der Eltern nach kurzer schwerer Krankheit mit 5 Jahren verlassen kann. Sein Verhalten wird mit Heißblütigkeit (delikanli) erklärt.

Typ 7: Die weltanschaulich stabilisierten (religiös und politisch)

Diese Familien kommen sowohl aus dörflich-traditionellen als auch aufgeklärten Zusammenhängen. Die geteilte Weltanschauung gibt Sicherheit, dient als Handlungsanleitung und bietet durch die damit verbundenen Strukturen ein soziales Netz, innerhalb dessen den einzelnen Familienmitgliedern viele Entwicklungsmöglichkeiten offenstehen. Die Weltanschauung wird im Alltag konsistent gelebt, ohne dass die Kinder dadurch eingeengt oder dogmatisch festgelegt werden.

Ein Beispiel

Die Familie M. stammt aus einer Kleinstadt. Nach seiner Migration 1973 heirateten Herr und Frau M., sie folgte ihm hier her. Zur Zeit des Interviews waren beide Eltern als angelernte Arbeiter in Fabriken beschäftigt. Die beiden älteren Kinder waren zu ihrer Einschulung zu Verwandten in die Türkei zurück geschickt worden, da die Eltern ihre baldige Rückkehr planten. Die Tochter ist nach dem Abschluss der „ilk-okul" zu ihren Eltern zurückgekehrt und besucht nun die Hauptschule. Der Sohn lebt noch in der Türkei, er soll im nächsten Jahr, nach dem Abschluss der „ilk-okul" ebenfalls nachgeholt werden. Die jüngste Tochter ist hier eingeschult worden, da die Familie sich inzwischen entschieden hat, nicht zurück zu kehren. Die Familie bekennt sich sehr klar zu türkisch-islamischen Prinzipien und Moral, dabei wird dies als Haltung vorbildhaft in Alltag und Nachbarschaft gelebt und nicht ins Religiöse verwiesen. In der Heimat sind tragende Großfamilienstrukturen erhalten geblieben. Der Vater lebt in Identifikation mit seinem idealisierten, selbst wenig erlebten verstorbenen eigenen Vater. Er hat hohe Leistungserwartungen an die eigenen Kinder und deutliche Strenge, wenn diese die Erwartungen nicht erfüllen. Pädagogisch fördernd in engem, rigidem Rahmen. Die Mutter stützt ihn in seinem Selbstbild, wirkt ähnlich optimistisch, trägt die Familienideologie mit, ohne hinter ihrem Mann zu verschwinden. Sie hat eigene Konturen und Sozialkontakte, fühlt sich im Arbeitsleben wohl, die Bindung zu den Kindern wirkt stabil. Die Kinder werden an ihrer schulischen Leistung gemessen und ständig trotz durchschnittlicher Leistungen zur Anstrengung ermahnt, haben eigene Interessen in leistungsfreien Räumen.

Charakteristika der (weitgehend) dysfunktionalen Familien

Typ 1: die monokulturell erstarrten

Objektiv mit Problemen (kranke, geistig-, körper- oder lernbehinderte Kinder, viele Kinder bei schlechten oder engen Wohnverhältnissen, finanzielle Probleme), belastete Familien, deren traditionelle Problemlösestrategien unter den gegebenen Bedingungen unzureichend (geworden) sind, ohne dass neue entwickelt werden. Dazu gehört, dass eine Auseinandersetzung mit den Bedingungen des Aufnahmelandes zugunsten monokultureller Verhaftung unterbleibt, oder dass auf monokulturelle Ressourcen und stützende Netzwerke nicht mehr hinreichend zurückgegriffen werden kann. Z. T. hat sich der Vater aus der Familie zurückgezogen, oder er kann wegen der eigenen Persönlichkeitsstruktur seiner traditionellen Rolle nicht gerecht werden. Der monokulturelle Rückzug dient in diesen Familien oft der Abwehr der massiven Probleme. Derartige Konstellationen verbinden sich mit enormer Hilflosigkeit, wobei Institutionen der Aufnahmegesellschaft nicht in Anspruch genommen wurden. Väter waren überwiegend arbeits- oder beschäftigungslos. Dies kann auch heißen: Diese Familien haben ihr (ökonomisches) Migrationsziel nicht erreicht.

Ein Beispiel:

Der Vater der Familie A. ist Arbeitsmigrant, seine Frau folgte ihm fünf Jahre später, beide stammen aus einem Bergdorf und haben keine Schule besucht. Die Mutter ist Hausfrau, der Vater seit 10 Jahren arbeitslos. Die Familie lebt von Sozialhilfe, hat neun Kinder, von denen zwei in der Türkei leben, Zwillinge von 17 Jahren sind körperlich und geistig behindert, ein Sohn hat Schulprobleme mit drohendem Schulverweis, die beiden jüngsten 10 und 12 Jahre alten Kinder besuchen gemeinsam die 4. Klasse einer Grundschule. Das Haus ist stark renovierungsbedürftig, mit einer Toilette, wo die behinderten Kinder z. T. über zwei Stockwerke hingetragen werden müssen. Der Vater verbringt immer wieder mehrere Monate in der Türkei. Die überlastete Mutter wird von einem 19-jährigen Sohn und einer 17-jährigen Tochter bei Kontakten mit Ämtern und Gesundheitsdiensten unterstützt und macht deutlich, dass sie sich alleingelassen fühlt. Es handelt sich um eine auf industrialisierte Lebensbedingungen vollkommen unvorbereitete, insuläre Großfamilie, die patriarchalisch-autoritär organisiert ist, in der sich der Vater aber der Nähe und Verantwortung gegenüber der Familie weitgehend entzieht.

Typ 2: überforderte alleinerziehende Eltern

Sie wurden entweder verlassen bzw. sind verwitwet und/oder leben in Trennung nach viel Streit. Die Trennung ist weitgehend unverarbeitet geblieben, dem abwesenden Elternteil wird durch Idealisierung oder Entwertung ein Platz in der Familie aufrechterhalten. Ohne den abwesenden Elternteil scheint der Alltag kaum zu bewältigen zu sein, wobei die Mütter eine kulturell vorfindliche Abwertung allein stehender Frauen ins Selbstbild übernehmen. Die Familien verfügen kaum über stützende Netzwerke. Auch die Kinder unterstützen die Mutter wenig.

Ein Beispiel:

Die Mutter der Familie L. stammt aus einem Dorf, sie hat dort die Mittelschule abgeschlossen und ist ihrem Mann spät gefolgt. Zur Zeit des Interviews arbeitet sie als Fabrikarbeiterin. Der Vater ist nur sporadisch in der Familie, lebt sonst bei seiner deutschen Freundin. Die 4 Kinder sind in Schule oder Aushilfsjob. Die Familie bewohnt eine enge 3½-Raumwohnung. Das Familienklima ist geprägt von Inkonsistenzen. Die Mutter ist in einer zentralen Position. Sie hat ein hohes Aktivitätsniveau und neigt dazu, sich zu übernehmen. Dabei hat sie depressive Krisen und Schmerzen durch orthopädische Probleme, was sie z. T. mit Selbstmedikation zu ertragen versucht. Die älteste Tochter stützt die Mutter. Sie hat eine unklare Zukunfts- und Berufsperspektive. Die zweite Tochter ist die „Indexpatientin", hat seit 6 Monaten eine vital bedrohliche Symptomatik mit starkem Gewichtsverlust. Mehrere Behandlungsangebote wurden erfolglos abgebrochen. Die dritte Tochter ist ein „Windschattenkind", hat die meisten Freiräume und Außenkontakte.

Typ 3: Die neu zusammengesetzten „Versorgungsfamilien"

(mit Trennungen von Kindern/Geschwistern, die bei dem anderen Elternteil zurückblieben). Die Eheschließung trägt scheinbar instrumentellen Charakter. Ein oft erheblicher Altersunterschied zwischen den Ehepartnern und die Geburt von weiteren gemeinsamen Kindern kann neben den oft einem Ehepartner nahezu gleichaltrigen Kindern aus erster Ehe dazu beitragen, dass die Generationenhierarchie verwischt und die Neudefinition als Familie erschwert ist.

Ein Beispiel:

Der Vater der Familie B. ist 44 Jahre alt, stammt aus einem Dorf der Schwarzmeerküste der Türkei und ist als Arbeiter auf einer Zeche tätig. Er ist geschieden, seine Frau aus erster Ehe und drei erwachsene Kinder leben in der Türkei. Er hat sich von ihr nach einem gescheiterten Remigrationsversuch (mit Konkurs) getrennt. Eine neue berufliche Perspektive entstand für ihn durch seine erneute Eheschließung in der Bundesrepublik. Seine zweite Ehefrau ist Hausfrau. Ihre beiden Töchter aus zwei vorausgegangen Ehen sind erwachsen und leben mit eigenen Familien in der Nähe. Der Sohn aus der ersten Ehe des Vaters war ursprünglich mit dem Vater wieder aus der Türkei hierher zurückgekehrt. Nach einem Jahr flüchtete er nach heftigen Auseinandersetzungen wieder zur Mutter zurück und verlor damit seine Aufenthaltsgenehmigung. Seit drei Monaten lebt er wieder bei seinem Vater und ist aktuell von einer Abschiebung bedroht. Dies führt u. a. zu somatischen Beschwerden bei ihm. Die Stiefmutter dominiert die Familie. Sie leidet an einem Schmerzsyndrom und ist seit Jahre arbeitslos und krank. Der Vater wirkt depressiv und planlos, flüchtet in Arbeit und kann die väterliche Wunschbeziehung zum Sohn nicht herstellen. Alle Familienmitglieder wirken sehr unglücklich.

Typ 4: Die vater- und/oder wurzellosen

Diese Familien wirken ziellos, fatalistisch oder chaotisch, oft mit diskrepanten religiösen und/oder kulturellen Haltungen. Auf der Vaterseite mag ein Suchtproblem oder dissoziale Entwicklung bestehen. Somit füllt er seine Rolle als verantwortungsvoll für die Familie Sorgender nicht mehr aus. In diesen Familien wirken die Mütter oft überfordert oder hilflos. Die Kinder finden in den Eltern keine positiven Identifikationsfiguren, ein normatives Referenzsystem wird unabhängig vom Kulturhintergrund nicht gelebt.

Ein Beispiel:

Der Vater der Familie B. stammt aus einer Großstadt aus „guten Verhältnissen". Er hat ein Studium abgebrochen und migrierte nach dem Militärdienst. In der Rückschau idealisiert er sein damaliges „abenteuerliches" Leben und klagt er über seine jetzige Situation (seit einem Jahr krank geschrieben, Rentenantrag läuft, sozial isoliert, körperliche Beschwerden, materielle Not, geringe Tagesstrukturierung). Frau B. ist mit ihrem Mann aus „Abenteuerlust" migriert. Obwohl sie über 10 Jahre jünger als ihr Mann ist, wirkt sie verbraucht. Sie klagt ebenfalls über verschiedene schmerzhafte Leiden und darüber, dass ihr Mann sich überwiegend außerhalb der Familie aufhält und sie mit ihren Sorgen um die Kinder allein lässt. Der älteste Sohn der Familie hat die Hauptschule abgebrochen, befindet sich zu Zeit des Interviews in einer (dritten) Drogentherapie. Seine Freundin erwartet in Kürze ein Kind. Die Tochter hat ebenfalls die Hauptschule ohne Abschluss verlassen, gegen den Willen der Eltern geheiratet. Es gibt regelmäßige Besuchskontakte. Der jüngste Sohn ist nach Hauptschulabschluss arbeitslos. Es gefällt ihm, zzt. nichts tun zu müssen, nicht wie der Vater für schwere Arbeit wenig Lohn zu bekommen und am Ende körperlich verbraucht zu sein. Er halte sich den ganzen Tag mit Freunden auf der Straße auf, weist jedoch Drogenkontakte nach den Erfahrungen mit seinem Bruder weit von sich (in der Nachbefragung nach zwei Jahren geben die Eltern an, dass er inzwischen ebenfalls abhängig sei). Es handelt sich um eine fatalistisch eingestellte Familie, die gesellschaftliche Regeln und Institutionen instrumentalisiert oder umgeht. Der Vater vertritt eine Haltung des „Durchschummelns". Er wirkt idealisierend-plakativ, bemüht, aber ineffektiv, hilflos. Die Mutter wirkt mit ihrem Mann wenig verbunden, ist depressiv überfordert, hilflos und verwöhnend.

Typ 5: die co-abhängig/um Probleme organisierten

Familien, die ein objektives Unglück nicht kompensieren konnten oder alle Energien an ein definiertes Problem binden (z. B. Drogenabhängigkeit, Verhinderung von Abschiebung, Umschulung des geistig behinderten Sohnes auf „bessere" Schule). Hilfe von außen erscheint für diese Familien nicht erreichbar oder annehmbar. Die tägliche Sorge um das Bewältigen des Alltags erschöpft alle Problemlösefähigkeiten, sodass bis auf wenige Ausnahmen (Windschattenkinder, Heirat) die Entwicklung aller Familienmitglieder eingeschränkt ist.

Ein Beispiel:

Familie Z. stammt aus einer Großstadt, lebt seit fünf Jahren in Deutschland, inzwischen als anerkannte Flüchtlinge. Der Vater ist arbeitslos, die Mutter arbeitet stundenweise als Putzhilfe. Die 19-jährige Tochter besucht die erste Klasse einer Fachschule, nachdem sie nach ihren Hauptschulabschluss nicht die gewünschte Lehrstelle bekommen hat. Die 2. Tochter besucht ein Gymnasium und hat dort mit Leistungsproblemen zu kämpfen. Die 3. Tochter besucht mit gutem Erfolg die Hauptschule. Wegen der mäßigen Deutschkenntnisse der Eltern haben die Töchter – insbesondere die beiden älteren – die Kommunikation mit deutschen Behörden und Institutionen übernommen. Der 12-jährige einzige Sohn besucht eine Sonderschule für geistig Behinderte. Die Familie bewohnt eine 2½-Raumwohnung, in der sich die einzelnen Familienmitglieder kaum bewegen können. Eltern und Töchter beklagen diese Enge, die Eltern zusätzlich die Arbeitssituation und die finanzielle Situation. Die Mutter klagt über Heimweh und Gesundheitsprobleme. Beide Elternteile wirken psychisch stabil, ich-stark, differenziert, warm und verlässlich. Die älteste Tochter neigt zu Selbstbeschränkung und zur Aufopferung für die familiären Ziele. Der Sohn ist das Sorgenkind der Familie. Er verfügt über wenige eigene Ressourcen und braucht beständige Betreuung. Seine offensichtliche Behinderung wird von der gesamten Familie, insbesondere von den Eltern geleugnet. Es besteht die gemeinsam getragene Überzeugung, dass die deutschen Lehrer und Psychologen den Jungen wegen seiner schlechten Deutschkenntnisse und des Ausländerstatus der Familie diskriminieren. Daher werden von der Familie immer wieder Beratungsstellen aufgesucht, in der Hoffnung, dass endlich die wahre Begabung des Kindes festgestellt werde.

Mehrfachzuordnungen

Bei den (weitgehend) funktionalen Familien waren Doppelzuordnungen häufig, z. T. wie bei den „intellektuell Weitsichtigen" und den „politischen" waren dies überwiegend Zweitnennungen. Familien, die als „monokulturell selbstbewusst" und als „religiöse Familie" eingestuft wurden, auch als „rein bikulturell" oder als Familie mit „selbstbewusst alleinerziehendem Elternteil" waren mit diesem Merkmal oft nicht hinreichend beschrieben, sondern erhielten häufig eine Zweitcodierung. Überschneidungen bestanden des Weiteren zwischen den „monokulturell selbstbewussten" und den „in der Subkultur erfolgreichen Familien".

Bei den (weitgehend) dysfunktionalen Familien waren wiederum Doppelzuordnungen häufig, z. B. bei den „monokulturell erstarrten" Familien und den „überforderten Alleinerziehenden", des Weiteren kam die Zuordnung „Vaterund/oder Wurzellose" und „co-abhängig/um Probleme Organisierte" öfter gemeinsam vor.

Dreifachnennungen kamen selten, z. B. als gemeinsame Zuordnung zu „intellektuell weitsichtig", „politisch" und „bikulturell" vor (3 Familien). Bei den weitgehend dysfunktionalen Familien fand sich nur eine mit einer dreifachen Zuordnung: Eine Familie erschien sowohl als „monokulturell erstarrt", „neu zusammengesetzte Versorgungsfamilie" als auch „um ein Problem organisiert".

Verbindung zu anderen Familienmerkmalen

Hinsichtlich der Symptombelastung fanden sich in 22 der 32 weitgehend dysfunktionalen Familien psychische Auffälligkeiten sowohl auf der Eltern- als auch auf der Kinderebene. Nur 2 Familien dieser Gruppe waren ohne jede Symptombelastung (allerdings in starker materieller Not oder vom gänzlichen Auseinanderfall bedroht). In den verbleibenden 8 Familien bestand eine Symptomatik entweder im Eltern- oder Kindersubsystem.

Bei den 45 weitgehend funktionalen Familien fand sich eine einzige mit Symptomatik auf beiden, der Eltern- und Kinderebene. Hier wirkte eine starke positive Vaterpersönlichkeit möglicherweise stabilisierend. 29 dieser Familien waren ohne jede Symptombelastung, in den anderen 15 waren entweder (mindestens) ein Kind oder (mindestens) ein Elternteil auffällig, in 7 Familien fanden sich lediglich symptombelastete Kinder.

Hinsichtlich der Risiken- und Ressourcenratings (s. u.) überwogen bei den dysfunktionalen Familien die Risiken die Ressourcen.

Bezüglich der materiellen Situation der Familien war festzustellen, dass in 6 der 45 weitgehend funktionalen Familien ein Elternteil arbeitslos war; demgegenüber jedoch in 9 der 32 weitgehend dysfunktionalen Familien, der Unterschied war signifikant. Auch ist der unterschiedliche Schulerfolg der Kinder in den funktionalen und dysfunktionalen Familien auffällig.

Sind Familientypen hilfreich?

Die Familien wiesen hinsichtlich der Typologie eine große Heterogenität auf. Es gibt also weder *„die* Migrantenfamilie aus der Türkei" noch den „Königsweg" familiärer Lebensformen in der Migration. Im Gegenteil scheint es zu einer Diversifizierung, d. h. unter den Bedingungen der Migration zu einem Zuwachs an Möglichkeiten in verschiedenen Richtungen zu kommen, die die Entwicklungsmöglichkeiten einer Familie relativ zum Herkunftsmilieu verglichen mit denen in der Binnenmigration noch übersteigen. Fişek und Schepker (1997) beschreiben Familien als anpassungsfähige Systeme, die versuchen, die Balance zwischen Wachstum *und* Kontinuität angesichts der sich verändernden Umgebungsbedingungen aufrechtzuerhalten. Eben dieses findet sich bei den untersuchten Feldfamilien auf sehr vielfältige Weise. Im Vergleich mit der von Wilpert (1987) vorgestellten 4-teiligen Typologie, die sich an der Migrationsgeschichte orientiert, war es für die Zwecke unserer Untersuchung wichtig, erfolgreiche und nicht-erfolgreiche Familien des gleichen Habitus unterscheiden zu können und neuere Entwicklungen im Rahmen der Migration miteinbeziehen zu können. So fanden sich Wilperts „ländlich-sunnitische Familien" zwar häufig bei unseren monokulturellen Typen wieder, konnten jedoch durchaus auch zum Typ 2 der Migrantensubkultur oder auch beim Typ der Alleinerziehenden entwickelt sein.

Die positiven Möglichkeiten monoethnischer Wohnzusammenhänge, von Heckmann (1981) im Vergleich mit den „neighborhoods" der USA herausgestellt, haben sich für die monokulturell selbstbewussten Familien bestätigen lassen. Eine religiöse Verwurzelung traf jedoch nur auf ein Drittel dieser Familien zu, d. h. nicht jede monokulturell ausgerichte Familie muss gleichzeitig fundamentalistische Neigungen haben. Des Weiteren waren nicht alle religiös orientierten Familien sunnitische Muslime, sondern gehörten auch anderen Religionsgemeinschaften an.

Der Unterschied zwischen den erfolgreichen und den nicht erfolgreichen Familien war im Wesentlichen, dass Letztere kulturtypische Ressourcen – wie die hohe Familienkohäsion, das Nutzen traditioneller Familienstrukturen mit vorfindlichen Nischen für Entwicklungsnischen, die Netzwerkorientierung – in der Migration nicht nutzten, nicht nutzen konnten oder zu Abwehrzwecken missbrauchten. Solche Ressourcen (wieder-)herzustellen, wäre die Aufgabe von therapeutischen Interventionen.

Für die Familientypologie als zentral hat sich die Stellung und Rollenerfüllung des Vaters dargestellt. Väter, die ihr Migrationsziel nicht erreicht hatten, fanden sich in der Gruppe der nicht erfolgreichen Familien stark überrepräsentiert.

Die meisten Familien unseres Untersuchungskollektivs waren als erfolgreich zu bezeichnen – allein dies widerlegt die „Defizithypothese" von Zuwanderung. Andere versuchten, die objektiven faktischen Probleme z. B. durch eine konservativ homöostatische Haltung zu lösen. In wieder anderen überstiegen die Veränderungen und Probleme die selbstkorrigierenden Fähigkeiten der Familie. Hierbei ist eine weitere wesentliche Schlussfolgerung die, dass Marginalisierung sich *nur* bei den nicht-erfolgreichen Familien fand. Dabei handelte es sich nur zum Teil um selbstgewählte Marginalisierung (monokultureller Rückzug, Suchterkrankungen mit entsprechenden Begleit- und Folgeproblemen). Zu einem großen Teil unterlagen die Familien auch gesellschaftlich erfahrener Marginalisierung durch Arbeitslosigkeit, durch unzureichende Hilfen (etwa für behinderte Kinder oder Krankheiten) infolge eines Asylbewerberstatus oder durch erlebte Ausgrenzung durch Institutionen der Majoritätsethnie.[1]

Die mangelnde Trennschärfe und vielen Überschneidungen zwischen den Typen können gegen die Anwendung der Typologie sprechen. Andererseits würde man der vorfindlichen Komplexität sonst nicht gerecht. Für den therapeutische Tätigen dient eine – anhand anderer Ethnizitäten, Biographien o. ä. erweiterbare – Typologie dazu, sich mit seinen Interventionen auf eine Familie besser einstellen zu können, Ressourcen zu entdecken, bei symptombelasteten Familien eventuell eine therapeutische Vision des Empowerment entwickeln zu können.

---

1 So endete die Abschiebung eines psychisch kranken und mit Delikten auffälligen Sohnes einer „um ein Problem herum organisierten" Familie in die Türkei mit dessen Suizid.

2 Kommentierte Fallbeispiele

Die im Folgenden kommentierten Beispiele sind für unterschiedliche Fortbildungskontexte entstanden und entstammen sowohl der beraterischen, der therapeutischen als auch der gutachterlichen Praxis. Es ist darauf hinzuweisen, dass auch in den Fallbeispielen Wissen um Spezifika verborgen ist (zum Beispiel zur Begrifflichkeit von Ehre) das im vorliegenden Band noch nicht referiert wurde.

2.1 Fallbeispiel zu Schulleistungsproblemen

Eric ist 16 Jahre alt und kam als Kontingentflüchtling mit der Mutter zum 11 Jahre älteren Bruder, der bereits 2 Jahre lang in Deutschland lebte, während der Vater in Georgien blieb. Aufgrund des guten Heimatzeugnisses in die 8. Gymnasialklasse eingeschult, galt er für kurze Zeit als still und fleißig. Er lernte schnell Deutsch, versagte jedoch in Englisch, und das Schulversagen dehnte sich auf andere Fächer aus. Eric wurde immer unkonzentrierter, entwickelte sich zum Klassenclown, störte den Unterricht und brachte die Lehrer gegen sich auf. Er war zu Gesprächen nicht bereit, und die Lehrerkonferenz beschloss trotz des Eindrucks guter Begabung den Verweis auf die Hauptschule. Der Bruder (der nicht mit Eric und der Mutter zusammenlebte und nur in „Notfällen" als Vertreter der Familie fungierte) suchte die Schulberatung auf. Im ersten, aufsuchenden Beratungsgespräch wirkte Eric offen, sympathisch, bemüht, rationalisierte das „Klassenkasper"-Dasein mit dem Wunsch nach Freunden und gelobte Besserung. Sein Verhalten änderte sich nicht, E. wechselte auf die Realschule. Dort wurde die Leistung nicht besser, und E. sorgte gemeinsam mit einem russlandstämmigen Mitschüler erneut für Unruhe und Handgreiflichkeiten. Die Mutter habe keine Autorität, gegenüber dem Bruder verstumme er und weine.

Zu einem Gespräch eingeladen, gab er sich souverän und herablassend. Das Kümmern der Lehrer in der früheren Schule hatte er kaum registriert. Für einen Vortrag (Fallpräsentation) seine Lebensgeschichte zur Verfügung zu stellen, gefiel ihm sehr. Er berichtete von ärmlichen Lebensverhältnissen in der Heimat, häufigen geschäftlichen Abwesenheiten des Vaters, von gekauften Zeugnissen, berichtete von einem kürzlichen Besuch des Vaters. Über die Mutter, von der bekannt war, dass sie während des Lebens im Container nach der Einreise depressiv war, verlor er kein Wort. Zur Schulsituation äußerte er sich bagatellisierend: Die Lehrer würden ihn nicht mögen.

Zum nächsten Treffen fast 2 Monate später, in Anwesenheit eines weiteren, männlichen Beraters, wartete E. über eine halbe Stunde im nasskalten Schneetreiben. Nunmehr berichtete er ausführlich über seine Mutter, die zu krank sei, um arbeiten zu können, und für die er alles tue. Kein Ordnungsmensch, erledige er im Haushalt mit der Mutter alles mit großer Sorgfalt. Sehr breit berichtete er jetzt, dass er von beiden Eltern her Jude sei und sich auch als Jude fühle. Er gehe hin und wieder in die Synagoge, und ein großer Teil seiner Verwandtschaft sei nach Israel gegangen. Auf die Frage, was der Hauptgrund für die Migration nach Deutschland gewesen sei, meinte er, seine Stadt sei zu voll mit „Ausländern" (Tschetschenen) gewesen. Als er jedoch nach Deutschland gekommen sei, habe er sich über die vielen Ausländer hier gewundert. Inzwischen wisse er, dass das nicht so schlimm sei, weil es den meisten Ausländern ganz gut gehe. Sollte es mit dem Leben in Deutschland nicht so klappen, werde er es mit einem anderen Land versuchen. Von Vater und Mutter sprach er mit großem Respekt. Es gehöre zu seiner Kultur, dass die Familie Vorrang vor den Wünschen der Kinder habe. Alle würden sich gegenseitig, wenn nötig, sofort helfen, anders als in Deutschland, wo man alles kaufen könne, auch Dienstleistungen. Auf die Frage, warum er beim Respekt vor den Eltern den Wunsch der Mutter nicht erfülle, sich in der Schule anzustrengen, geriet er ins Schleudern. Er meine, er sei einfach zu faul. Er wisse nicht, warum er nicht lernen wolle. Ganz ausdrücklich und wiederholt: Es liege allein an ihm, er sei selbst daran schuld. Die Berater, überzeugt von seinen intellektuellen Möglichkeiten, wiesen ihn auf die Leistungen hin, die er bereits erbringe. Er könne drei Sprachen fließend sprechen (Georgisch, Russisch, Deutsch), daneben einigermaßen Englisch, Französisch und Hebräisch. Er habe einen ausgezeichneten Überblick über sein Leben. Was seine Ziele seien? Er wolle jetzt die Realschule schaffen. „Vielleicht werde ich Müllfahrer. Oder Zahnarzt, das will mein Vater gerne." Er wolle Geld verdienen und seine Freunde in Georgien besuchen. „Das sind richtige Freunde, nicht so wie hier. Jeden Monat würde ich hinfliegen oder jede Woche."

Die Geschichte von Eric ist zu diskutieren im Sinne des Bedürfnisses nach Zugehörigkeit und der Suche nach Identität. So bezog sich E.s Motivation dazuzugehören neben den verschiedenen und brüchtigen Identifikationen der Herkunftskultur auf das neue deutsche Umfeld – in der Heimat war er als Anderer unter Ausländern geoutet und nach der Einreise mit den deutschen und den jüdischen Gepflogenheiten nicht gut vertraut. Wozu sollte er dann gleichzeitig auch noch Englisch lernen? War das sinnvoll für die Exploration der neuen Umwelt, in der er z. B. alleine die Synagoge besucht? Das pubertätstypische Bedürfnis, zu widersprechen und sich zu konturieren kann er gegenüber einer depressiven Mutter kaum realisieren, ohne das Bedürfnis nach Zugehörigkeit zu kompromittieren – umso wirkungsvoller gegenüber ratlosen deutschen Lehrern. Denen gegenüber externalisiert er die depressive Hilflosigkeit – seine eigene gegenüber der Mutter und auch die delegierte Depression der Mutter selbst – auf jungentypische Art durch oppositionelles Verhalten. Des Weiteren mag die unterschiedlich erlebte schulische Sozialisation (durchschummeln, gekaufte Zeugnisse, sich nicht anstrengen brauchen oder wollen) eine Rolle spielen. Das weniger starke Setzen auf Kollektivleistung und die geringeren Strukturvorgaben durch Lehrer mag er missverstanden haben als „ihn nicht mögen", Engagement der Lehrer für ihn war ihm auf dem Hintergrund seiner Interpretationsmuster nicht erfahrbar.

Erics unterschiedliches Auftreten gegenüber der Beraterin je nach dem Kontext ihrer Treffen wird von ihr so verstanden, dass ihm die Integration unterschiedlicher Identitäten noch nicht gelungen ist, sondern dass er Probierhaltungen abwechselt. Hinsichtlich der Identität helfen ihm die Interviewer folgerichtig, indem sie ihm rückmelden, wie er positiv auf sie wirkt – als intelligent und kosmopolitisch kompetent. Sie laden ihn ein, Mitglied dieser „Weltgemeinde" zu werden. Eric antwortet mit regressiven Wünschen: seine „richtigen" Freunde in Georgien zu besuchen, wo er sich zugehörig fühle. Die unter Migrationsbedingungen erhöhte Familienkohäsion ist durch die Abwesenheit des Vaters und den Rückzug des Bruders objektiv nicht gegeben. Auf die Anwesenheit der männlichen Identifikationsfigur als protektiven Faktor muss E. verzichten, und er hat zu wenig narzisstische Bestätigung. Eric verleiht dieser Sehnsucht mit der Macho-Haltung, einer überzeichneten Vaterbild-Karikatur, unbewusst eine Präsenz im 1. Gespräch. Als positiv identifiziert mit einem fürsorglichen Vater stellt er sich erst im 2. Gespräch dar – dort kann er sein liebevolles Kümmern um die Mutter äußern und die Ziele des Vaters mit seinen für sich selbst wahrgenommenen Möglichkeiten kontrastieren. Wir können vermuten, dass es von der Haltung, den Kontakten und der Präsenz des Bruders und Vaters abhängen wird, wohin Erics weiterer Weg gehen kann, eventuell auch davon ob die Erwägung der Beraterin, ihm einen männlichen Vater-Ersatz in der Beratung anzubieten, hilfsweise aufgeht.

(Überarbeitet aus: Schepker u. Yannidakis-Hahne 2000)

2.2 Fallbeispiel zu elektivem Mutismus im Rahmen eines Familienkonfliktes

Der sechsjährige M. ist das einzige Kind seiner aus Marokko stammenden Eltern, die sich trennten, als er vier Jahre alt war. Seither lebt er mit dem Vater und dessen Herkunftsfamilie zusammen. Kontakte zur Mutter hatte er nur sporadisch, schließlich begann er sie sogar aktiv zu verweigern, wobei er eine panische Angst vor der Annäherung der Mutter zeigte.

Beide Kindeseltern stammen aus Berberfamilien, wobei die Väter in den 70er Jahren als Arbeitsmigranten nach Westeuropa kamen und erst relativ spät ihre Kinder nachholten, oder mit Landsleuten verheirateten. Der Vater von M. kam 15-jährig nach Deutschland und erlernte die Sprache leidlich, die Mutter kam nach Eheschließung und kann weiterhin kaum deutsch. Es handelt sich um eine ursprünglich dörflich-traditionell sozialisierte Familie, die infolge der Arbeitsmigration und zumindest auf der Ebene der zweiten Generation (Kindesvater und seine Brüder) Integrationsleistungen in das Leben in Deutschland geleistet hat.

Die Ehe verlief von Beginn an schwierig. Die Kindesmutter erlebte viel Heimweh (hohe Telefonkosten) fühlte sich durch die Familie des Mannes kontrolliert und eingeengt. Der Vater beklagte ihr Desinteresse, sich in das Leben in Deutschland einfügen zu wollen. Als M. 2 Jahre alt war, konnte die Mutter wegen Visumproblemen aus einem Heimaturlaub nicht zurückreisen. Das niedrige Einkommen des Mannes erschwerte die Ausstellung eines neuen Visums, sodass die Kindesmutter eineinhalb Jahre getrennt von Kind und Mann in Marokko verblieb. Nachdem sie dann nach Deutschland erneut einreiste, verhielt sich ihr Sohn ihr gegenüber distanziert, gleichzeitig nahm die Entfremdung zwischen den Eheleuten zu und es kam 9 Monate später zur Trennung. M. wohnte weiterhin beim Vater in großfamiliärer Struktur und wurde ungefähr zeitgleich in den Kindergarten aufgenommen. Nachdem nur sporadische Mutter-Kind-Kontakte stattgefunden hatten, bot das Jugendamt ein Jahr später begleitete Umgangskontakte an. Doch schon beim ersten Kontakt reagierte M. trotz Bemühungen von beiden Kindeseltern und der Sozialarbeiterin mit großer Angst und Verweigerung. Für dieses Verhalten des Kindes machten sich nun die Eltern gegenseitig Vorhaltungen.

M. ist zum Untersuchungszeitpunkt ein sechs Jahre alter Junge, der seit Geburt in großfamiliären Bezügen aufwuchs. Die Entwicklungsparameter (Sprache, Motorik, Sauberkeit) erfüllte er altersgemäß, Erkrankungen schwerer Natur traten bisher nicht auf. Für die Versorgung des Kindes war in den ersten Lebensjahren neben der Kindesmutter auch die Großmutter vs. zuständig. M. baute enge Bindungen zu allen Mitgliedern der Großfamilie auf und wuchs sehr behütet und gut versorgt auf. Dies wurde auch seitens des Kindergartens berichtet, wo bisher eher eine Über- als Unterversorgung des Kindes konstatiert wurde. M. habe sich nur schwer von seinen Angehörigen lösen können und lasse sich bisher nur bedingt auf die Angebote des Kindergartens ein. Er verhalte sich wenig kindgerecht, zeige wenig Selbstvertrauen, kaum Neugierde und sei in sozio-emotionaler Hinsicht nicht altersgemäß entwickelt. Probleme in der deutschen Sprache täten ein Übriges, so dass er nun zusätzlicher Sprachförderung bedürfe. Bei den Untersuchungskontakten im Rahmen der Begutachtung zeigte er sich ebenfalls stark gehemmt und ängstlich abwehrend. Trotz vielfacher Kontaktangebote verweigerte er fast durchgängig die sprachliche Kommunikation, forderte vielmehr den Vater auf, für ihn zu sprechen und zu handeln.

Die eingehende Untersuchung des Kindes und seiner Interaktionen mit den relevanten Bezugspersonen ergab die Diagnose eines elektiven Mutismus auf dem Hintergrund eines unsicher-ambivalenten Bindungsverhaltens. Neben persönlicher Unreife mögen auf Seiten der Kindesmutter das Heimweh und die Unzufriedenheit mit der eigenen Position in der Großfamilie Faktoren gewesen sein, die es ihr erschwerten, ausreichend feinfühlig und entwicklungsfördernd auf ihr Kind einzugehen. Hierfür sprachen auch die Beobachtungen in den Spielsituationen. Auf der väterlichen Seite erscheint bedeutsam ein Erziehungsverhalten, das die Autonomie des Kindes wenig fördert und wenig konsistent ist. Verstärkend kommt hinzu, dass die Familie in einer relativ segregierten Form lebt, dass heißt sich einen hohen eigenethnischen Bezug im Migrationsland erhalten hat. Die Welt außerhalb der Familie wird als wenig berechenbar erlebt, gleichzeitig unterliegt der ohne die Mutter aufwachsende Junge einer größeren Verwöhnung und Schonung, wobei auch Ängste seiner Bezugspersonen vor seiner Individuation bedeutsam sind. Konzepte von früher Förderung der Kulturtechniken existieren in der Großfamilie ebenso wenig wie Erfahrungen mit Kindergartenbesuch.

Unabhängig davon, ob eine Manipulation des Kindes gegen seine Mutter vorliegt, wie es vom Jugendamt vermutet wurde, konnte das Konglomerat aus unsicher-ambivalenter Bindung und die Trennungsängstlichkeit verstärkenden inkonsistenten pädagogischen Haltungen einer kohäsiv-verstrickten Familie in der Migration sehr gut erklären, warum M., trotz Hilfestellungen durch den Vater oder durch Dritte, eine entspannte Kontaktaufnahme zur Mutter verweigerte. Den Wunsch der Mutter nach Kontakt mit ihm erlebte der Junge als Bedrohung seines aktuellen Lebensgefüges. Hierauf reagierte er mit massiver Angst.

M. bedarf professioneller Hilfe um an Selbstsicherheit zu gewinnen und sich für sein erweitertes soziales Umfeld zu öffnen. Die Eltern wurden insbesondere auf den Zusammenhang mit einer erfolgreichen Schullaufbahn in Deutschland hingewiesen. Im Rahmen eines sehr umfangreichen Beratungsgesprächs wurde mit den Kindeseltern erarbeitet, dass es sehr bald zu einer Normalisierung in der Beziehung zur Mutter kommen muss, auch um M. einen Weg aus der symbiotischen Verstrickung mit seiner erweiterten Familie zu bahnen. Anzuraten war den Beteiligten die Inanspruchnahme ambulanter Jugendhilfemaßnahmen, z. B. im Rahmen einer Erziehungsberatungsstelle. Allerdings konnten keine muttersprachlichen Berater/innen benannt werden.

2.3 Fallbeispiel zu Schullaufbahnberatung und Familienstruktur

Serdar, 21 Jahre, erscheint auf Aufforderung der Schulpflichtüberwachung – seine 15jährige Ehefrau Fatma müsse in der Schule angemeldet werden. Serdar, türkischer Herkunft und in Deutschland geboren, hat Hauptschulabschluss und eine feste Arbeitsstelle, heiratete in der Türkei auf Vermittlung der Eltern seine jetzige Frau. Sie brauche, sagt er, nicht in die Schule, weil sie verheiratet sei. Die Beraterin erklärt, der Familienstand habe nichts mit der Schule zu tun. Serdar protestiert: seine Eltern und die ganze Familie würden nicht akzeptieren, eine verheiratete Frau in der Schule zu sehen. Er könne sie nicht anmelden. Die Beraterin wendet ein, es sei unverantwortlich, seine junge Frau ohne eine Schulausbildung, vor allem ohne gute Deutschkenntnisse hier leben zu lassen. Was solle denn später aus seinen Kindern werden? Daraufhin meint er, die Eheschließung sei von der Familie hauptsächlich deshalb beschlossen worden, damit Fatma seine kranke Mutter pflege. Die Beraterin fühlt sich unwohl: Sie kann es als Frau, selbst Migrantin, kaum ertragen, dass man mit einer Geschlechtsgenossin so verfährt. Sie engagiert sich, argumentiert, ohne nur auf das Gesetz zu pochen. Je mehr sie das tut, desto unsicherer wird er, bis hin zu Tränen. Letztlich wird die Anmeldung ausgefüllt – und Serdar hinterlässt den Eindruck, in der Sache Einsicht zu haben, aber ratlos zu bleiben.

Hier besteht ein Konflikt zwischen den Vorgaben der Aufnahmegesellschaft und denen der Herkunftskultur bezüglich der Schulpflicht: 5 vs. 9 Pflichtschuljahre, unabhängig vom Personenstand. Für Serdar und seine junge Frau Fatma ist der antagonistische Widerspruch zwischen der Rollenzuschreibung in der Familie – eine gelin (türkisch für: Gekommene) zu sein, die die Schwiegermutter pflegt – und der Rollenzuschreibung der Gesellschaft – eine schulpflichtige junge Migrantin zu sein – prinzipiell nicht aufhebbar, auch nicht durch Verleugnung der gesellschaftlichen Realität. Die Schulberaterin sieht Auswirkungen auf spätere Kinder, mithin würde der Antagonismus allenfalls eine Generation weiter transportiert. Die beste Lösung für dieses Problem wird gefunden: Serdar wird überzeugt, diese Ungewissheit auf sich zu nehmen und damit die Sorge der Familie auszuhalten, Fatma könne sich in ihrem Rollenverhalten in der Familie durch den Schulbesuch verändern. Die Entscheidung zur Unterschrift hat die Integration von Serdars Identität sicherlich beflügelt: als jung Verheiratetem aus einer wahrscheinlich traditionellen Familie und als älterem Sohn fällt ihm zu, zwischen Familie und Gesellschaft, Tradition und Entwicklungsorientierung zu vermitteln. Eine voll ausgebildete Identität hat dann auch zur Voraussetzung, dass zeitliche Dimensionen und Lebensspannen kognitiv erfasst werden und auch in die Zukunft weitergedacht werden können.

Fremdbilder sind gleichzeitig die interkulturelle Falle für die Beraterin: der Impuls, Fatma vor dem einengenden Ehemann zu schützen und aus dem Gefangensein in der Familie zu befreien. Würden diese Impulse gegenüber der Familie mit missionarischem Eifer verfolgt, würde das Gegenteil des intendierten geschehen. Die Beraterin würde von der Familie auf die Seite eines polarisierten Fremd- und Feindbildes gestellt, und Fatma würde sich selbstverständlich zu einer Loyalitätsbekundung gegenüber der Familie gedrängt sehen, von der sie existentiell abhängig ist. Würde an dieser Stelle Differenzdenken zurückgestellt gegenüber dem Wissen um ähnliche kulturelle Ziele, wären mögliche Interventionen z. B.:

- Mädchen gehen in der ländlichen Türkei nicht lange zur Schule, weil viele Familien sich dies nicht leisten können. Jedoch gibt es dort sogar mehr Professorinnen als hier, wo die Schule sehr wenig kostet, und wo Krankenkassen bei Pflegebedürftigkeit Unterstützung beitragen. Möchte Serdar auf sich sitzen lassen, dass er arm oder geizig sei oder zu ungeschickt, eventuell erhältliche zusätzliche Hilfen für die Mutter zu organisieren?
- Der Koran verpflichtet jeden Menschen, ob Mann oder Frau, sich zu bilden und das Beste aus seinen Fähigkeiten zu machen. Soll Fatma der Religion nicht dienen und ein schlechtes Vorbild für Kinder sein?
- Wenn Fatma der Schwiegermutter helfen will, muss sie verstehen, was der Arzt sagt, wie die Medizin heißt oder was auf dem Beipackzettel steht. Dazu muss sie Deutsch lesen und sprechen können – denn türkischsprachige Ärzte und erst recht Beipackzettel sind sehr selten. Wo kann Fatma besser deutsch lernen als in einer deutschen Schule?

(Überarbeitet aus: Schepker u. Yannidakis-Hahne 2000)

2.4 Fallbeispiele zur positiven Diskriminierung

Ein durch Kriegsfolgen schwer neurologisch beeinträchtigtes Mädchen aus Kosova leidet an Lähmungserscheinungen und einer reaktiven depressiven Störung. Die Familie hat einen gesicherten Bleibestatus und alle sind berufstätig. Roxana erhält Krankengymnastik und Reittherapie außerhalb und seit 7 Jahren außerdem mehrfach wöchentlich Psychomotorik, diese intensive Behandlung ist in den Augen der Familie das Beste, die aufopferungsvoll alles für die Patientin an Wegen zurücklegt. Dabei wird die häufige Unpünktlichkeit der Patientin von den Therapeuten lächelnd der Herkunftskultur zugeschrieben und die übrigen Gruppenmitglieder werden bei Unmutsäußerungen zurechtgewiesen. Roxana ist über die Zeit zur am längsten behandelten Ambulanzpatientin der Klinik geworden. Die engagierten Therapeuten stellen für das mittlerweile 15-jährige Mädchen eine eigene Gruppe zusammen, da sie dem Altersdurchschnitt entwächst. Die neurologisch bedingten Paresen verbessern sich seit 5 Jahren nicht mehr. In den Psychomotorikgruppen der kinderpsychiatrischen Ambulanz wäre kein einheimisches Kind ohne Indikation i. e. S. so lange behandelt worden. Als die Beendigung der Behandlung und Überleitung zu einer ambulanten Praxis angekündigt wird, erfolgen mehrere aggressive Auftritte der Großfamilie, die darauf hinweist, dass die Krankenkasse dieses Staates doch alles bezahle und immer Überweisungen ausgestellt worden seien und dass man eigentlich nur zur Behandlung der Tochter in diesem Staat bleibe. Die früheren Therapeuten der Ambulanz hätten natürlich die Realität der Kriegstraumatisierung besser erkannt, sie seien bessere Ärzte gewesen.

Dieses Beispiel zeigt die Annahme der positiven Übertragung der Patientenfamilie durch die Behandelnden mit unbewusstem Gegenübertragungsagieren dergestalt, dass fast alle der üblichen Vorgehensweisen für diese Patientin außer Kraft gesetzt wurden. Die Behandlung einvernehmlich zu beenden, erforderte Supervision und den Einsatz qua Amt der Vorgesetzten.

Das Annehmen einer solch idealisierenden Übertragung und das Gegenübertragungsagieren dient nach Bianchi-Scheffer (1996) dazu, Wiedergutmachungstendenzen der deutschen Therapeuten unterzubringen und das kollektive Schuldgefühl zu entlasten. Einen besonderen Schonraum für Zuwanderer herzustellen, hindert jedoch an einer gleichberechtigten Auseinandersetzung mit sich und der Realität im Aufnahmeland. Praktisch handelt es sich dann um positive Diskriminierung.

Zafer, 15 Jahre, kam zur forensischen Begutachtung wegen sexueller Übergriffigkeit. Ein gut erzogener, höflicher Gesamtschüler, von den Lehrern wegen seines zurückhaltenden Wesens sehr gemocht und trotz schlechter Leistungen versetzt, er sprach im Unterricht nicht viel bzw. zunehmend weniger. Wenn man die mäßigen Deutschkenntnisse, sehr engen Wohnverhältnisse und dadurch wenig Schularbeitsmöglichkeiten und dazu die depressive, klagsame Mutter berücksichtigt, wäre das erklärbar. Jedoch: Z. hatte einen dramatischen Leistungsabfall, seine Arbeiten waren chaotisch, sexuelle Übergriffe häufig, und der Jugendgerichtshelfer konnte mit Zafer kein stringentes Gespräch führen. Dieser regte letztendlich die Begutachtung an. – Die psychiatrische Exploration durch einen Muttersprachler ergab Parathymie, Denkstörungen, ein Überflutetsein von sexuellen Halluzinationen und imperative Stimmen, die den Übergriffen jeweils vorausgingen.

Selbstverständlich sind Lehrer und auch Jugendgerichtshelfer keine Psychodiagnostiker. Dennoch hätte die starke Abnahme auch der schriftlichen Produktionen des Jungen im zeitlichen Längsschnitt auffallen können. Eine vor allem bei subjektiv gutmeinenden, fortschrittlichen und multikulturell orientierten Lehrern (aber auch anderen Berufsgruppen) anzutreffende Haltung, wie in diesem Fall bei unterdurchschnittlichen Leistungen einen „Zuwanderungsbonus" draufzurechnen, hilft Jugendlichen in der Regel nicht, zementiert eher die Empfindlichkeit für spätere Benachteiligungen bei der Arbeitsplatzsuche, die in der gegenüber Mitbewerbern vergleichbar schlechteren Ausstattung mit Kulturtechniken in diesen Fällen ihren realen Kern hat. In Zafers Fall hätte die Diagnose bei freundlichem Insistieren auf einer bemerkten Veränderung des Jungen deutlich früher gestellt werden können. *Die Lehrer hatten in positiver Diskriminierung weggeschaut und aus dieser Haltung heraus nicht bemerken können, dass Z. mindestens seit einem Jahr die Symptome einer produktiven Schizophrenie aufwies.*

2.5 Fallbeispiel einer Glaubhaftigkeitsbegutachtung zu Scham-Ehre-Konflikten und intraethnischen Lösungen

Das Strafgericht bat um eine Glaubhaftigkeitsbegutachtung einer 20jährigen, türkeistämmigen Frau, Hülya, die ihren (Ex-)Freund Ahmet, ebenfalls 20 Jahre, wegen Vergewaltigung in einem PKW angezeigt hatte.

Hülya war das 3. Kind aus einer traditionellen dörflichen, in der Migration erfolgreichen Familie, die stark segregiert lebte. Ihr Vater hatte eine bedeutende Funktion im örtlichen Moscheeverein. H. selbst war bei den Großeltern mit ihrer wenig älteren Tante aufgewachsen. Sie hatte gute Schulnoten und sich eine Ausbildung als Einzelhandelskauffrau gegen die Herkunftsfamilie erkämpft. Sie war einem älteren Cousin in der Heimat „versprochen", für den sie jedoch nichts empfand. Hülyas Tante war durch ihre Arbeit in einem medizinischen Hilfsberuf sehr gut in die deutsche Aufnahmegesellschaft integriert, ledig, wach und eine fortschrittliche „große Schwester" für H. Sie hatte letztlich H. gedrängt zur Polizei zu gehen.

Ahmet kam ebenfalls aus einer dörflichen Familie in der Türkei, die Familie war in das monoethnische Netzwerk gut integriert, biographisch war er aufgefallen durch häufige körperliche Auseinandersetzungen in der Schule, möglicherweise litt er an einem unerkannten ADHS. Er hatte die Schule abgebrochen und war arbeitslos. Sehr eifersüchtig, „beschattete" er Hülya während ihrer vor den Eltern geheim gehaltenen Beziehung. Er wollte dass Hülya mit ihm wegliefe, um die Heirat zu erzwingen (eine mögliche Praxis, s. u.), aber sie weigerte sich dieses zu tun. Dadurch dass er ständig an ihrem Arbeitsplatz auftauchte und Kunden sich bereits beschwert hatten, hatte Hülya einen Arbeitsplatz verloren.

H. gab in ihrer polizeilichen Vernehmung folgenden Tatablauf zu Protokoll: Am Vorabend hätten sie und Ahmet sich am Telefon eigentlich getrennt, da sie sich weigerte mit ihm wegzulaufen, um eine Heirat zu erzwingen. Er habe sie am nächsten Morgen „noch ein einziges Mal sprechen" wollen. Sie hätten sich wie öfter getroffen um mit dem von einem von A.s Kumpeln geliehenen Auto an einen einsamen Ort zu fahren. A. habe sie dort beschimpft, habe all ihr Geld aus der Börse genommen, habe ihre Telefonkarten aus dem Handy genommen und zerstört, habe sie gezwungen sich auszuziehen und sie zu mehrfachen Verkehr gezwungen, habe einen Penisring dabei gehabt, habe oral und Analverkehr verlangt und mit einer Polaroidkamera von ihr Nacktfotos mit gespreizten Beinen und weinend gemacht. Er habe einen Anruf per Handy entgegen genommen und sie dabei als Nutte bezeichnet. Auch habe A. gedroht ihre Kleider zu behalten und wegzufahren. Auf der Rückfahrt habe er sie mehrmals gezwungen zu sagen „Ich bin eine Hure". Er habe zuletzt so getan als wolle er sie mit dem Auto überfahren. H. war direkt danach zu ihrer Tante gegangen und hatte sich dieser anvertraut. Am nächsten morgen habe A. telefonisch eine größere Geldsumme verlangt – anderenfalls würde er die Fotos in der community veröffentlichen. Letztlich sei die Tante überzeugt gewesen dass es Hülya ans Leben gehen könne, wenn die Fotos öffentlich würden, und sie zum Gang zur Polizei gedrängt.

In der Untersuchung war H. eine gutaussehende, perfekt bilinguale junge Frau in westlichem Habitus mit der Fähigkeit zum Code-Switching, die sich sehr gut mit kulturellen Codes auskannte und sich gegenüber der Untersucherin an traditionelle Höflichkeitsregeln hielt (etwa einen Kaffee nicht ablehnte, obwohl sie keinen trank und ihn vor sich stehend kalt werden ließ). Die Glaubhaftigkeitsuntersuchung fiel nach allen Kriterien positiv aus.

Um zunächst die Frage zu klären, warum Hülya zur deutschen Polizei ging, keine Konfliktlösung in der Community wählte und ihrer Familie bis zuletzt nichts davon berichtete, müssen einige Ausführungen zum Scham-Ehre-Konzept gemacht werden (s. auch Petersen 1991, Kehl u. Pfluger 1988, Gün 2007). Dieses ist durch die Begriffe şeref, namus und saygı charakterisiert.

- Şeref bedeutet Ehre, Ansehen, das jemand genießt, Anerkennung in der community. Seref ist ein gradueller Wert, der steigen und sinken kann. Er wird durch Leistungen für die Gemeinschaft aufrechterhalten. Er kann durch Übergriffe Dritter beschädigt werden.
- Namus bezeichnet die Ehre bezogen auf den Innenraum der Familie. Für Männer bedeutet er, die Frauen der Familie vor äußerer Aggression zu schützen. Für Frauen bedeutet er das Aufrechterhalten der sexuellen Integrität. Namus kann nur verloren und nicht zurückgewonnen werden, es ist ein absoluter Wert. Namus hängt mehr von der öffentlichen Meinung ab als von realen Fakten.
- Saygı bezeichnet den Respekt und die Ehrerbietung, die sozial höhergestellten geschuldet ist. Der Begriff bezieht sich auf Höflichkeitsregeln, und wenn jemand von niedrigerem sozialen Rang gegen diese verstößt, erleidet derjenige an Reputation. Beispielsweise: Man erwähne nie sexuelle Themen gegenüber einem höhergestellten (Vater, Onkel), man rauche nie offen vor diesem etc.

Öffentliche Reaktionen und Abläufe der Konfliktklärung:

- Ein Verhalten der „Unehrenhaftigkeit" muss demnach öffentlich bekannt sein, um als solches zu gelten.
- Erst wenn die öffentliche Meinung ein Verhalten als unehrenhaft eingestuft hat, wird eine öffentlichkeitswirksame Reaktion vom Haushaltsvorstand erwartet, in der Regel ist dies der Vater oder das in der Familie lebende älteste männliche Familienmitglied.
- Wenn ein Ereignis als unehrenhaft definiert wurde, werden zunächst friedliche Wege der Klärung gesucht (z. B. Trennung von einer untreuen Ehefrau bzw. deren Verstoßen, Verheiratung eines Mädchens, das seine Jungfräulichkeit verloren hat oder ihren Ruf anderweitig beschädigt hat).

- Falls keine akzeptierten Lösungen gefunden werden, kann Tod der einzige Ausweg sein, um jemandes Ehre wiederherzustellen.
- Die einzige Ehrbeschädigung, die unabweisbar nur durch eine Tötung beantwortet werden kann, ist der Verlust eines Familienmitgliedes durch Mord.

Auf diesem Hintergrund und darüber hinaus auch auf dem Hintergrund der zwischen H. und A. bis zum Tag vor den Ereignissen für H. subjektiv bestehenden „eheähnlichen Beziehung" ist die Bewertung der Tatvorwürfe gegen Ahmet sehr unterschiedlich zu sehen. Im Folgenden wird die Sichtweise der deutschen Kultur und der deutschen Gerichtsbarkeit (ſ-D) mit der kulturtypischen Sichtweise und Hülyas in der Begutachtung geäußerten Bewertung (TR-H.) gegenübergestellt:

Geld wegnehmen: ſ-D: Diebstahl, auch in einer Ehe mit Gütertrennung; H: er nahm oft Geld, wenn ich welches hatte, wir waren ja zusammen. Ich wollte, dass er zufrieden ist und habe ihm immer alles gegeben was ich konnte.

Sexualpraktiken: ſ-D: auch der Beziehung oder Ehe ist sexuelle Nötigung und Vergewaltigung gesetzeswidrig. Die eingesetzten Praktiken (wie Oral- und Analverkehr) sind in einigen Staaten in den USA, nicht in Deutschland unter Strafe gestellt. TR-H: In der Beziehung ist alles verhandelbar, „ich habe ihn geliebt, es gab keine Tabus".

Bezeichnung und erzwungene Selbstbezeichnung als Hure: ſ-D: im Alltag eine Beleidigung, deren Bedeutung und Schweregrad sinkt; in Beziehungen eventuell Teil eines die sexuelle Erregung fördernden „Spiels"; TR-H: immer stark entehrend, oft Anlass für körperliche Auseinandersetzungen unter Jungen, wenn Schwester oder Mutter als Hure bezeichnet werden; H: „Verstand gar nichts mehr – er wusste doch dass ich nur mit ihm zusammen war."

Drohung sie nackt zurückzulassen – sie nackt nach Hause gehen lassen: ſ-D: Beschämend, Erregung öffentlichen Ärgernisses, aber auch: provozierende Mutprobe („Flitzer"); H: „Das wäre mein sozialer Tod gewesen – die äußerste Entehrung meiner Familie".

Nacktfotos machen: ſ-D: angesichts einer pornografischen „Industrie" gibt es legale und illegale Aspekte; kein Tabu in vertrauensvoller Beziehung; TR-H: für strenggläubige Muslime existiert die Reminiszenz des Tabus bildlicher und fotografischer Darstellungen; Aktfotos sind sehr ungewöhnlich und entehrend, pornografische extrem entehrend.

Drohung die Fotos zu veröffentlichen oder Geld: ſ-D: Verletzung der Intimsphäre der Abgelichteten, Vergehen wenn nicht im Einverständnis, beschämend; Erpressung ist strafbar, Geldverlust infolge Erpresserzahlungen subjektiv problematisch; Tr-H: absolute Entehrung, für sich selbst und für Vater und ältere Brüder, „ich hätte mein ganzes Geld und alles gegeben, um die Bilder zu zerstören, schlimm ist schon wenn bekannt ist, dass diese Bilder auch nur existierten".

Drohung sie zu überfahren: ſ-D: Mord ist das schlimmste Verbrechen, Versuch und Drohung sind strafbar; TR-H: Mord und Versuch schlimmste Verbrechen, ein Mordversuch muss geahndet werden; H: „Ich hatte solche Angst weil er so wütend auf mich war."

Anzeige bei der Polizei: ſ-D: Selbstjustiz ist verboten, staatliche Autoritäten sind zu benachrichtigen, auch um die Allgemeinheit zu schützen; Opfer von Gewalt mit bleibenden Schäden oder Störungen erhalten eine staatliche Kompensation; TR-H: Unüblich, in solchen Fällen Hilfe beim Justizsystem der Aufnahmegesellschaft zu suchen (außer bei Verbrechen); bedeutsam ist, Schaden von der Familie wegzuhalten, H.: „Ich liebte A. und wollte ihm nichts Schlechtes, ich liebe meinen Vater und meine Brüder und wollte nicht, dass sie unter Druck kommen, etwas tun zu müssen."

Hülyas Motive können abschließend folgendermaßen bewertet werden: das einzige Motive zur Polizei zu gehen war Ahmets Drohung die Fotos zu veröffentlichen. Es hätte H.s Gefühle nicht weiter verletzt, wenn A., diese für sich behalten hätte. Vergewaltigt worden zu sein schadete nur ihrer eigenen Ehre, und durch Veröffentlichung wurde die Ehrverletzung gravierender. Ein Öffentlichwerden der Fotos würde ihren Vater und evtl. ihre Brüder ultimativ zum Handeln zwingen.

Zum weiteren Verständnis ist eine dritte Perspektive erforderlich: Ahmets Motive. Am Tag zuvor hatte Ahmet herausgefunden, dass Hülya einen neuen Arbeitsplatz gefunden hatte, und dass sie diesen vor ihm geheim gehalten hatte. Er hatte unter Jugendlichen gehört, dass ein gewisser Sert damit angab, er habe H. defloriert. Er hatte daher am Vortag Sert „gestellt" und ihn „dringend" (wohl auch nötigend) gebeten, ihm die Wahrheit zu sagen. Er hatte große Angst nun von seinen Kumpeln als „Weichei" angesehen zu werden.

Im Folgenden wird die Sichtweise der Aufnahmekultur und des deutschen Gerichts mit den in den Vernehmungen und der Verhandlung geäußerten Ansichten von Ahmet gegenübergestellt.

Hülya auf der Arbeit nachstellen: ſ-D: Stalking und strafbar, wenn nötigend, aufdringlich und unerwünscht; Tr-A: „Ich musste ihr und allen zeigen, dass sie einen Sahib (Beschützer und Meister) hat."

Hülya hatte vielleicht bereits vor A. eine sexuelle Beziehung: ſ-D: der Anspruch auf „Brautgeld" für eine Entjungferung nach Verlobung, aber ohne später vollzogene Ehe, wurde als gesetzliche Regelung des Reichsgerichtsgesetzes in den 6oer Jahren gesetzlich abgeschafft. Ihre Angelegenheit, moralisch hätte das Paar sich über AIDS-Gefahren und entsprechende Tests/Verhütung verständigen sollen; TR-A: „Nur ein richtiger Mann ist sexuell stark genug, eine Jungfrau zu penetrieren." A. hatte Angst, von seinen peers verhöhnt zu werden, fühlte sich in seiner Ehre als Mann gekränkt.

H. hatte sich geweigert, mit A. wegzulaufen: ſ-D: Entführung und Vergewaltigung sind Verbrechen, die auch durch das Motiv eine Ehe zu erzwingen nicht gerechtfertigt sind, A. kann H. dazu nicht zwingen. H. hätte es vor internationalem Recht nicht nötig wegzulaufen, da Heirat als freiwillige ein Menschenrecht für Erwachsene ist. TR-A: Für H.s Vater wäre auch eine erzwungene Heirat ein Gesichtsverlust. „Ihr Vater hätte nachgeben müssen, um nicht sein Gesicht in der Öffentlichkeit zu verlieren".

H. hatte am Vorabend eine Trennung von A. akzeptiert: ſ-D: H. kann sich trennen, wann immer sie will. TR-A: „Wenn sie einer Trennung zustimmt, aber ja keine Jungfrau mehr ist, ist ihr das alles egal und sie macht es vielleicht öfter. Sie hat gelogen und Sert nicht."

A. erzählt einem Freund am Handy, dass er „gerade mit einer Nutte rummacht": ſ-D: Vergewaltigung von Prostituierten ist auch strafbar. Für „Extras" wie die hier eingesetzten muss eigens bezahlt werden. TR-A: „Eine Hure hat Namus und ihre Rechte verloren, sie muss jedem dienen und alle Wünsche erfüllen." (Fraglich allerdings, ob A. hier Recht hat).

H. hat A. angezeigt: ſ-D: Eine Anzeige ist sinnvoll, um Vergehen zu sühnen und Schaden von anderen abzuwenden. TR-A: Sie war sauer, weil er sich von ihr getrennt hat. A: „Sie beschuldigt mich, weil sie denkt, dass sie dadurch ihre Ehre wiederherstellen kann" (sehr fraglich ob das. hier im Sinne des Systems zutreffen kann).

Intra-ethnische Lösungen:
- Hülya erhielt zahlreiche Besuche am Arbeitsplatz durch das weibliche Netzwerk (Verwandte, Nachbarinnen) von Ahmets Mutter mit dem Vorschlag doch zu heiraten, es würden auch die Hochzeitsfeierlichkeiten und die Hochzeitsreise bezahlt etc.
- Ahmet schreib einen (herausgeschmuggelten) Brief aus dem Gefängnis, dass er sie nach wie vor liebe und sie heiraten wolle, und dass sie nicht glaubhaft sei, weil ihre verletzten Gefühle ihre Wahrnehmung verzerrt hätten.
- Eine Heirat mit Ahmet hätte vor Gericht alle Vorwürfe entkräftet und hätte auch Hülyas Entehrung „geheilt".

In ethnischen communities in Deutschland kommen Entführungen und Vergewaltigungen vor, denen eine erzwungene Heirat folgt. Aus Scham machen die Mädchen keine Anzeige und stimmen einer Heirat zu. Zwangsheiraten geschehen weltweit. Sie gelten als illegal und sind nach der UN-Menschenrechtskonvention ungültig.

Die in der Realität beschrittene intraethnische Lösung: Hülya heiratete den Vetter, dem sie versprochen war, bevor die Gerichtsverhandlung stattfand. Die Ehe war noch nicht aktiv aufgrund von Passformalitäten, die die Einreise des Ehemannes verhinderten, aber gut genug, um die Ehre der Familie in der community wiederherzustellen. Nach ihrer Heirat nahm die Kontrolle der jungen Frau durch ihre Familie stark zu.

Bis zur Verhandlung gaben Hülya und ihre Familie vor, dass ihr Vater von nichts etwas wusste. Das schützte ihn vor Handlungsdruck in die eine oder andere Richtung. Kein männliches Familienmitglied begleitete H. zur Gerichtsverhandlung, sie kam mit ihrer Tante.

Die in der Realität beschrittene Lösung der Mehrheitsgesellschaft sah folgendermaßen aus: Ahmets Verhandlung fand statt. Hülyas Glaubhaftigkeit wurde vom Gericht bestätigt. Während der Verhandlung musste die Sachverständige ihre Unparteilichkeit aufgeben und Hülya beistehen, die ein Spießrutenlaufen durch die Zuhörer ertragen musste (Ahmets Netzwerke). Alternative Lösungen wurden H. angeboten, die für sie aber inakzeptabel waren. Ein Frauenhaus war für sie undenkbar, obwohl ihr mehrfach von verschiedenen Seiten angeboten – sie liebte ihre Familie und wollte diese nicht noch mehr entehren. Ahmet wurde zu 3 Jahren Haft verurteilt. Er erklärte sich weiterhin für unschuldig – und wird dies wohl für den Rest seines Lebens tun.

2.6 Fallbeispiel eines zusammengebrochenen, desorganisierten Familiensystems in der Migration mit Gefährdung einer gesunden Entwicklung der Kinder

Das Familiengericht bat um Begutachtung einer möglichen Gefährdung des Kindeswohls der Brüder K. und Y. Sie sind die beiden jüngeren von fünf Söhnen einer kurdischen Familie, die aus dem Nordirak stammt. Die Eltern wuchsen in traditionell-bäuerlichen Verhältnissen auf, besuchten kaum eine Schule und heirateten auf Anweisung ihrer Herkunftsfamilien als Brauttauschgeschäft. Das Familienleben war von Beginn an geprägt von Flucht, Verfolgung, zeitweise Trennungen der Familienmitglieder voneinander und schließlich dem Leben in einer für die Kindeseltern fremdsprachigen und kulturell sehr verschiedenen Gesellschaft. Der Kindesvater war zeitweise inhaftiert und gefoltert worden, die Kindesmutter zunächst allein nach Deutschland geflüchtet, wo ihrem Asylantrag stattgegeben wurde, sodass sie Mann und Kinder nachholen konnte. Bei ihr handelt es sich um eine recht expansive Persönlichkeit, von der heftig ausagierende Ausnahmezustände berichtet werden, so habe sie bei einer auf die Familie bezogenen Besprechung des Jugendamtes mit Stühlen und dem Kopf gegen die Wand geschlagen, habe sich auf dem Boden gewälzt und lange geschrien. In den vergangenen 16 Jahren lernte die Kindesmutter erst wenig Deutsch, besucht allerdings aktuell erfolgreich einen Kurs. Der Kindesvater spricht weiterhin kein Deutsch, die Kurse hätten ihn überfordert. Aus diesem Grund findet er auch keine Arbeitsstelle. Die Außenkontakte der Familie werden somit über die Kindesmutter gestaltet, die sich jedoch mehr Unterstützung durch ihren Mann wünscht.

Die Arbeitsteilung in der Familie ist traditionell organisiert. Sie kümmert sich um den Haushalt, während der Kindesvater die beiden jüngeren Kinder K. und Y. zur Schule oder in den Kindergarten bringt.

Der mittlere Sohn Z., inzwischen 15 Jahre alt, zeigte massive Verhaltensauffälligkeiten in der Schule, sodass das Jugendamt intervenierte. Inzwischen lebt er in einer Jugendhilfeeinrichtung. Der Kontakt zur Mutter ist abgebrochen, manchmal besucht der Vater ihn, was dann regelmäßig zu häuslichen Konflikten führt. Der älteste Sohn N., 18 Jahre alt, zog mit Hilfe des Jugendamtes in ein Apartment. Der 17 jährige Sohn A. lebt zwar noch im Elternhaus, zog sich aus dem Familienleben aber weitgehend zurück und lebt außenorientiert.

Der Eindruck der Familienhelfer von den Kindeseltern sei anfangs positiv gewesen, doch sei der Jugendhilfe zunehmend aufgefallen, dass die Kindeseltern wenig Gespür und Empfinden für die Bedürfnisse ihrer Kinder gehabt hätten. Die Familie habe isoliert gelebt, die Wohnsituation sei beengt gewesen, Konflikte in der Ehe hätten den Verdacht auf innerfamiliäre Gewalt genährt.

Nach dem Auszug der Söhne besserte sich nach Angaben der Kindeseltern das familiäre Klima. Von den Familienhelfern wurden die Kindeseltern allerdings immer noch als wenig erziehungskompetent und wenig selbstständig in der Regelung ihres Alltags wahrgenommen. Die Zusammenarbeit gestaltete sich auch deswegen schwierig, da die Kindeseltern, insbesondere die Kindesmutter, die Familienhilfe als einmischend und kontrollierend, ferner als bedrohlich empfanden. Versorgungswünsche gepaart mit Misstrauen hinsichtlich der Tätigkeit der Familienhelfer erschwerte die familienpädagogische Arbeit, die darauf abzielte, die Ressourcen in der Familie zu stärken und diese unabhängig von staatlichen und kommunalen Hilfen zu machen. Der Widerspruch zwischen aktivierender Sozialarbeit und passiver Versorgungshaltung führte schließlich dazu, dass die Familienhilfe sich weniger als sozialpädagogisch tätig und zunehmend mehr als Kontrollorgan des Jugendamtes definierte, mit der unweigerlichen Konsequenz, dass die Familie sich noch stärker von den Mitarbeitern der Familienhilfe abwandte. Je mehr Vorschläge und Hilfsangebote von den Familienhelfern gemacht wurden, umso mehr blockte die Familie ab, die Kindesmutter ganz offen, der Kindesvater verdeckt.

Scheinbar bedeutet der Eintritt eines Kindes in die Pubertät jeweils eine große Herausforderung für das Familiensystem, was bisher entgegen dem traditionellen Wertesystem jedes Mal mit einer Abkehr des Kindes von den Eltern beantwortet wurde. Grund mag hierfür sein, dass die Kindeseltern einerseits objektiv mit faktischen Problemen (mangelnde Integration in die Aufnahmegesellschaft, keine Deutschkenntnisse, keine Zugriffsmöglichkeiten auf eigenethnische Netzwerke, prekäre Lebenssituation, psychische Störungen bei beiden Kindeseltern) belastet sind, andererseits aufgrund der eigenen Persönlichkeitsstruktur auch ihrer traditionellen Rolle nicht gerecht werden. Die Familie wirkt insgesamt ziellos, fatalistisch und chaotisch. Der Vater füllt seine Rolle als verantwortungsvoll für die Familie Sorgender nicht mehr aus. Die Mutter ist überfordert und wirkt hilflos. Die Kinder finden in den Eltern keine positiven Identifikationsfiguren, ein normatives Referenzsystem wird unabhängig vom Kulturhintergrund nicht gelebt. In diesem Sinne ist von einer desintegrierten Familie zu sprechen.

K., 11 Jahre alt, ist ein sehr ernster Junge, der über ausreichend gute kognitive Ressourcen verfügt und viel Verantwortung in der Außenvertretung der Eltern übernimmt. Die eigene Bedürftigkeit wehrt er verleugnend ab. Die Verbundenheit mit den Eltern, die Hilflosigkeit angesichts der Wutausbrüche der Mutter oder der elterlichen Konflikte, eine Überforderung durch die Übernahme der Außenvertretungsfunktion im Kontakt der Familie mit deutschen Institutionen und sicherlich auch die Angst der gesamten Familie vor einem Eingriff des Jugendamtes, die er teilt, führen unweigerlich zu einer hohen emotionalen Belastung, die sich phasenweise durch aggressives Verhalten in der Schule zeigt. Die Belastung ihres Sohnes wird von den Eltern nicht gesehen.

Auch Y., 5 Jahre, ist in einer für seine weitere sozio-emotionale Entwicklung schwierigen Position. Als jüngstes Kind in einer Prinzenrolle, ist er eine Projektionsfläche für die mütterlichen Wünsche nach emotionaler Erfüllung. Eine für die deutsche Kultur und Gesellschaft altersgemäße allmähliche Loslösung aus einer sehr engen Mutterbindung durch den Besuch eines Kindergartens gelang in Ansätzen nur nach großen Anlaufschwierigkeiten. Trennungsängste sind beschrieben, die auch weiterhin – zumindest auf Seiten der Mutter – nicht überwunden sind.

Wie dargestellt ist eine familienpädagogische Arbeit aufgrund der depressiven Struktur der gesamten Familie sehr erschwert. Den Kindeseltern mangelt es an einer Vorstellung, wie funktionale Alternativen zu ihrem jetzigen Erziehungsverhalten aussehen könnten. Wird ihnen so etwas vorgetragen, z. B.

von der SPFH, erleben sie es gleich als Gefährdung des familiären Zusammenhalts, eventuell auch als Gefährdung der eigenen, mühsam aufrechterhaltenen psychischen Stabilität. So ist zum Beispiel das Ziel einer Stärkung der Kindesmutter durch Deutschkurse und gegebenenfalls durch eine Arbeitsstelle, damit einhergehend ihre bessere soziale Integration, unweigerlich mit einer Depotenzierung des Kindesvaters verbunden. Dieser versucht sich auf die Rolle eines chronisch psychosomatisch Erkrankten zurückzuziehen, wobei seine Frau der Meinung ist, dass ihm eigentlich nichts fehle, sie ihm somit auch diese kulturell denkbare Nische des Pflegebedürftigen nicht lässt. Seiner Machtlosigkeit in der Familie (auch seiner depressiven Grundstruktur) entsprechend kümmert der Kindesvater sich wenig um die Erziehung der Kinder, vielmehr unterläuft er noch die Versuche seiner Frau. Damit bindet er sie wieder stärker in den Familienalltag ein.

Veränderungsprozesse in der Familie, die ja unweigerlich durch die abzuverlangende Adaptationsleistung in der Migration und durch das zunehmende Alter der Kinder erforderlich sind, werden somit behindert. Eine Überwindung dieser chaotisch-verstrickten, somit dysfunktionalen Familienstruktur scheint nur möglich zu sein durch Ausbruch (Z., N.) oder durch Rückzug (A.). So sind auch u. a. die mit der Vorpubertät zunehmenden Probleme der Kinder dieser Familie zu erklären. Ähnliche Fluchtwege sind für die beiden jüngeren Kinder jedoch erschwert. Als die zurückgelassenen Brüder sind sie umso mehr verantwortlich für die psychische Stabilisierung ihrer Eltern. Die parentifizierte Position von K. stellt dabei ebenso eine emotionale Überforderung dar, wie die symbiotische Beziehungsgestaltung der Mutter zum jüngsten Sohn Y. Ein Versuch nun, diese beiden Kinder aus der Verstrickung mit den Eltern zu lösen, z. B. durch eine Erziehungsbeistandschaft oder eine Unterbringung in einer Tagesgruppe, dürfte als einzige weitere Maßnahme dazu führen, dass nicht nur die Kindeseltern, sondern alle Familienmitglieder abwehrend reagieren. Die geringe Motivation der Familie zur Zusammenarbeit mit der (gutmeinenden) Familienhilfe ist hierfür symptomatisch. Die Helfer, die eigentlich für die Familie kämpfen, tun dies, ohne die Familie wirklich berühren zu können. Zu stark ist die Abwehr. So kommt es letztendlich zu halbherzigen Konstrukten, wie eine sozialpädagogische Familienhilfe ohne konzeptionelle Arbeit mit den Eltern.

Letztlich wird im Falle einer deutlicher werdenden Symptomatik der jüngeren Kinder eine außerfamiliäre Unterbringung nicht abzuwenden sein. Schritte der möglichen Stützung der Familie, des schrittweisen Vertrauensgewinns der Kinder und der einzelnen Elternpersönlichkeiten wurden im Kontext der Verhandlung erörtert.

VIII

Schlussbemerkungen

Entsprechend der Feststellung von Erdheim (1996) zu Fremdheitsrepräsentanzen lässt uns „Fremdes" nie unbeteiligt und kalt. Sollte dieser Band Widerspruch und Nachdenken auslösen, ist dieses sehr im Sinne der Weiterentwicklung unseres Fachgebietes im Umgang mit Migranten. Nicht intendiert ist eine fundamentale Verunsicherung und gar Distanzierung von Patientenkontakten. Theoretische und praktische Schlussfolgerungen, die sich in Beschäftigung mit dem Material aufdrängen, mögen im Folgenden dazu dienen, einen begrifflichen Rahmen zu erstellen, der den Umgang mit „fremden" Patienten strukturieren hilft.

Eine sehr klare Positionierung möchten wir zur Beziehung von Migration und psychischer Krankheit einnehmen. Bis auf die nachgewiesene **Pathogenität von Diskriminierungserleben** – ob regressiv als selbstwertmindernd verarbeitet, im Extremfall als psychotische Symptomatik, oder ob proaktiv als subjektive Rechtfertigung expansiv-dissozialen Verhaltens – wirkt Migration als solche nicht pathogen. Eher ist sie als ein „Entwicklungsanreiz" zu sehen ähnlich wie Pubertät und Adoleszenz. Migration als Ursache von Statusverlust und Unterschichtung wiederum exponiert die Migranten und ihre Kinder ebenso den mit der Unterschichtszugehörigkeit verbundenen erhöhten Risiken wie einheimische Unterschichtkinder. Nicht zu verwundern ist in diesem Zusammenhang die negative Prognose, die mit Marginalisierung einhergeht, die sich subjektiv als kulturelle Wurzellosigkeit äußert, als eine Art Selbstdiskriminierung und Aufgabe von Orientierungen.

Vielmehr zu beachten ist die Wirkung von Migration als „Streuungslinse" im Sinne einer **Diversifizierung**. Damit ist der Zuwachs an Möglichkeiten in der Migration gemeint, und als positives outcome sind die sehr kreativen Lösungen einzelner Jugendlicher in Hinsicht auf Lebensplanung, Identität und dem Pendeln zwischen solchen zu bewerten. Sowohl die von uns erarbeitete Familientypologie als auch die Identitätsformen Jugendlicher sind vielfältiger als die von einheimischen. Migration bietet die Chance, diese neuen Möglichkeiten mit den bisher erlernten auf eine je individuell einmalige Weise zu integrieren – oder auch, und dieses ist vielleicht der Fall bei nicht-integrierbaren Traumatisierungen und Kriegserlebnissen im Herkunftsland, zugunsten einer biographischen Neuformulierung im positiven Sinne „alte Inhalte" abzuspalten. Andererseits kann in der Migration eine bereits wenig belastbare Primärpersönlichkeit schneller dekompensieren als dies ohne Migration der Fall gewesen wäre, und primär labile Familiensysteme können mehr bedroht sein als sich dieses unter Verbleib in haltenden Strukturen der Herkunftskontexte dargestellt hätte. Dabei ist wahrzunehmen, dass die „bikulturelle Identität" – ein vor allem von Intellektuellen und gut gebildeten Mittelschichtsangehörigen beschrittener Königsweg, wie insbesondere den muttersprachlichen Therapeuten mit ihrer notwendigen Fähigkeit zur Integration auch von Widersprüchen, nicht jedem Zuwanderer zugänglich ist. Auch ein Leben in Separation und Segregation kann eine sinnvolle und mit psychischer Gesundheit vereinbare Strategie darstellen, sich in der Aufnahmegesellschaft zu verorten. Eine „multikulturelle Gesellschaft" im wahren Sinne meint, sich mit ständig neuen Zuwanderern und ständig neuen historisch-individuellen Erfahrungsgründen auseinandersetzen zu müssen und Diversität auch im Sinne Sicherheit gebender Lebenskontexte im Status der Separation als Konstante der Gesellschaft zu akzeptieren. Assimilation aller Zuwanderer im Sinne einer Adaption an die „deutsche Leitkultur" dürfte eine aus entwicklungspsychologischer und psychiatrischer Sicht falsche, unrealistische Vision aus der Perspektive der Majoritätsethnie bleiben. Hinsichtlich der Identitätsentwicklung in der Adoleszenz ist die Vielfalt möglicher Identitätsformen und deren Unterschiedlichkeit in den verschiedenen Lebensräumen innerhalb und außerhalb der Familie beeindruckend, wobei das Wechseln zwischen ihnen nicht notwendig von „Identitätsdiffusion" bedroht ist und ein „Ende der Adoleszenz" im Sinne der Integration neuer Lernerfahrungen und Adaption neuer Rollen auch bei Einheimischen laut Erdheim (1995) in einer globalisierten Welt nur im innerfamiliären Raum mit der Übernahme der Elternfunktion erreicht wird.

In der Debatte um die Auswirkungen der Migration auf die seelische Befindlichkeit haben sich aus heutiger Sicht das Migrations-Stress-Paradigma, das Kulturdifferenz-Paradigma und das Modernitäts-Paradigma als zu einseitig erwiesen. Zu betonen ist demgegenüber der große Einfluss, den die soziale Lage und die aktuelle Lebenswirklichkeit auf die psychische Befindlichkeit haben und die Gefahr einer „Kulturalisierung" solcher Fakten durch eine Fokussierung auf den Zuwanderungsstatus.

Dabei stützen unsere Ergebnisse im Rahmen von Risikomodellen für die psychische Gesundheit nachhaltig einen **lebensweltorientierten Ansatz**. Der deutliche Zuwachs an Gefährdung in Hinsicht auf psychiatrische Symptombildung durch soziale Benachteiligung kann als vielfach belegt gelten. Nach den Ergebnissen unserer Essener Feldstudie zeigten die bekannten familiendynamischen Risiken und psychischen Risiken der Eltern zwar statistisch die stärkste Diskriminanzwirkung für Störungen der Kinder. Jedoch erwiesen sich Kriterien wie der ökonomische Erfolg mit Erreichen des Migrationsziels, die faktischen Ressourcen und soziale Eingebundenheit, die subjektive Zufriedenheit der Familien und existierende Netzwerke ebenfalls als sehr bedeutsam hinsichtlich des Vorhandenseins von Auffälligkeiten bei Kindern. Eine Ressourcenstärkung im sozialen Bereich wird daher wichtiges Ziel von therapeutischen Interventionen sein müssen. Kinder- und Jugendpsychiatrie mit Familien in der Migration wird damit in ihren ätiologischen Modellen und im therapeutischen Vorgehen in wesentlichen Teilen zur Sozialpsychiatrie. Hier muss fast jeder Versuch, familiäre Probleme mit Psychotherapie zu lösen, ohne gleichzeitige Sozialarbeit schnell an Grenzen stoßen, und die soziale Anamnese ist von besonders hoher Bedeutung für die Therapieplanung. Diesbezüglich war nach den Ergebnissen der Essener Arztbriefanalyse die Aufmerksamkeit der Therapeuten deutlich verbesserungswürdig.

Universalistische Modelle von Entwicklung sind nach allem bisherigen Erkenntnisstand zugunsten einer **Betrachtung der je individuell-biographischen Entwicklung** zu verlassen. Entwicklungsschritte von Kindern sind stark förderungsabhängig, wozu sowohl unbewusste Haltungen der Eltern in Bezug auf unterstützenswerte Fähigkeiten und Fertigkeiten beitragen als auch vorhandenes Material im Sinne vergegenständlichter gesellschaftlicher Erfahrung. Zuwanderern steht solches Material nicht unmittelbar zur Verfügung. Daher sind Hausbesuche bei Zuwandererfamilien eine wünschenswerte Ergänzung der Anamneseerhebung zur Einschätzung der Förderumgebung. Durch eine detaillierte Beobachtung des Spielverhaltens ist dieses kaum zu ersetzen, da in der Umgebung des Therapeuten kulturimmanente, spezifische Fertigkeiten wenig gezeigt werden können. Daraus resultieren sollte ein waches Bewusstsein dafür, dass wir uns mit der deutschen Entwicklungspsychologie den Rahmen einer „Eingeborenenpsychologie" für autochthone Kinder gegeben haben. Dieser Rahmen ist nur mit Vorsicht auf alle Kinder der Welt zu übertragen – so wie er ebenfalls nur mit Vorsicht auf alle Sozialschichten zu übertragen ist. Die Anamneseerhebung und gleichermaßen auch die Normierung von standardisierten Diagnostikverfahren ist auch bei einheimischen Patienten hinsichtlich der Sozialschichtzugehörigkeit verbesserungsfähig.

Die existierende Familientheorie bedarf einiger spezifischer Ergänzungen. So sind wir im Zuge der Auswertungen der CRS in unserer Essener Feldstudie den Schritt gegangen, eine im Vergleich zu den westlichen Normen **erhöhte Familienkohäsion und erhöhte Rigidität** als „migrationsadäquat" zu bezeichnen. Dazu existierende Befunde aus der Türkei ließen sich hier reproduzieren. Auch war keine Entwicklung hin zu westlichen Normen festzustellen – in Familien mit Müttern der 2. Generation waren lediglich weniger familienstrukturelle Extremtypen und „migrationsinadäquate" Strukturen im Sinne von Loslösung und chaotischer Struktur festzustellen. Damit bestätigt hat sich eine „Kultur der Bezogenheit" in türkeistämmigen Familien, die eine kollektivistische Orientierung neben westlich-individualistische Haltungen in der Familie stellt und die unter Migrationsbedingungen positiv erhalten bleibt. Aus unserer Sicht ist die kollektivistische Grundorientierung auf nahezu alle Familien mit ländlicher Sozialisation und auch auf asiatische Familien übertragbar. Zu wenig in der Familientheorie berücksichtigt ist das gleichzeitige Vorhandensein und Nutzen von Entwicklungsnischen in den familiären Subsystemen für Adoleszente, das nicht mit „Doppelbödigkeit" bewertet werden darf. Hinsichtlich der erfassten Problembewältigungsstrategien wird therapeutisch dem hier konstatierten Vorherrschen pragmatisch lösungsorientierter Ansätze vor kausalanalytischem Denken eine Vorrangstellung zukommen.

Die Adoleszenztheorie benötigt nicht zuletzt eine **Abkehr vom Prinzip der „adoleszenten Loslösung"** als einem der adoleszenten Entwicklungsziele bei Jugendlichen in Migrantenfamilien. Eine Fähigkeit, sich an normgeleitet und damit auch gesetzeskonform im persönlichen Handeln in der Aufnahmegesellschaft verhalten zu können, muss nicht gleichzeitig mit finanzieller, Wohn- und beruflicher Verselbständigung einher gehen. Selbst für einheimische Adoleszente wird dieser Entwicklungsschritt vor dem Alter von 24 Jahren in unserer Sozialgesetzgebung nicht mehr normativ unterstellt, wenn sie arbeitslos und Hartz-IV-Empfänger sind. Eine Bedeutung hat dieses z. B. für die Begrifflichkeiten zur Abgrenzung von „Jugendlichen" und „Heranwachsenden" im Bereich der Jugendforensik zur Bestimmung des § 105 JGG (Schepker u. Toker 2007). Wie bereits Karakaşoğlu-Aydin (1997) feststellte, stellen sich für Jugendliche in der Migration einige Entwicklungsaufgaben früher und anders (z. B. Außenvertretung der Familie gegenüber der Majoritätsethnie und Vermitteln zwischen verschiedenen kommunikativen Codes), andere später und wiederum anders (z. B. Heirat unter Erhalt der Primärfamilie). Je nach dem individuellen Kontext, dem Entwicklungsalter und der Identitätsform können sich allerdings daraus auch relative Überforderungen oder neue Konflikte ergeben, wie in den Fallbeispielen plastisch nachvollziehbar ist. Die theoretische Revision einer bisher weithin angenommenen systematischen Abfolge von Entwicklungsschritten und vor allem deren Ungleichzeitigkeit im Rahmen nichtpathologischer Entwicklungsverläufe steht im Rahmen der Adoleszenztheorie noch aus.

Die resultierenden Anforderungen für die **Praxis im institutionellen und informellen Bereich** sind vielfältig. Unmittelbar umsetzbar ist die Erkenntnis, dass durch muttersprachliche Angebote Inanspruchnahmebarrieren abgebaut werden können, die diagnostische Sicherheit erhöht wird und dann kaum noch relevante Unterschiede im Therapieverlauf mehr nachzuvollziehen sind. Für jede Praxis und Institution bieten Ärzte und Therapeuten mit eigenem Migrationshintergrund den Wettbewerbsvorteil eines besseren Patientenzugangs für Patienten der eigenen Ethnie, mit Wahrscheinlichkeit auch für Patienten anderer Zuwanderungsethnien. Für Ethnien jenseits der türkisch, arabisch, polnisch und russisch sprechenden Minderheiten, für die regionale Verbundlösungen denkbar sind, ist überwiegend ein kompetenter Umgang mit Sprach- und Kulturmittlern zu fordern, wie er in diesem Band beschrieben wurde. Ein Kulturmittler fungiert nicht als „Sprachrohr" von Therapeut und Patient, sondern als triangulierender Dritter mit allen dafür erforderlichen technischen Modulationen im Behandlungssetting und -vorgehen. Dafür ist eine Vernetzung der kinder- und jugendpsychiatrischen Angebote mit Flüchtlingswerken, Migrantenselbstorganisationen etc. dringend erforderlich. Gegebenenfalls können gleichzeitig die produktiven Möglichkeiten von

Co-Beratung institutionell genutzt werden. Hier sind überinstitutionelle Versorgungs- und Kooperationsmodelle noch zu entwickeln und bieten sich im Sinne einer ökonomischen Ressourcennutzung im Gesundheitswesen geradezu an. Voraussetzung wäre ein gelebtes Klima der interkulturellen Offenheit und Neugier, wie sie vielen mittlerweile im Rahmen des Qualitätsmanagements formulierten „Leitbildern" von Institutionen entspricht, aber auch sehr gut die psychotherapeutische Grundhaltung einer nicht wertenden „therapeutischen Abstinenz" abbildet. Fortbildungen durch Aufnahme entsprechender Inhalte in Ausbildungspläne und Lehrwerke über eine Rezeption der DSM-IV-Standards der kulturadäquaten Diagnoseformulierung hinaus sollten verstärkt erfolgen. Dass dies mühselig ist, beschreibt Borra (2008). Jedoch ist hierin auch eine allgemeine Chance zu sehen, dem Trend nach schneller Abwicklung von „leitliniengestützten Standardprozeduren" mit Fokussierung mehr auf die Symptomatik als auf das leidende Individuum prinzipiell entgegenzuwirken.

In Hinsicht auf das **praktische therapeutische Vorgehen** macht der vorliegende Band verschiedene Empfehlungen. Familientherapie – auch bei einem Patienten, der ohne Familie lebt und auch ohne weitere im Setting anwesende Familienmitglieder – erscheint unabhängig von der theoretischen Basis als sinnvolles Vorgehen. Zur Gestaltung der initialen Begegnung ist in diesem Band Einiges ausgesagt worden.

Mit Wahrscheinlichkeit wird nach der Analyse der historischen Migrationsgeschichte und der aktuellen Bedingungen und Beschwerden zunächst ein gemeinsames Therapieziel formuliert, das sich für den Therapeuten an den typologisch exemplarischen Wegen im Sinne des hier dargestellten Wissensstandes orientieren kann. Die Typologie erleichtert eine Ressourcenorientierung des Therapeuten. Im ersten Schritt werden eher Aktualkonflikte Aufmerksamkeit benötigen. Zur Klärung der Konfliktlage ist es im Falle einer Familientherapie wesentlich, die Haltung der gesamten Familie dazu zu erfahren und die Zielformulierung auf die Interessen aller Familienmitglieder hin zu überprüfen. Dies sollte wiederum mit den individuellen Zielen und Wünschen des jeweiligen Patienten abgeglichen, gegebenenfalls vermittelt werden. Technisch ist zu beachten, dass sprachliche und körperliche Symbolik im Sinne von (kulturgebundener!) präverbaler Kommunikation und Metaphorik jenseits von konkreter Versprachlichung transkulturell besonders gut zugänglich und kommunizierbar ist. Hier erweist sich eine hohe Kreativität und Lebendigkeit von Therapeuten als großer Vorteil. Nie aus dem Auge zu verlieren und ggf. authentisch zu thematisieren ist die soziale Distanz zwischen dem Therapeuten als Angehörigem der erfolgreichen sozialen Schicht innerhalb der Majoritätsethnie – dies trifft auch für muttersprachliche Therapeuten zu ! – die jenseits von Höflichkeitsregeln eine Reflexion über die eigene gesellschaftliche und institutionelle Verortung zwingend erfordert.

Als essenzielle Forderung für die **Forschung** bleibt der Wunsch nach einer fundierten epidemiologischen, pharmakogenetischen und pharmakodynamischen und sozialwissenschaftlichen (z. B. Versorgungs-)Forschung sowie Therapieevaluation, die nicht nur einheimische Patienten und Probanden einschließt, und die nicht einen Zuwandererstatus aufgrund der unübersehbaren „Störvariablen" zum Ausschlussgrund von Studien erklärt. Forschung sollte in jedem dieser Fächer streben, die realen Bevölkerungsanteile abzubilden. Ebenso ist mit dem Einbeziehen von Kindern und Jugendlichen mit Zuwanderungshintergrund stets die Sozialschichtzugehörigkeit zu kontrollieren. Selbstverständlich erfordert das neue Normierungen von Erhebungsinstrumenten, deren Verfügbarkeit für die klinische Praxis sehr willkommen wäre. Ethikkommissionen der Universitäten sollten in ihren Voten auf solche impliziten Diskriminierungen qua Ausschluss im Design achten. Darüber hinaus sollte jedes Fachgebiet die Frage zu beantworten wissen, wo und wie migrationsspezifische Inhalte in der Lehre, Aus- und Weiterbildung integriert sind.

> *Erst wenn eine „Marginalisierung" von Migranten im Zeitalter der Globalisierung nicht mehr zu den Selbstverständlichkeiten des institutionellen und individuellen Vorgehens gehört, erst wenn ein breites Wissen um Besonderheiten und Gemeinsamkeiten eine „Diversifizierung" unseres Alltags bewirkt hat, kann sich ein Aufnahmeland als integrationsfähig und im positiven Sinne als „kultiviert" bezeichnen.*

IX

Literatur

Adam, H. (1994): Psychisches Erleben von Flüchtlingskindern. Ein kinderpsychiatrischer Beitrag. In: Kiesel, Doron, Kriechhammer-Yagmur, Sabine, Von Lüpke, Hans (Hrsg.): Kränkung und Krankheit. Psychische und Psychosomatische Folgen der Migration. Haag und Herchen, Frankfurt, 81–94.

Akgün, L. (1991): Strukturelle Familientherapie bei türkischen Familien. Familiendynamik 16, 24–36.

Akkaya, T. (2000): Ein Trainingsprogramm für die Migrantenfamilien in der Kinder-Jugend-Neuropsychiatrie. Migrantenkinder– ein Teil der österreichischen Zukunft. In: Heise, T.; Schuler, J. (Hrsg.): Transkulturelle Beratung, Psychotherapie und Psychiatrie in Deutschland. VWB, Berlin.

Alegría, M.; Mulvaney-Day, N.; Woo, M.; Torres, M.; Gao, S.; Oddo, V. (2007): Correlates of past-year mental health service use among Latinos: results from the National Latino and Asian American Study. American Journal of Public Health 97: 76–83.

Assion, H. J. (2006): Amulette. In: Schröder, E.: Heilkundige (2006). In: Schröder, E.; Krahl, W.; Assion, H. J. (Hrsg.): Migrationspsychologie, Medizinethnologie zuhause und islamische Kultur in Europa heute. Curare 29, 2006 2+3m, 197–198.

Assion, H. J. (2006 b): Volksmedizin, türkische. In: Schröder, E.: Heilkundige (2006). In: Schröder, E.; Krahl W.; Assion, H. J. (Hrsg.): Migrationspsychologie, Medizinethnologie zuhause und islamische Kultur in Europa heute. Curare 29, 2006 2+3; 220.

Atabay, I. (1995): Die Identitätsentwicklung türkischer Migrantenjugendlicher in Deutschland. In: Koch, E.; Özek, M.; Pfeiffer, W. (Hrsg.): Psychologie und Pathologie der Migration. Deutsch-türkische Perspektiven. Lambertus, Freiburg, 160–168.

Auernheimer, G. (1988): Der sogenannte Kultukonflikt. Orientierungsprobleme ausländischer Jugendlicher. Campus, Frankfurt – New York.

Auernheimer, G. (1990): Einführung in die interkulturelle Erziehung. Wissenschaftliche Buchgesellschaft, Darmstadt.

Aynacioglu A. S.; Sachse, C; Bozkurt, A; Kortunay; S.; Nacak, M.; Schröder, T.; Kayaalp, S. O.; Roots, I.; Brockmöller, J. (1999): Low frequency of defective alleles of cytochrome P450 enzymes 2C19 and 2D6 in the Turkish population. Clin Pharmacol Ther. 66: 185–92.

Balint, M. (1965): Der Arzt, sein Patient und die Krankheit. Klett, Stuttgart 1965.

Baran, K.; Kalaclar, R. (1993): Kulturorientierung in der psychosozialen Beratung von türkischen Migrantinnen. In: Nestmann, F.; Niepel, T. (Hrsg.): Beratung von Migranten. Neue Wege in der psychosozialen Versorgung. VWB, Berlin, 62–71.

Barker, L. A.; Adelman, H. S. (1994): Mental health and help-seeking among ethnic minority adolescents. Journal of Adolescence 17, 261–263.

Baur R. S.; Ostermann, T.; Chlosta, C. (2004): Der weite Weg von der Mehrsprachigkeit zur Sprachförderung. In: Karakaşoğlu, Y.; Lüddecke, H. (Hrsg.): Migrationsforschung und interkulturelle Pädagogik. Aktuelle Entwicklungen in Theorie, Empirie und Praxis. Waxmann, Münster, 161–170.

Bericht der Beauftragten der Bundesregierung für Migration, Flüchtlinge und Integration über die Lage der Ausländerinnen und Ausländer in Deutschland. Berlin (2005). Bonner Universitäts-Buchdruckerei.

Berry, J. W.; Portiinga, Y. H.; Seagall, M. H.; Dasen, P. (1992): Cross-cultural psychology: Research and applications. Cambridge University Press, Cambridge (GB).

Bertilsson, L. (1995): Geographical/interracial differences in polymorphic drug oxidation. Current state of knowledge of cytochromes P450 (CYP) 2D6 and 2C19. Clin Pharmacokinet. 29: 192–209.

Bertilsson, L. (2007): Metabolism of antidepressant and neuroleptic drugs by cytochrome p450s: clinical and interethnic aspects. Clin Pharmacol Ther. 82: 606–9.

Bianchi-Schäfer, M (1996): Ausländische Therapeutinnen – Fremdenhaß und die Auseinandersetzung mit der eigenen Nationalität. In: Kiesel, D.; Kriechhammer-Yagmur, S.; Von Lüpke, H. (Hrsg.): Gestörte Übertragung. Ethno-kulturelle Dimensionen im psychotherapeutischen Prozeß. Haag und Herchen, Frankfurt, 97–108.

Biederman, J.; Faraone, S. V. (2005): Attention deficit hyperacitivity disorder. Lancet 366: 237–248.

Blanz, B.; Schmidt, M. H.; Esser, G. (1991): Familial adversities and Child Psychiatric Disorders Journal of Child Psychology and Psychiatry and Allied Disciplines 32, 939–950.

Bohleber, W. (1992): Identität und Selbst. Die Bedeutung der neueren Entwicklungsforschung für die psycho-analytische Theorie des Selbst. Psyche 46, 336–365.

Boos-Nünning, U.; Karakaşoğlu, Y. (2005): Viele Welten leben. Zur Lebenssituation von Mädchen und jungen Frauen mit Migrationshintergrund. Waxmann, Münster – New York.

Boroffka, A. (1963): Psychiatrische Aufgaben. In: Jaeger, A. O. (Hrsg.): Probleme des Gesundheitsdienstes in Entwicklungsländern. Enke, Stuttgart, 1963.

Borra, R. (2008): Working with the cultural formulation in therapy. European Psychiatry 23: 43–48.

Borsbach, S. (2006): Stillen als psychoprotektiver Faktor für die kindliche Entwicklung. Unveröffentlichte Dissertation, Medizinische Fakultät der Universität Duisburg-Essen.

Boss, M. (1987): Indienfahrt eines Psychiaters. Huber, Bern-Stuttgart-Toronto 1976/1987 (4. Aufl.).

Boszormenyi-Nagy, I.; Krasner, B. R. (1986): Between Give and Take. Brunner u. Mazel, New York.

Boszormenyi-Nagy, I.; Spark, G. M. (1981): Unsichtbare Bindungen. Klett-Cotta, Stuttgart 1981.

Bundesamt für Migration und Flüchtlinge:„Migrationsbericht 2005" (2006).

Canino, A.; Spurlock, J. (1994): Culturally diverse children and adolescents. Assessment, diagnosis, and treatment. New York – London: Guilford.

Carter, R. T. (1995): The influence of race and racial identity in psychotherapy. Towards a racially inclusive model. John Wiley, New York – Chichester – Weinheim – Brisbane – Singapore – Toronto.

Cevik, A.; Ceyhun, B. (o. J.): Gelisen Türkiye'de babalar ve aile icinde dgisen rolleri: Psikodinaik bir degerlendirme. (Die Änderung der Rolle des Vaters in der Familie in der sich entwickelnden Türkei: Eine psychodynamische Bewertung.) Psikiyatri Bülteni, 2 (3), 121–126, (o. J.).

Chardoff, H. (ed.) (1988): Eating Disorders in Adolescents and Young Adults. Freund Publishing House, Tel Aviv.

David, H.: Kulturkonflikt (2006). In: Schröder, E.; Krahl, W.; Assion, H. J. (Hrsg.): Migrationspsychologie, Medizinethnologie zuhause und islamische Kultur in Europa heute. Curare 29, 2006 2+3; 214.

Deniz, C. (2001): Migration, Jugendhilfe und Heimerziehung. Rekonstruktionen biographischer Erzählungen männlicher türkischer Jugendlicher in Einrichtungen der öffentlichen Erziehung. IKO-Verlag, Frankfurt.

Dewran, H. (1989): Belastungen und Bewältigungsstrategien bei Jugendlichen aus der Türkei. Eine theoretische und empirische Studie. Profil, München 1989.

Die Drogenbeauftragte der Bundesregierung: Suchtbericht 2007. Berlin/Bonner Universitätsdruckerei.

Dietz, B. (2001): Zum Lebenskontext jugendlicher Aussiedler/innen – Youth at Risk. In: Niedersächsische Landesstelle gegen die Suchtgefahren (Hrsg.): Sucht und Migration – Suchtgefährdung und Suchthilfekonzepte für junge Drogenkonsumierende aus Osteuropa, Dokumentation der Jahresfachtagung vom 21. November 2001. Hannover: nls, 31–44.

Dittmann, R. W.; Kröning-Hammer, A (1986): Interkulturelle Konflikte bei 10–18jährigen Mädchen türkischer Herkunft. Praxis der Kinderpsychologie und Kinderpsychiatrie 35, 170–177.

Djordjevic, N; Ghotbi, R; Bertilsson, L.; Jankovic, S.; Aklillu, E. (2008): Induction of CYP1A2 by heavy coffee consumption in Serbs and Swedes. Eur J Clin Pharmacol. 64: 381–5.

Eberding, A. (Hrsg.) (1995): Sprache und Migration. IKO, Frankfurt.

Eberding, A., Schepker, R. (1992): Hindernisse in der psychosozialen Beratung von Migrantenfamilien aus der Türkei. 25 Experteninterviews mit Kinderärzten, Erziehungsberatern und Kinder- und Jugendpsychiatern im Vergleich. Interkulturell Heft ½, 97–111.

Eckensberger, L. (1993): Moralische Urteile als handlungsleitende soziale Regelsysteme im Spiegel der kultur-vergleichenden Forschung. In: Thomas, Alexander (Hrsg.): Kulturvergleichende Psychologie. Eine Einführung. Hogrefe, Göttingen-Bern, 259–295.

Eggers, C.; Fegert, J.; Resch, F. (2003): Lehrbuch der Kinder- und Jugendpsychiatrie. Springer, Heidelberg.

Erdheim, M. (1993a): Psychoanalyse, Adoleszenz und Nachträglichkeit. Psyche 47, 934–950, 1993 a.

Erdheim, M. (1993b): Das Fremde – Totem und Tabu in der Psychoanalyse. In: Streeck, Ulrich (Hrsg.): Das Fremde in der Psychoanalyse. J. Pfeiffer, München 1993 b, 167–183.

Erdheim, M. (1995): Gibt es ein Ende der Adoleszenz? Betrachtungen aus ethno-psychoanalytischer Sicht. Praxis der Kinderpsychologie und Kinderpsychiatrie 44, 81–85, 1995.

Erdheim, M. (1984): Die gesellschaftliche Produktion von Unbewußtheit. Suhrkamp, Frankfurt 1984, 271–368.

Erdheim, M. (1992): Das Eigene und das Fremde. Psyche 8, 730–744, 1992.

Erdheim, M. (1996): Angst und Faszination als Antwort auf das uns Fremde. In: Kiesel, D.; Kriechhammer-Yag-mur, S.; Von Lüpke, H. (Hrsg.): Gestörte Übertragung. Ethnokulturelle Dimensionen im psychotherapeuti-schen Prozeß. Haag und Herchen, Frankfurt, 13–28.

Ergüder, Ü.; Kalaycioglu, E.; Esmer, Y. (1991): The values of Turkish society. Tüsiad Publications, Istanbul 1991.

Erim Y., Senf W. (2002): Psychotherapie mit Migranten. Interkulturelle Aspekte in der Psychotherapie. Psycho-therapeut 47: 336–346.

Erim, Y. (2004): Interkulturelle Aspekte der psychotherapeutischen Beziehung. Kollektive Übertragungsbereit-schaften. Psychotherapie im Dialog 4, 1–7.

Erol, N.; Yalin, A.; Öztürk, M. (1988): Behavioral problems of normal children: A normative study. Journal of Ankara Medical School, 10, 1–12.

Ertürk, Y. (2007): UNO-Menschenrechtsrats-Bericht vom 17. Januar 2007 (A/HCR/4/34), Punkt 55: Ergebnisse der Kairoer TARGET-Konferenz.

Eskin, M. (1995): Suicidal behavior as related to social support and assertiveness among Swedish and Turkish high school students: a cross-cultural investigation. Journal of Clinical Psychology 51, 158–172.

Essau, C. A.; Conradt, J.; Petermann, F. (1999): Häufigkeit der Posttraumatischen Belastungsstörung bei Jugend-lichen: Ergebnisse der Bremer Jugendstudie. Zeitschrift für Kinder- und Jugendpsychiatrie; 27: 37–45.

Europäisches Parlament (2006): Entschließung des E. P. zu einer neuen Rahmenstrategie zur Mehrsprachigkeit (2006/2083(INI). P6_TA(2006)0488. www.europarl.europa.eu.

European Monitoring Centre for Drugs and Drug Addiction, (2007): Drug use and related problems among very young people (Under 15 years old) Luxembourg: Office for Official Publications of the European Communities, 2007.

Fachverbände KJPP (BAG, DGKJP, BKJPP): Poster zur kinder- und jugendpsychiatrischen Versorgung. Deutscher Ärztetag, Bremen 2006. http//www.bkjpp.de.

Fehl, W.; Kanschat, K. (2004): Integration durch Qualifikation – ein Kölner Praxis-Modell. In: Karakaşoğlu, Y., Lüddecke, H. (Hrsg.): Migrationsforschung und interkulturelle Pädagogik. Aktuelle Entwicklungen in Theo-rie, Empirie und Praxis. Waxmann, Münster, 265–278.

Felber-Villagra, N. (1996): Exil, Konflikt und Niederlage. Eine psychoanalytische Kritik des Migrationsbegriffs. In: Kiesel, Doron; Kriechhammer-Yagmur, Sabine; Von Lüpke, Hans (Hrsg.): Gestörte Übertragung. Eth-no-kulturelle Dimensionen im psychotherapeutischen Prozeß. Haag und Herchen, Frankfurt 1996, 29–44.

Fichter, M. M.; Elton, M.; Diallina, M.; Koptagel-Ilal, G.; Fthenakis, W. E.; Weyerer, S. (1988): Mental illness in Greek and Turkish adolescents. Eur.Arch.Psychiatr. Neurol.Sci. 237: 125–134.

Filsinger, D. (2002): Interkulturelle Öffnung Sozialer Dienste. Expertise im Auftrag der Regiestelle E & C. Katho-lische Hochschule für Soziale Arbeit, Eigendruck, Saarbrücken/Berlin.

Fişek, G. O. (1982): Psychopathology and the Turkish family: A family systems theory analysis. In: Kagitçibasi, Ç. (ed.): Sex roles, family and community in Turkey: Indiana Universiy Press, Bloomington IN.

Fişek, G. O. (1991): A cross-cultural examination of proximity and hierarchy as dimensions of familiy structure. Family Process 30, 121–133.

Fişek, G. O. (1993): Life in Turkey. In: Adler, L. L. (ed.) International handbook on gender roles. Greenwood Press, Westport.

Fişek, G. O.; Schepker, R. (1997): Kontext-Bewußtheit in der transkulturellen Psychotherapie: deutsch-türkische Erfahrung. Familiendynamik 22, 396–412.

Flam, H. (Hrsg., 2007). Migranten in Deutschland. Statistiken-Fakten-Diskurse. Konstanz: UVK Verlagsgesellschaft.

Fonagy, P.; Steele, M.; Steele, H.; Higgitt, A.; Target, M (1994): The Theory and Practice of Resilience. The Emanual Miller Memorial Lecture 1992. Journal of Child Psychology and Psychiatry and Allied Disciplines 35, 231–257.

Forlani, F. (1996): Zur Bearbeitung von Fremdheitserfahrungen im therapeutischen Prozess. In: Kiesel, D., Kriechhammer-Yagmur, S., von Lübke, H. (Hrsg.): Gestörte Übertragung. Ethno-kulturelle Dimensionen im psychotherapeutischen Prozess. Arnoldshainer Texte, 92. Haag und Herchen, Frankfurt.

Freitag, C. M. (2000): Sozialstatus und Verhaltensstörungen. Ein Vergleich zwischen Jugendlichen aus deutschen und ausländischen Familien. Klotz, Eschborn.

Frießem, D. H. (1975): Jugendliche aus „Gastarbeiter"-Familien. Sozialpsychiatrische und medizinisch-soziologische Überlegungen an Hand zweier Falldarstellungen. Praxis der Kinderpsychologie und Kinderpsychiatrie 24, 7–10, 1975.

Garmezy, N., Masten, A. S. (1994): Chronic Adversities. In: Rutter, M., Taylor, E., Hersov, L. (eds.): Child and adolescent psychiatry: modern approaches. Blackwell, Oxford – London – Edinburgh – Paris – Berlin – Wien, 191–208.

Gehrhardt, U. (1992): Beratungsarbeit mit ausländischen Familien. Praxis Kinderpsychol. Kinderpsychiat. 41: 76–82.

Giaconia, R. M.; Reinherz, H. Z.; Silverman, A. B.; Pakiz, B.; Frost, A. K. & Cohen, E. (1995): Traumas and Posttraumatic Stress Disorder in a Community Population of Older Adolescents. J Am Acad Child Adolesc Psychiatry 34: 1369–1380.

Gogolin I.; Nauck, B. (Hrsg.) (2000): Migration, gesellschaftliche Differenzierung und Bildung. Opladen: Leske und Budrich

Güç, F. (1991): Ein familientherapeutisches Konzept in der Arbeit mit Immigrantenfamilien. Familiendynamik 16, 323.

Gümen, S.; Herwatz-Emden, L.; Westphal, M. (1994): Die Vereinbarkeit von Beruf und Familie als weibliches Lebenskonzept: eingewanderte und westliche Frauen im Vergleich. In: Zeitschrift für Pädagogik 40, 63–81.

Gün, A. K. (2007): Interkulturelle Missverständnisse in der Psychotherapie. Gegenseitiges Verstehen zwischen einheimischen Therapeuten und türkeistämmigen Klienten. Lambertus, Freiburg.

Haasen, C; Yagdiran, O. (Hrsg.) (2000): Beurteilung psychischer Störungen in einer multikulturellen Gesellschaft. Freiburg: Lambertus.

Haasen, C.; Demiralay, C.; Reimer, J. (2008): Acculturation and mental distress among Russian and Iranian migrants in Germany. European Psychiatry 23: 10–13.

Haasen, C.; Yagdiran, O.; Kleinemeier, E. (2006): Kulturelle Aspekte der Diagnostik psychischer Störungen. In: Machleidt, W.; Salman, R.; Callies, I. T. (2006): Sonnenberger Leitlinien. Integration von Migranten in Psychiatrie und Psychotherapie. Erfahrungen und Konzepte in Deutschland und Europa. VWB, Berlin, 73–79.

Haasen, C.; Toprak, M. A.; Yagdiran, O.; Kleinemeier, E. (2001): Psychosoziale Aspekte der Sucht bei Migranten. Suchttherapie 2, 161–166.

Haffner, J.; Esther, C.; Munch, H.; Parzer, P.; Raue, B.; Steen, R.; Klett, M.; Resch, F. (2002): Verhaltensauffälligkeiten bei Vorschulkindern zum Zeitpunkt der Einschulung aus Elternsicht – Ergebnisse zu Prävalenz und Risikofaktoren in einer epidemiologischen Studie. Prax Kinderpsychol Kinderpsychiatr. 51:675–96.

Haffner, J.; Roos, J.; Steen, R.; Parzer, P.; Klett, M.; Resch, F. (2006): Lebenssituation und Verhalten von Jugendlichen. Ergebnisse einer Befragung 14 bis 16-jähriger Jugendlicher und deren Eltern im Jahr 2005 Gesundheitsbericht Rhein-Neckar-Kreis/Heidelberg Band 3 Eigenverlag, Rhein-Neckar-Kreis Gesundheitsamt, Praxisbüro Gesunde Schule, Heidelberg 2006.

Hamburger, F. (1997): Kulturelle Produktivität durch komparative Kompetenz. In: Gogolin, I.; Nauck, B. (Hrsg.): FABER-Konferenz: Folgen der Arbeitsmigration für Bildung und Erziehung. Dokumentation einer Fachtagung vom 20.–22.3.97. Eigendruck Universität Chemnitz, 151–163.

Heckmann, F. (1981): Die Bundesrepublik: ein Einwanderungsland? Zur Soziologie der Gastarbeiterbevölkerung als Einwandererminorität. Stuttgart.

Hegemann, T. (2006): Perspektiven für die Entwicklung von Standards interkultureller Fachkompetenz in der Psychiatrie. In: Machleidt, W.; Salman, R.; Callies, I. T. (2006): Sonnenberger Leitlinien. Integration von Migranten in Psychiatrie und Psychotherapie. Erfahrungen und Konzepte in Deutschland und Europa. VWB, Berlin, 37–43.

Heise, T., Schuler, J. (Hrsg.) (2000): Transkulturelle Beratung, Psychiatrie und Psychotherapie in Deutschland. VWB – Verlag für Wissenschaft und Bildung, Berlin.

Heller, K. A.; Kratzmeier, H.; Lengfelder, A. (1998): Matrizen-Test-Manual Band 1. Beltz, Göttingen.

Hellmeier, W. (2006): Säuglingssterblichkeit. In: Gesundheit in NRW-kurz und bündig – 2006. http://www. loegd.nrw.de.

Herwartz-Emden, L. (1997): Erziehung und Sozialisation in Aussiedlerfamilien: Einwanderungskontext, familiäre Situation und elterliche Orientierung. Aus Politik und Zeitgeschichte, B. 7–8, 3–9.

Herwatz-Emden, L. (1995): Mutterschaft und weibliches Selbstkonzept. Eine inter-kulturell vergleichende Untersuchung. Juventa, Weinzeim-München 1995.

Hettlage-Vargas, A. (1992): Bikulturalität – Privileg oder Belastung? In: Kürsat-Ahler, Elcin (Hrsg.): Die multikulturelle Gesellschaft: Der Weg zur Gleichstellung? Verlag f. Interkulturelle Kommunikation, Frankfurt.

Hölling, H.; Erhart, M.; Ravens-Sieberer, U.; Schlack, R. (2007): Verhaltensauffälligkeiten bei Kindern und Jugendlichen. Erste Ergebnisse aus dem Kinder- und Jugendgesundheitssurvey (KiGGS), Bundesgesundheitsblatt 50(5/6): 784–794.

Holstein, K. (1984): Psychiatrische Symptomatik und Symptomatik in einer poliklinischen Population von Gastarbeiterkindern. Acta paedopsychiatrica 50, 217–228.

Holzmann, T. H.; Volk, S.; Georgi, K.; Pflug, B. (1994): Ausländische Patienten in stationärer Behandlung in einer psychiatrischen Universitätsklinik mit Versorgungsauftrag. Psychiat. Praxis 21: 106–109.

Höök, B.; Höggloff, B.; Thernlund, G. (1995): Life events and behavioural de-viances in Childhood: A longitudinal study of a normal population. European Journal of Child and Adolescent Psychiatry 4, 153–164.

Horn, H. J. (1995): Die Begutachtung von fremdsprachigen Ausländern – Probleme und Fehlerquellen. Monatsschrift für Kriminologie und Strafrechtsreform 77, 382–386.

Integrationschancen junger Aussiedler. Weinheim – München: Juventa 2000.

Jackson, J. S.; Neighbors, H. W.; Torres, M.; Martin, L. A.; Williams, D. R.; Baser, R. (2007): Use of mental health services and subjective satisfaction with treatment among Black Carribean immigrants, results from the National Survey of American Life. American Journal of Public Health 97: 60–67.

James, O. (1995): Juvenile Violence in a Winner-Loser Culture. Socio-economic and familial origins of the rise in violence against the person. Free association books, London – New York.

Kağitçibaşi, Ç. (1996): Family and human development across cultures. A view from the other side. Mahwah, New Jersey, Lawrence Erlbaum Associates, 1996.

Kantziuris, P.; Bergmann, E.; Rottag, P.; Schlack, R. (2007): Inanspruchnahme medizinischer Leistungen. Ergebnisse des Kinder- und Jugend-Gesundheitssurveys (KIGGS). Bundesgesundheitsbl. Gesundheitsschutz 50: 836–850.

Karakaşoğlu-Aydin, Y. (1997): „Ich bin stolz, ein Türke zu sein." Bedeutung ethnischer Orientierungen für das positive Selbstwertgefühl türkischer Jugendlicher in Deutschland – ein Essay. In: Friedrich-Ebert-Stiftung (Hrsg.): Identitätsstabilisierend oder konfliktfördernd? Ethnische Orientierungen in Jugendgruppen. Gesprächskreis Arbeit und Soziales Nr. 72, Bonn-Düsseldorf.

Kastrup, M. (2008): Staff competence in dealing with traditional approaches. European Psychiatry 23: 59–68.

Kehl, K., Pfluger, I. (1988): Die Ehre in der türkischen Kultur – Ein Wertsystem im Wandel. In: Die Ausländerbeauftragte des Senats (Hrsg.): Miteinander Leben in Berlin. Verwaltungsdruckerei Berlin. 2. Auflage.

Khalifa-Shour, G. ben (1996): Gestörte Übertragung oder partielle Empathie-Störung. In Kiesel, D., Kriechhammer-Yagmur, S., Von Lüpke, H. (Hrsg.): Gestörte Übertragung. Ethno-kulturelle Dimensionen im psychotherapeutischen Prozess. Haag und Herchen, Frankfurt, 75–84.

Kiesel, D.; Von Lüpke, H. (1995): „Gelungene Einpassung ins Unvermeidliche"? Von inter- und innerkulturellen Zurichtungen und Chancen in der Psychotherapie. In: In: Kiesel, Doron; Kriechhammer-Yagmur, Sabine; Von Lüpke, Hans (Hrsg.): Bittersüße Herkunft, Zur Bedeutung ethnisch-kultureller Aspekte bei Erkrankungen von Migrantinnen und Migranten. Haag und Herchen, Frankfurt, 103–110.

Kinderbericht der Expertenkommission an die Bundesregierung (1998). BMFJFG, Bonn.

Klitzing, K. von (1983): Risiken und Formen psychischer Störungen bei ausländischen Arbeiterkindern. Ein Beitrag zur Psychiatrie der Migration. Beltz, Weinheim-Basel.

Klosinski, G. (1995): Die Relevanz ethnokulturellen Wissens in der kinder- und jugendpsychiatrischen Arbeit. In: Kiesel, D.; Kriechhammer-Yagmur, S.; Von Lüpke, H. (Hrsg.): Bittersüße Herkunft. Zur Bedeutung ethnisch-kultureller Aspekte bei Erkrankungen von Migrantinnen und Migranten. Haag und Herchen, Frankfurt, 89–102.

Kluge, U.; Kassim, N. (2006): Der Dritte im Raum. Chancen und Schwierigkeiten in der Zusammenarbeit mit Sprach- und Kulturmittlern in einem interkulturellen psychotherapeutischen Setting. In: Wohlfart, E; Zaumseil, M. (Hrsg.): Transkulturelle Psychiatrie – Interkulturelle Psychotherapie. Interdisziplinäre Theorie und Praxis. Springer, Heidelberg, 178–199.

Knepper, M. (2006): DRK-Projekt „Gesundheit für Ihr Kind". In: Beauftragte der Bundesregierung für Migration, Flüchtlinge und Integration (Hrsg.): Gesundheit und Integration. Ein Handbuch für Modelle guter Praxis. Bonner Universitäts-Buchdruckerei, Berlin, 139–143.

Knopf, H. (2007): Arzneimittelanwendung bei Kindern und Jugendlichen. Ergebnisse des Kinder- und Jugend-Gesundheitssurveys (KIGGS). Bundesgesundheitsbl. Gesundheitsschutz 50: 863–870.

Koch, E.; Schepker, R; Taneli, S. (Hrsg.) (2000): Psychosoziale Versorgung in der Migrationsgesellschaft. Deutsch-türkische Perspektiven. Lambertus, Freiburg.

Koch, E.; Özek, M.; Pfeiffer, W. M. (Hrsg.) (1995): Psychologie und Pathologie der Migration – deutsch-türkische Perspektiven. Lambertus, Freiburg 1995.

Koderisch, Andreas: Interkulturelle Öffnung – aber wie? Familienbildung und Elternarbeit in der Einwanderungsgesellschaft. Evangelische Aktionsgemeinschaft für Familienfragen, Bonn 1996.

Kohte-Meyer, I (2006): Kindheit und Adoleszenz zwischen verschiedenen Kulturen und Sprachen. In: Wohlfart, E; Zaumseil, M. (Hrsg.): Transkulturelle Psychiatrie – Interkulturelle Psychotherapie. Interdisziplinäre Theorie und Praxis. Springer, Heidelberg, 81–94.

Kohte-Meyer, I. (1993): Ich bin fremd, so wie ich bin. Migrationserleben, Ich-Identität und Neurose. In: Streeck, Ulrich (Hrsg.): Das Fremde in der Psychoanalyse. Erkundungen über das „Andere" in Seele, Körper und Kultur. München, Pfeiffer 1993, 119–132.

Koray, S. (1991): Beratung und Therapie von Migrantenfamilien unter besonderer Berücksichtigung des Sprachaspekts in der Therapeut-Klient-Beziehung. Familiendynamik 16, 57–62.

Koray, S. (1993): Wege aus der Sprachlosigkeit – Migrantenfamilien in Beratung und Therapie. In: Köpp, W.; Rohner, R. (Hrsg.): Das Fremde in uns, die Fremden bei uns: Ausländer in Psychotherapie und Beratung. Asanger, Heidelberg, 114–119.

Koray, S. (1995): Sprache aus beraterisch-therapeutischer Sicht. In: Eberding, A. (Hrsg.): Sprache und Migration. Verlag für interkulturelle Kommunikation, Frankfurt, 32–44.

Kürsat-Ahlers, E. (1995): Migration als psychischer Prozeß. In: Attia, I. (Hrsg.): Multikulturelle Gesellschaft – Monokulturelle Psychologie? Antisemitismus und Rassismus in der psychosozialen Arbeit. 157–171.

Levi, H. (1984): Should all enmeshed families be regarded as dysfunctional – a study of the circumplex model of marital and family systems. M. A. Thesis, Bogazici University, Istanbul.

Leyer, E. M. (1993): Schwierigkeiten und Chancen in der transkulturellen analytischen Psychotherapie. In: Köpp, Werner; Rohner, Robert (Hrsg.): Das Fremde in uns, die Fremden bei uns. Ausländer in Psychotherapie und Beratung. Asanger, Heidelberg, 96–113.

Luo, H. R.; Aloumanis, V.; Lin, K. M.; Gurwitz, D.; Wan, Y. J. (2004): Polymorphisms of CYP2C19 and CYP2D6 in Israeli ethnic groups. Am J Pharmacogenomics 4, 395–401.

Machleidt, W. (2002): Die 12 Sonnenberger Leitlinien zur psychiatrisch-psychotherapeutischen Versorgung von MigrantInnen in Deutschland. Der Nervenarzt 73, 1208–1209.

Machleidt, W. (2006): Die Sonnenberger Leitlinien – Transkulturelle Psychiatrie und Psychotherapie in Deutschland . In: Machleidt, W.; Salman, R.; Callies, I. T. (2006): Sonnenberger Leitlinien. Integration von Migranten in Psychiatrie und Psychotherapie. Erfahrungen und Konzepte in Deutschland und Europa. VWB, Berlin, 22–35.

Mayring, P. (1988): Qualitative Inhaltsanalyse. Grundlagen und Techniken. Beltz, Weinheim.

Mc Miller, W. P.; Weisz, J. R. (1996): Help-seeking preceding mental health clinic intake among African-American, Latino, and Causasian youths. Journal of the American Academy of Child and Adolescent Psychiatry 35, 1086–1094.

McLellan, R. A.; Oscarson, M.; Seidegård, J.; Evans, D. A.; Ingelman-Sundberg, M. (1997): Frequent occurrence of CYP2D6 gene duplication in Saudi Arabians. Pharmacogenetics. 7: 187–91.

Mecheril, P.; Teo, T. (Hrsg. 1994): Andere Deutsche. Zur Lebenssituation von Menschen multiethnischer Herkunft, Dietz, Berlin.

Melchers, P.; Preuß, U. (2003) Interpretationshandbuch K-ABC. Swets & Zeitlinger, Frankfurt.

Meltzer, H; Gatward, R; Corbin, T.; Goodman, R.; Ford, T.: The mental health of young people looked after by local authorities in England: summary report. London: The Stationery Office, 2003.

Mezzich, J. E.; Kleinman, A.; Fabrega, H.; Parron, D. L. (eds.) (1996): Culture and psychiatric diagnosis. A DSM-IV perspective. Washington: American Psychiatric Press.

Moilanen, I.; Myhrman, A. (1989): Akklimatisation von Rücksiedlerkindern und -adoleszenten. Z.Kinder- Jugendpsychiatrie 17, 10–16.

Müller-Wille, C. (2002): Krisenberatung und systemisch familientherapeutische Ansätze als Integrationshilfen. In: Heise, T; Schuler, J. (Hrsg.): Psychosoziale Betreuung und psychiatrische Behandlung von Spätaussiedlern. Verlag für Wissenschaft und Bildung VWB, Berlin 2002, 123–150.

Nadig, M. (2006): Transkulturelle Spannungsfelder in der Migration und ihre Erforschung. In: Wohlfart, E., Zaumseil, M. (2006): Transkulturelle Psychiatrie – Interkulturelle Psychotherapie. Interdisziplinäre Theorie und Praxis. Springer, Heidelberg, 67–80.

Nauck, B. (1985): „Heimliches Matriarchat" in Familien türkischer Arbeitsmigranten? Empirische Ergebnisse zu Veränderungen der Entscheidungsmacht und Aufgabenallokation. Zeitschrift für Soziologie 14: 450–465.

Nauck, B. (2004): Interkultureller Kontakt und intergenerationale Transmission in Migrantenfamilien. In: Karakaşoğlu, Y.; Lüddecke, H. (Hrsg.): Migrationsforschung und interkulturelle Pädagogik. Aktuelle Entwicklungen in Theorie, Empirie und Praxis. Waxmann, Münster, 229–248.

Nauck, B. (1994): Erziehungsklima, integrative Transmission und Sozialisation von Jugendlichen in türkischen Migrantenfamilien. In: Zeitschrift für Pädagogik 40, 1/1994, 43–62.

Nauck, Bernhard (2000): Eltern-Kind-Beziehungen in Migrantenfamilien: Ein Vergleich zwischen griechischen, italienischen, türkischen und vietnamesischen Familien in Deutschland, in: Sachverständigenkommission 6. Familienbericht (Hrsg.): Familien ausländischer Herkunft in Deutschland: Empirische Beiträge zur Familienentwicklung und Akkulturation, Bd. I. Opladen, 347–392.

Nieke, W. (2004): Aussiedlerjugendliche in den neuen Bundesländern – Ergebnisse eines Forschungsprojektes zu integrationsrelevanten Identitätsausprägungen. In: Karakaşoğlu, Y.; Lüddecle, H. (Hrsg.): Migrationsforschung und interkulturelle Pädagogik. Aktuelle Entwicklungen in Theorie, Empirie und Praxis. Waxmann, Münster, 249–261.

Nika, L.; Baskedis, R. (2000): Somatisierung. In: Haasen, C.; Yagdiran, O. (Hrsg.): Beurteilung psychischer Störungen in einer multikulturellen Gesellschaft. Freiburg i. Br.: Lambertus 2000, 71–88.

Novikov, J. (2002): Migranten aus GUS: Probleme der Integration und der psychiatrischen Behandlung diesseits und jenseits der Therapie. In: Eise, T; Schuler, J. (Hrsg.): Psychosoziale Betreuung und psychiatrische Behandlung von Spätaussiedlern. Verlag für Wissenschaft und Bildung VWB, Berlin 2002, 255–260.

Odag, C. (1997): Psychodynamische Aspekte der interkulturellen Psychotherapie: Erfahrungen aus der Supervision von autochthonen (einheimischen) Psychotherapeuten. Vortrag auf der Fachtagung: Psychotherapie mit Migranten. Essen, 21.–22.2.1997.

OECD (2001): Lernen für das Leben – Erste Ergebnisse von PISA 2000. Paris, Eigendruck.

OECD (2006): Wo haben Schüler mit Migrationshintergrund die besten Erfolgschancen – eine vergleichende Analyse von Leistung und Engagement in PISA 2003. Paris, Eigendruck.

Özelsel, M. (1994): Die „andere Mentalität" – eine empirische Untersuchung zur sekundären Krankheitssicht türkischer MitbürgerInnen. Verhaltenstherapie und psychosoziale Praxis 3, 349–356, 1994 a.

Pallasch, G.; Hartwig, C.; Gnegel, J. (2006): Verbesserung der gesundheitlichen Prävention bei Kindern mit Migrationshintergrund – Konzepte des Gesundheitsamtes Stade. In: Beauftragte der Bundesregierung für Migration, Flüchtlinge und Integration. Ein Handbuch für Modelle guter Praxis. Bonner Universitäts-Buchdruckerei, Berlin, 2006, 221–232.

Papakirillou-Papaterpou, H. (1998): Transkulturelle Verhaltenstherapie – Chancen und Grenzen. In: Heise, T. (Ed.): Transkulturelle Psychotherapie. Hilfen im ärztlichen und therapeutischen Umgang mit ausländischen Mitbürgern. Berlin: Verlag für Wissenschaft und Bildung, 1998, S. 121–126.

Penka, S; Krieg, S.; Hunner, C.; Heinz, A. (2003): Unterschiedliche Erklärungsmodelle für abhängiges Verhalten bei türkischen und deutschen Jugendlichen – Bedeutung für Prävention und Behandlungsangebote. Nervenarzt, 74: 581–586.

Petersen, A. (1991): Ehre und Scham. Das Verhältnis der Geschlechter in der Türkei. Express Edition, Berlin 1988.

Petersen, A. (1995): Somatisieren die Türken oder psychologisieren wir? Gedanken zur angeblichen Neigung der Türken zum Somatisieren. Curare 18/2, 531–540.

Petersen, A. (2000): Enuresis bei türkischen Kindern – ethnologische Überlegungen zur Epidemiologie. In: Koch, E.; Schepker, R.; Taneli, S.: Psychosoziale Versorgung in der Migrationsgesellschaft. Deutsch-türkische Perspektiven. Lambertus, Freiburg, 173–185.

Pfeiffer, C.; Kleimann, M.; Petersen, P.; Schott, T. (2005): Migration und Kriminalität. Ein Gutachten für den Zuwanderungsrat der Bundesregierung. Baden-Baden: Nomos.

Pfeiffer, C.; Wetzels, P. (1999): The structure and development of juvenile violence in Germany. A proposition paper based on current research findings. KFN – Forschungsberichte Nr. 76, Eigendruck, Hannover.

Pfeiffer, C.; Wetzels, P. (o. J.): Sieben Thesen zur Jugendgewalt. www.mfas.niedersachsen.de/master/ 0,,C759936_N907659_L20_D0_I674,00.html.

Pfeiffer, W. M. (1994): Transkulturelle Psychiatrie. Ergebnisse und Probleme. 2. neubearb. Auflage. Thieme Stuttgart – New York.

Pfitzer, F.; Hargrave T. D. (2005): Neue kontextuelle Therapie. Wie die Kräfte des Gebens und Nehmens genutzt werden können. Carl Auer, Heidelberg.

Portera, A. (1995): Interkulturelle Identitäten. Faktoren der Identitätsbildung Jugendlicher italienischer Herkunft in Südbaden und Süditalien. Böhlau, Köln – Weimar – Wien 1995.

Poustka, F. (1984): Psychiatrische Störungen bei Kindern ausländischer Arbeitnehmer. Enke, Stuttgart.

Quindeau, I. (1996): Fremdheit und Übertragung. Probleme im interkulturellen therapeutischen Prozeß. In: Kiesel, D.; Kriechhammer-Yagmur, S.; Von Lüpke, H. (Hrsg.): Gestörte Übertragung. Ethno-kulturelle Dimensionen im psychotherapeutischen Prozeß. Haag und Herchen, Frankfurt, 109–122.

Rasehorn, B. (2008): Neue Rechtssprechung des Bundessozialgerichts zum Versorgungsbedarf unterversorgter Personengruppen erwartet. Psychotherapeutenjournal, 7, 1, 18–20.

Raval, H. (1996): A systemic perspective on working with interpreters. Clinical Child Psychology and Psychiatry 1, 29–44, 1996.

Ravens-Sieberer, U.; Wille, N.; Bettge, S.; Erhart, M. (2007a): Gesundheitsbezogene Lebensqualität von Kindern und Jugendlichen in Deutschland. Eine Normstichprobe für Deutschland aus dem Kinder- und Jugend-Gesundheitssurvey (KIGGS). Bundesgesundheitsbl. Gesundheitsschutz 50: 810–818.

Ravens-Sieberer, U.; Wille, N.; Bettge, S.; Erhart, M. (2007b): Psychische Gesundheit von Kindern und Jugendlichen in Deutschland. Ergebnisse aus der BELLA-Studie im KIGGS. Bundesgesundheitsbl. Gesundheitsschutz 50: 871–878.

Reich, H. H. (2004): Sprachstand und Sprachförderung bei zweisprachigen Kindern. In: Karakaşoğlu Y.; Lüddecke H (Hrsg.): Migrationsforschung und interkulturelle Pädagogik. Aktuelle Entwicklungen in Theorie, Empirie und Praxis. Waxmann, Münster, 131–143.

Reich, H. H.; Roth, H. J. (2002): Spracherwerb zweisprachig aufwachsender Kinder und Jugendlicher. Ein Überblick über den Stand der nationalen und internationalen Forschung. Hrsg. Freie und Hansestadt Hamburg, Behörde für Bildung und Sport, Amt für Schule. Reset, Hamburg.

Remschmidt, H.; Walter, R. (1990): Psychische Auffälligkeiten bei Schulkindern. Eine epidemiologische Untersuchung. Hogrefe, Göttingen.

Remschmidt, H.; Mattejat, F.; Warnke, A. (Hrsg.) (2008): Therapie psychischer Störungen im Kindes- und Jugendalter. Ein integratives Lehrbuch für die Praxis. Thieme, Stuttgart.

Riedesser, P. (1982): Die psychische Gefährdung des Gastarbeiterkindes. Caritas-Jahrbuch, 133–137.

Rommelspacher, B. (1995): Dominanzkultur. Orlanda, Berlin.

Ruhkopf, H.; Zimmermann, E.; Bartels, S. (1993): Das Krankheits- und Therapieverständnis türkischer Migranten in der Bundesrepublik Deutschland. In: Nestmann, F.; Niepel, T. (Hrsg.): Beratung von Migranten. Neue Wege in der psychosozialen Versorgung. VWB, Berlin, 233–251.

Rutter, M.; Quinton, D. (1977): Psychiatric disorder – ecological factors and concepts of causation. In: Mc Gurk, M. (ed.): Ecological factors in human development. Elsevier, Amsterdam 1977.

Şahin, N.; Düzen, E. (1994): Turkish standardization of the Raven's SPM (Ages 6–15). Paper presented in the 23rd International Congress of applied Psychology, Madrid.

Salman, R. (1995): Hintergründe gelungener Migration. In: Koch, E.; Özek, M.; Pfeiffer, W. (Hrsg.): Psychologie und Pathologie der Migration. Deutsch-türkische Perspektiven. Lambertus, Freiburg, 90–100.

Saraiva Leau, T.; Sundquist, J.; Johannson, L. M.; Sundquist, K. (2005): Incidence of mental disorders in second generation immigrants in Sweden: a four-year cohort study. Ethnicity and health 10: 243–256.

Saß, H.; Wittchen H.-U.; Zaudig, M.; Houben, I. (2003): Diagnostisches und Statistisches Manual Psychischer Störungen – Textrevision – DSM-IV-TR. Hogrefe, Göttingen.

Savaşır, I.; Şahin, N. (1994): Wechsler Çocuklar için Zeka Ölçeği (WİSC-R). Türk Psikologlar Derneği Yayını, Ankara.

Schemel, R. (1995): A Qualitative Research Primer: The Paradigm, Some Basic Techniques and Methods. Turkish Psychological Association, Ankara.

Schenk, L. (2002): Migrantenspezifische Teilnahmebarrieren und Zugangsmöglichkeiten im Kinder- und Jugendgesundheitssurvey. Gesundheitswesen 64 S 1: 59–68.

Schepker, R. (1998): Sinngebung in der Migration: Jugendliche Winner und Loser aus der türkeistämmigen Minorität. In: Kiesel, Doron; von Lüpke, Hans (Hrsg.): Vom Wahn und vom Sinn. Krankheitskonzepte in der multikulturellen Gesellschaft. Brandes und Apsel, Frankfurt, 87–101.

Schepker, R. (1991): Türkische Familien in der kinder- und jugendpsychiatrischen Ambulanz – institutionelle Entwicklungen über 6 Jahre. Vortrag auf dem Internationalen Kongreß für Kinder- und Jugendpsychiatrie/ XXII. Wissenschaftliche Tagung der Deutschen Gesellschaft für Kinder- und Jugendpsychiatrie, Bad Homburg, 2.5.1991.

Schepker, R. (1995): Inşallah – oder: Packen wir's an? Zu Kontrollüberzeugungen von deutschen und türkischen Schülern im Ruhrgebiet. Waxmann, Münster/New York.

Schepker, R. (2006): Krisen bei Jugendlichen in Zuwandererfamilien und familiäre Bewältigungsstrategien. In: Machleidt, W.; Salman, R.; Callies, I. T. (2006): Sonnenberger Leitlinien. Integration von Migranten in Psychiatrie und Psychotherapie. Erfahrungen und Konzepte in Deutschland und Europa. VWB, Berlin, 103–109.

Schepker, R.; Toker, M. (2007): Entwicklungspsychiatrie in der Jugendgerichtsbarkeit. In: Herpertz-Dahlmann, B.; Warnke, A.; Schule-Markwort, M.; Resch, F. (Hrsg.): Entwicklungspsychiatrie. Schattauer, Stuttgart, 456–470.

Schepker, R.; Eberding, A. (1995): Die Sprache des Körpers in der Symptombildung: Psychosomatik. In: Eberding, A. (Hrsg.): Sprache und Migration. Verlag für Interkulturelle Kommunikation, Frankfurt, 77–87.

Schepker, R.; Eberding, A. (1996): Der Mädchenmythos im Spiegel der pädagogischen Diskussion. Ein empirisch fundierter Diskussionsbeitrag zu Stereotypien über Mädchen türkischer Herkunft. Zeitschrift für Pädagogik 42, 111–126.

Schepker, R.; Fişek, G. (2000): Der familiäre Umgang mit psychosozialen Krisen Jugendlicher: Eine transkulturelle Untersuchung zur Frage der Effekte von Minoritätenstatus und Kulturhintergründen. In: Koch, E.; Schepker, R.; Taneli, S.: Psychosoziale Versorgung in der Migrationsgesellschaft. Deutsch-türkische Perspektiven. Lambertus, Freiburg, 110–119.

Schepker, R.; Okur, H. (1999): Hilfen bei der Aufklärung türkischsprachiger Patienten über zentral wirksame Pharmaka – Fact or Fiction? Nervenarzt 70, 476–478.

Schepker, R.; Siefen, R. G. (2008): Remschmidt; H.; Mattejat; F.; Warnke, A. (Hrsg.) (2008): Therapie psychischer Störungen im Kindes- und Jugendalter. Ein integratives Lehrbuch für die Praxis. Thieme, Stuttgart, 493–502.

Schepker, R.; Toker, M.; Eberding, A. (1998/2005): Familiäre Bewältigungsstrategien. Bewältigungsstrategien und Umgang mit Verhaltensauffälligkeiten Jugendlicher in Familien aus der Türkei unter besonderer Berücksichtigung jugendpsychiatrischer Versorgung. Abschlussbericht an die DFG, Projekt Sche 374/2-1, 2-2, 2-3. Ulmer Volltextserver, http://vts.uni-ulm.de/query/query.meta.asp.

Schepker, R.; Toker, M.; Eberding, A. (1999): Inanspruchnahmebarrieren in der ambulanten psychosozialen Versorgung von türkeistämmigen Migrantenfamilien aus Sicht der Betroffenen. Praxis der Kinderpsychologie und Kinderpsychiatrie 48, 664–676.

Schepker, R.; Yannidakis-Hahne, C. (2000): Identitätsbildung und Identitätsformen von Jugendlichen aus Zuwandererfamilien. Psychosozial 23, III (81), 75–87.

Scherer-Korkut, Y. (1997): A mother training and early enrichment program for Turkish low ses women and their children in Switzerland. Zürich, Univ., Diss., 1997.

Schlack, R.; Hölling, H.; Kurth, B. M.; Huss, M. (2007): Die Prävalenz der Aufmerksamkeitsdefizit-Hyperaktivitätsstörung bei Kindern und Jugendlichen in Deutschland. Ergebnisse des Kinder- und Jugend-Gesundheitssurveys (KIGGS). Bundesgesundheitsbl. Gesundheitsschutz 50: 827–835.

Schlüter-Müller, S. (1992): Psychische Probleme von jungen Türken in Deutschland. Psychiatrische Auffälligkeiten von ausländischen Jugendlichen in der Adoleszenz. Klotz, Eschborn.

Schmid, M.; Nützel, J.; Fegert, J.; Goldbeck, L.: Ein Vergleich von Verhaltens- und emotionalen Störungen bei Kindern in Heimerziehung und Familienpflege. Prax Kinderpsychol Kinderpsychiatr. 2006; 55: 544–58.

Schneller, T.; Salman, R.; Goepel, C. (Hrsg.) (2001): Handbuch Oralprophylaxe und Mundgesundheit bei Migranten. Psychiatrie-Verlag, Bonn.

Schouler-Ocak, M.; Bretz, H. J.; Penka, S.; Koch, E.; Hartkamp, N.; Siefen, R. G.; Schepker, R.; Özek, M.; Hauth, I.; Heinz, A. (2008): Patients of Immigrant Origin in Inpatient Psychiatric Facilities. A Representative National Survey by the Psychiatry and Migration Working Group of the German Federal Conference of Psychiatric Hospital Directors. European Psychiatry 23: 21–27.

Schröder, E.: Heilkundige (2006). In: Schröder, E.; Krahl, W.; Assion, H. J. (Hrsg.): Migrationspsychologie, Medizinethnologie zuhause und islamische Kultur in Europa heute. Curare 29, 2006 2+3; 214.

Schwing, R.; Fryszer, A. (2006): Systemisches Handwerk. Werkzeug für die Praxis. Vandenhoek und Ruprecht, Göttingen.

Şen, F. (1993): 1961 bis 1993: Eine kurze Geschichte der Türken in Deutschland. In: Leggewie, Claus, Senocak, Zafer (Hrsg.): Deutsche Türken – Türk Almanlar – Das Ende der Geduld – Sabrin sonu. Rowohlt, Reinbek, S. 17–36.

Şen, I.; Schepker, R.; Eggers, C. (2003): Ambulante kinderpsychiatrische Versorgung von Migrantenfamilien. Materialien und Ergebnisse. Hrsg.: Ministerium für Gesundheit, Soziales, Frauen und Familie des Landes Nordrhein-Westfalen. Toennes, Erkrath.

Siefen, R. G. (2000): Chancen und Grenzen der Arbeit mit Migranten in der kinder- und jugendpsychiatrischen Klinik in Marl. In: Heise, T.; Schuler, J.: Transkulturelle Beratung, Psychotherapie und Psychiatrie in Deutschland. Berlin: Verlag für Wissenschaft und Bildung. 251–263.

Siefen, R. G. (2002): Psychosomatische und psychische Störungen von Spätaussiedler-Jugendlichen. In: Collatz, J.; Heise, T. (Hrsg.): Psychosoziale Betreuung und psychiatrische Behandlung von Spätaussiedlern. Berlin: Verlag für Wissenschaft und Bildung. 271–280.

Siefen, R. G.; Brähler, E. (1996): Körperbeschwerden bei griechischen Migranten und deutschen Aussiedlerkindern und -jugendlichen. Psychosozial 19, 29–37.

Siefen, R. G.; Peponis, M.; Loof, S. (1998): Zur Situation von Migrantenkindern und -jugendlichen in der Bundesrepublik. In: Laijos, K.: Die Ausländische Familie. Opladen: Leske & Budrich. 63–70.

Silbereisen, R. K.; Schwarz, B.; Kracke, B. (1993): Problemverhalten Jugendlicher im Kulturvergleich. In: Thomas, Alexander (Hrsg.): Kulturvergleichende Psychologie. Eine Einführung. Hogrefe, Göttingen-Bern, 339–357, 1993.

Sluzki, C. (2001): Psychologische Phasen der Migration und ihrer Auswirkungen. In: Hegemann, Th.; Salman, R. (Hrsg.): Transkulturelle Psychiatrie. Konzepte für die Arbeit mit Menschen aus anderen Kulturen. Bonn: Psychiatrie-Verlag.

Stadt Essen, Amt für Entwicklungsplanung, Statistik, Stadtforschung und Wahlen (Hrsg.) (1993): Soziale Einflüsse auf die Gesundheitsvorsorge. Eine Analyse der Essener Schuleingangsuntersuchungen 1989, 1990 und 1991. In: Beiträge zur Stadtforschung 10, Eigendruck, Essen.

Stein, B. von der (2006): Transgenerationelle Traumatisierung: Erinnerungsarbeit notwendig. Dtsch Arztebl PP; 5: 224–5.

Steinhausen, H. C.; Aster, M. von; Pfeifer, E.; Göbel, D. (1989): Comparative Studies of Conversion Disorders in Childhood and Adolescence. J. Child Psychol.Psychiat. 30, 615–621.

Steinhausen, H. C. (1985): Eine Skala zur Beurteilung psychisch gestörter Kinder und Jugendlicher. Z.Kinder- und Jugendpsychiatrie 131, 230–240, 1985.

Steinhausen, H. C. (1982): Psychische Störungen bei Gastarbeiterkindern im Rahmen einer kinder- und jugendpsychiatrischen Poliklinik, in: Zeitschrift für Kinder- und Jugendpsychiatrie 10, 32–49.

Steinhausen, H. C. (1990): Psychische Störungen bei Kindern und Jugendlichen. Lehrbuch der Kinder- und Jugendpsychiatrie. Urban und Schwarzenberg, 2. Aufl., München – Wien – Baltimore 1993.

Steinhausen, H. C.; Edinsel, E.; Fegert, J. M.; Göbel, D.; Reister, E.; Rentz, A. (1990): Child psychiatric disorders and family dysfunction in migrant worker's and military families. Eur.Arch.Psychiatr. Neurol.Sci. 239, 257–262, 1990.

Steinhausen, H. C.: Psychische Störungen bei Kindern und Jugendlichen. Lehrbuch der Kinder- und Jugendpsychiatrie. Urban und Schwarzenberg, 2. Aufl., München – Wien – Baltimore 1993.

Streeck-Fischer, A. (1996): Über „Mutanten-Mentalität" oder die verschiedenen Leben des jugendlichen Skinhead Bernd. Psychosozial 19, 67–76.

Strobl, R; Kühnel, W (2000): Dazugehörig und ausgegrenzt. Analysen zu Integrationschancen junger Aussiedler. Juventa.

Surall, D; Siefen, R. G. (2002): Prävalenz und Risikofaktoren des Drogenkonsums von türkischen und Aussiedler-Jugendlichen im Vergleich zu Deutschen Jugendlichen. Eine Dunkelfelderhebung bei Schülern der Stadt Marl. In: Bundesministerium für Gesundheit (Hrsg.): Migration und Sucht – Expertise im Auftrag des Bundesministeriums für Gesundheit. (S.). Baden-Baden: Nomos, 152–227.

Süssmuth, R. (2006): Migration und Integration: Testfall für unsere Gesellschaft. DTV, München.

Tellegen, P. J.; Winkel, M.; Wijnberg-Williams, B. J.; Laros, J. A. (1998): Snijders-Oomen Nonverbaler Intelligenztest (SON-R 2½-7). Manual. Swets & Zeitlinger, Frankfurt.

Terre des Femmes; Gruber F.; Kalthegener, R. (2006): Stellungnahme von TERRE DES FEMMES e.V. – Menschenrechte für die Frau zu der öffentlichen Anhörung im Ausschuss für Familie, Senioren, Frauen und Jugend zum Thema „Bekämpfung von Genitalverstümmelungen" am 19. September 2007. Ausschuss für Familie, Senioren, Familie, Senioren, Frauen und Jugend, Ausschussdrucksache 16(13)251 e, zu BT-Drs. 16/3542, 16/3842, 16/4152.

Tertilt, H. (1996): Turkish power boys. Ethnographie einer Jugendbande. Fischer, Frankfurt.

Tewes, U.; Rossmann, P.; Schallberger, U. (1999): Hamburg-Wechsler-Intelligenztest für Kinder. HAWIK III; Handbuch und Testanweisung. Huber, Bern.

Textor, M. R. (1991): Auslandsadoptionen. Forschungsstand und Folgerungen. Prax. Kinderpsychol. Kinderpsychiat. 40, 42–49.

Thomas, V. (1988) Das „Circumplex-Model" und der FACES. In: Cierpka, M. (Hrsg.): Familiendiagnostik. Springer, Berlin-Heidelberg, 241–270.

Timimi, S. (2005): Effects of globalisation on children's mental health. BMJ 331: 37–39.

Toker, M. (1998): Sprachliche und kulturelle Zugänge in der Psychotherapie – Dolmetscher als Cotherapeuten? In: Koch, E.; Özek, M.; Pfeiffer, W. M.; Schepker, R. (Hrsg.): Chancen und Risiken der Migration – deutschtürkische Perspektiven. Lambertus, Freiburg, 280–292.

Toker, M. Z. (1997): Türkischsprachige Psychotherapieangebote im deutschsprachigen Raum. Lambertus, Freiburg 1997.

Toppelberg, C. O.; Tabors, P.; Coggins, A.; Lum, K.; Burger, C. (2005): Differential diagnosis of selective mutism in bilingual children. J Am Acad Child Adolesc Psychiatry. 44(6): 592–5.

Urso, V. (1996): Zwischen Mandelblüten und Mikrochips. Beratung und Therapie mit ausländischen Familien. In: Dillig, P.; Schilling, H. (Hrsg.): Erziehungsberatung in der Postmoderne. M-Grünewald, Mainz, 158–168.

Van Bekkum, D. H. J. (2006): Paradigmenwechsel und Kulturkritik – Transkulturelle Psychiatrie im 21. Jahrhundert. Zehn Handlungspunkte aus dem Manifest 2000 der IGGZ in den Niederlanden. In: In: Machleidt, W.; Salman, R.; Callies, I. T. (2006): Sonnenberger Leitlinien. Integration von Migranten in Psychiatrie und Psychotherapie. Erfahrungen und Konzepte in Deutschland und Europa. VWB, Berlin, 45–54.

Volkan, V. (2000): Gruppenidentität und auserwähltes Trauma. Psyche 2000: 931–51.

Vollebergh, W. A.; ten Have, M.; Dekovic, M.; Oosterwegel, A.; Pels, T.; Veenstra, R.; de Winter, A.; Ormel, H.; Verhulst, F. (2005): Mental health in immigrant children in the Netherlands. Social psychiatry and psychiatric epidemiology 40: 489–496.

Vuorenkoski, L.; Kuure, O.; Moilanen, I.; Penninkilampi, V.; Myhrman, A. (2000): Bilingualism, school achievement, and mental wellbeing: a follow-up study of return migrant children. Journal of Child Psychology and psychiatry and allied disciplines 41: 261–266.

Walter, J. (1994): Psychische und familiäre Dynamik von Flüchtlingsfamilien. Ein kasuistischer Beitrag. In: Kiesel, D.; Kriechhammer-Yagmur, S; Von Lüpke, H. (Hrsg.): Kränkung und Krankheit. Psychische und Psychosomatische Folgen der Migration. Frankfurt: Haag u. Herchen, 55–80.

Weiß, R. H. (1998): CFT 20. Grundintelligenztest Skala 2. Hogrefe, Göttingen.

Weiß, R. H. (2006): CFT 20-R. Grundintelligenztest Skala 2 – Revision. Manual. Hogrefe, Göttingen.

Weltgesundheitsorganisation WHO: „International Migration, Health and Human Rights". WHO Health and Human Rights Publication Series, No. 4, Geneva 2003.

Wilpert, C. (1987): Zukunftsorientierungen von Migrantenfamilien: Türkische Familien in Berlin. In: Reimann, H., Reimann, H. (Hrsg.): Gastarbeiter, Analyse und Perspektiven eines sozialen Problems. 2. Aufl. Westdeutscher Verlag, Opladen, 198–221.

Winnicott, D. H. (1987): Vom Spiel zur Kreativität. 4. Auflage, Klett-Cotta, Stuttgart.

Wohlfart, E; Zaumseil, M. (2006): Transkulturelle Psychiatrie – Interkulturelle Psychotherapie. Interdisziplinäre Theorie und Praxis. Springer, Heidelberg.

Wulff, E. (1967): Psychiatrischer Bericht aus Vietnam. In: Petrilowitsch, N. (Hrsg.): Beiträge zur vergleichenden Psychiatrie Bd. I. Karger, Basel, 1–22.

Yilmaz, A. T.; Battegay, R. (1997): Gewalt in der Partnerschaft bei Immigrantinnen aus der Türkei. Nervenarzt 68, 884–887.

Yüksel, T. (2002): Der kulturelle Aspekt in der Suchthilfe – Türkisch-islamische Grundhaltungen und ihre Auswirkungen auf das Drogenhilfesystem. In: Salman, R.; Tuna, S.; Lensing, A. (Hrsg.) (2002): Handbuch interkulturelle Suchthilfe. Giessen: psychosozial. 30–45.

Zentrum für Türkeistudien (2004): 5. Mehrthemenbefragung unter der türkischen Bevölkerung in Nordrhein-Westfalen, Eigendruck, Essen 2004.

Zimmermann, E. (1995): Gesundheitliche Lage und psychosoziale Probleme ausländischer Kinder in der Bundesrepublik Deutschland. In: Koch, Eckhardt; Özek, Metin; Pfeiffer, Wolfgang M. (Hrsg.): Psychologie und Pathologie der Migration – deutsch-türkische Perspektiven. Lambertus, Freiburg, 246–256.

Zimmermann, E. (1994): Ausländische Patienten in der klinischen Praxis. In: Kiesel, Doron; Kriechhammer-Yagmur, Sabine; Von Lüpke, Hans (Hrsg.): Kränkung und Krankheit. Psychische und Psychosomatische Folgen der Migration. Haag und Herchen, Frankfurt, 25–38.

Zwirs, B. W.; Burger, H.; Schulpen, T. W.; Buitelaar, J. K. (2008): Developing a brief cross-culturally validated screening tool for externalizing disorders in children. J Am Acad Child Adolesc Psychiatry. 47: 309–316.